W0261300

Springer-Verlag Berlin Heidelberg GmbH

Veröffentlichungen aus dem Gebiete des Militär-Sanitätswesens.

Herausgegeben von der Medizinal-Abteilung des Königlich Preussischen Kriegsministeriums.

1. Heft. Historische Untersuchungen über das Einheilen und Wandern von Gewehrkugeln. Von Stabsarzt Dr. A. Köhler. gr. 8. 1892.   80 Pf.

2. Heft. Ueber die kriegschirurgische Bedeutung der neuen Geschosse. Von Geh. Ober-Med.-Rat Prof. Dr. von Bardeleben. gr. 8. 1892.   60 Pf.

3. Heft. Ueber Feldflaschen und Kochgeschirre aus Aluminium. Bearbeitet von Stabsarzt Dr. Plagge und Chemiker G. Lebbin. gr. 8. 1893.   2 M. 40 Pf.

4. Heft. Epidemische Erkrankungen an akutem Exanthem mit typhösem Charakter in der Garnison Cosel. Von Oberstabsarzt Dr. Schulte. gr. 8. 1893.   80 Pf.

5. Heft. Die Methoden der Fleischkonservierung. Von Stabsarzt Dr. Plagge und Dr. Trapp. gr. 8. 1893.   3 M.

6. Heft. Ueber Verbrennung des Mundes, Schlundes, der Speiseröhre und des Magens. Behandlung der Verbrennung und ihrer Folgezustände. Von Stabsarzt Dr. Thiele. gr. 8. 1893.   1 M. 60 Pf.

7. Heft. Das Sanitätswesen auf der Weltausstellung zu Chicago. Bearbeitet von Generalarzt Dr. C. Grossheim. gr. 8. Mit 92 Textfiguren. 1893.   4 M. 80 Pf.

8. Heft. Die Choleraerkrankungen in der Armee 1892 bis 1893 und die gegen die Cholera in der Armee getroffenen Massnahmen. Bearbeitet von Stabsarzt Dr. Schumburg. gr. 8. Mit 2 Textfiguren und 1 Karte. 1894.   2 M.

9. Heft. Untersuchungen über Wasserfilter. Von Oberstabsarzt Dr. Plagge. gr. 8. Mit 37 Textfiguren. 1895.   5 M.

10. Heft. Versuche zur Feststellung der Verwertbarkeit Röntgenscher Strahlen für medizinisch-chirurgische Zwecke. gr. 8. Mit 23 Textfiguren. 1896.   6 M.

11. Heft. Ueber die sogenannten Gehverbände unter besonderer Berücksichtigung ihrer etwaigen Verwendung im Kriege. Von Stabsarzt Dr. Coste. gr. 8. Mit 13 Textfiguren. 1897. 2 M.

12. Heft. Untersuchungen über das Soldatenbrot. Von Oberstabsarzt Dr. Plagge und Chemiker Dr. Lebbin. 1897.   12 M.

13. Heft. Die preussischen und deutschen Kriegschirurgen und Feldärzte des 17. und 18. Jahrhunderts in Zeit- und Lebensbildern. Von Oberstabsarzt Prof. Dr. A. Köhler. Mit Portraits und Textfiguren. 1898.   12 M.

14. Heft. Die Lungentuberkulose in der Armee. Bearbeitet in der Medizinal-Abteilung des Königl. Preuss. Kriegsministeriums. Mit 2 Tafeln. 1899.   4 M.

15. Heft. Beiträge zur Frage der Trinkwasserversorgung. Von Oberstabsarzt Dr. Plagge und Oberstabsarzt Dr. Schumburg. Mit 1 Tafel und Textfiguren. 1900. 3 M.

16. Heft. Ueber die subkutanen Verletzungen der Muskeln. Von Dr. Knaak. 1900. 3 M.

17. Heft. Entstehung, Verhütung und Bekämpfung des Typhus bei den im Felde stehenden Armeen. Bearbeitet in der Medizinal-Abteilung des Königl. Preuss. Kriegsministeriums. Zweite Aufl. Mit 1 Tafel. 1901.   3 M.

18. Heft. Kriegschirurgen und Feldärzte der ersten Hälfte des 19. Jahrhunderts (1795—1848). Von Stabsarzt Dr. Bock und Stabsarzt Dr. Hasenknopf. Mit einer Einleitung von Oberstabsarzt Prof. Dr. Albert Köhler. 1901.   14 M.

19. Heft. Ueber penetrierende Brustwunden und deren Behandlung. Von Stabsarzt Dr. Momburg. 1902.   2 M. 40 Pf.

20. Heft. Beobachtungen und Untersuchungen über die Ruhr (Dysenterie). Die Ruhrepidemie auf dem Truppenübungsplatz Döberitz im Jahre 1901 und die Ruhr im Ostasiatischen Expeditionskorps. Zusammengestellt in der Medizinal-Abteilung des Königl. Preussischen Kriegsministeriums. Mit zahlr. Textfiguren und 8 Taf. 1902. 10 M.

21. Heft. Die Bekämpfung des Typhus. Von Geh. Med.-Rat Prof. Dr. Robert Koch. 1903.   50 Pf.

Veröffentlichungen

aus dem Gebiete des

Militär-Sanitätswesens.

Herausgegeben

von der

Medizinal-Abteilung

des

Königlich Preussischen Kriegsministeriums.

———

Heft 59.

Kraftwagen im Heeressanitätsdienste.

(Entwurf.)

Von

Dr. Flemming,
Stabsarzt und Bataillonsarzt des Kraftfahr-Bataillons.

Mit 103 Tafeln und 18 Abbildungen im Text.

Springer-Verlag Berlin Heidelberg GmbH 1914

Kraftwagen im Heeressanitätsdienste.

(Entwurf.)

Von

Dr. Flemming,
Stabsarzt und Bataillonsarzt des Kraftfahr-Bataillons.

Mit 103 Tafeln und 18 Abbildungen im Text.

Springer-Verlag Berlin Heidelberg GmbH 1914

ISBN 978-3-662-34262-6   ISBN 978-3-662-34533-7 (eBook)
DOI 10.1007/978-3-662-34533-7

Die Arbeit ist auf Anregung des Königlich Preußischen Kriegsministeriums, Medizinal-Abteilung, entstanden.

Beim Sammeln des Stoffes, sowie bei der sonstigen Ausgestaltung des Werkes wurde der Verfasser von Oberstabsarzt Dr. Georg Schmidt, Berlin, vielfach unterstützt.

Inhaltsübersicht.

— IX —

I. Entwicklung des Kraftfahrwesens.

1883 hatte Gottlieb Daimler seine grundlegenden Erfindungen bekannt gegeben und seinen „wirklich schnell laufenden und leichten" Explosions-Viertaktmotor patentieren lassen, der sich im Gegensatze zu allen bis dahin erbauten Motoren durch geringes Gewicht, hohe Tourenzahl, leichten Gang, Übersichtlichkeit, einfache Bauart und Billigkeit auszeichnete. Er war daher nicht nur berufen, zur treibenden Kraft der Fahrzeuge der Straße und des Wassers zu dienen, sondern vor allem die seit Daedalus' Zeiten erfolglosen Flugversuche mit einem Male in die Tat umzusetzen. 1885 wurden Daimler-Motoren in Zwei- und Vierräder eingebaut, und 1886 erschien der erste Motorwagen, noch vollkommen in der Art der herrschaftlichen Kutsche.

Bis zum ersten wirklich brauchbaren Kraftwagen verging noch manches Jahr. Erst über Frankreich, wohin die deutschen Patente von Daimler und Benz gewandert waren, begann sich auch in Deutschland der Kraftwagen einzubürgern: 1897 verkehrten in Stuttgart die ersten Fahrpreisanzeigerdroschken der Welt.

In den letzten 6 Jahren hat in Deutschland namentlich durch das internationale Kaiserrennen 1907 die Kraftwagenindustrie eine führende Stelle erreicht, so daß sie sich nicht nur den deutschen Markt sicherte, sondern auch die Ausfuhr nach dem Auslande von Jahr zu Jahr steigerte. Seit 1907 vermehrten sich die Personenwagen in Deutschland um 144% [Anzahl am 1. Januar 1912 = 63 162], die Lastwagen sogar um 465% [Anzahl am 1. Januar 1912 = 6894] (36).

Wenn so der Motor auf allen Gebieten des Verkehres Fuß zu fassen und die Kraft des Pferdes zu ersetzen begann, so schien ihm doch zunächst ein Verkehrszweig, die Krankenbeförderung, verschlossen zu bleiben. Das Geräusch des Motors, das oft stoßende und ungleiche Anfahren, die noch geringe Betriebssicherheit und die hohen Anschaffungs- und Unterhaltungskosten waren schwer zu überwindende Nachteile.

Die Schnelligkeit aber, mit der Schwerkranke und Verletzte durch Kraftwagen selbst aus großer Entfernung lebensrettenden Operationen und ärztlicher Behandlung überhaupt zugänglich gemacht werden konnten, verhalfen dem Motorfahrzeuge schließlich doch zur Anerkennung. Schon 1900 wurden die ersten Krankenkraftwagen von der Firma Krieger in Paris auf den Markt gebracht. Eine allgemeine Verbreitung fanden sie jedoch noch nicht. Erst in den letzten 5 Jahren traten ihre Vorzüge immer mehr hervor. Die Krankenkraftwagen haben daher bei städtischen Verbänden und Behörden, Krankenhäusern und Wohlfahrtseinrichtungen und besonders auch in der Armee überall Eingang gefunden und die mit Pferden bespannten Wagen vielfach verdrängt.

II. Kraftfahrzeuge im Sanitätsdienste.

A. Allgemeines.

1. Vorzüge der Beförderung mit Kraftwagen.

Auch mit Krankenwagen ermöglicht der Kraftfahrbetrieb eine 50—60 km Stundengeschwindigkeit. In den Straßen der Stadt sind im allgemeinen nur 15—25 km erlaubt. Doch darf diese Zahl mit besonderer Genehmigung in vielen Städten und Ortschaften überschritten werden, wenn lebensgefährliche oder der schleunigen Operation bedürftige Erkrankungen vorliegen.

Durch die Abkürzung der Beförderung wurden ferner nicht nur den Kranken Erleichterungen gebracht, sondern es konnten Kranke, die an schweren Blutungen, Darmverschluß, Blinddarmentzündung, Geburtsstörungen, Vergiftungen usw. litten, durch die Ermöglichung baldiger Operation oder sonstiger Behandlung häufig am Leben erhalten werden, während vor der Zeit des Kraftwagens der Eingriff oft zu spät kam. Es blieb ferner ein mehrfaches Umladen auf Straßenwagen, Kleinbahn, Staatsbahn und wieder Straßenwagen, wie es früher bei weiten Strecken oft notwendig wurde, im Kraftwagen den Kranken erspart.

Weit größer ist aber zum Nutzen der Verwundeten des Kraftwagens Bedeutung für die Verwundetenbeförderung im Felde geworden, und zwar zunächst wieder wegen der größeren Geschwindigkeit, dann aber auch wegen der erheblich größeren Ausnutzung der Wagen nach Raum und Zeit. Man wird Schlachtfelder in sehr viel kürzerer Zeit räumen und trotzdem die Verwundeten weiter zurück befördern können.

Die neuere Geschichte zeigt, mit welchen Massenverlusten in künftigen Kriegen zu rechnen ist. Im russisch-japanischen Kriege büßten die Russen am Schaché 37 000 Mann ein. In der 12 tägigen Schlacht bei Mukden standen 320 000 Japaner 337 000 Russen gegenüber, von denen 18 000 Mann getötet und 79 000 Mann verwundet waren. In Konstantinopel betrug im Vorjahre im Anfang des Krieges der tägliche Kranken- und Verwundetenzugang bis zu 8000. Es ist auf Grund dieser und anderer Zahlen daher angenommen worden, daß für 1 Armeekorps nach der Schlacht etwa bis zu 2300 Transportbedürftige vorhanden sein werden, die wir mit Hilfe unserer planmäßig mitgeführten Krankenwagen und mit den Krankentragen des Armeekorps in $6\frac{1}{2}$ bis 8 Stunden vom Schlachtfelde abbefördern könnten (39).

Über die Beförderungsart der Verwundeten nimmt Dommartin folgende Verhältniszahlen an: 40% können zu Fuß gehen, 20% sind sitzend, 20% liegend fortzuschaffen, 15% nicht über längere Strecken beförderungsfähig (43).

Nach allen Erfahrungen der letzten Kriege (russisch-japanischer und Balkankrieg) war der Zustand der Verwundeten fast im genauen Verhältnisse mit der Dauer und der Art der Beförderung verändert (68). Nach langem Transporte — nach der Schlacht von Lüle Burgas waren die Verwundeten zum Teil 10 Tage lang unterwegs — kamen sehr viel (3—4 mal) mehr Infektionen vor als bei kurzem (40).

Auch nach Dreyer (61) zeitigten die äußerst schwierigen Beförderungsverhältnisse im Balkankriege ganz besondere Erscheinungen: So waren die Verwundeten, wenn sie in die Hospitäler gelangten, vielfach dermaßen erschöpft, daß sie trotz schwerster Verletzungen, ausgedehntester Eiterungen sofort, nachdem sie gelagert waren, in tiefen todähnlichen Schlaf verfielen. Durch den ungünstigen Transport waren die Wunden in höchstem Maße gereizt, während sie an sich oft garnicht so bösartige Beschaffenheit aufwiesen; denn auf bloße Ruhe und Ernährung des Verwundeten besserten sich viele ganz von selbst, die anfangs ausgedehnte Operationen zu erfordern schienen. Diese von vielen Seiten gemachte Beobachtung führte zu der Aufstellung des Grundsatzes, daß der allgemeine Zustand des Verletzten und der örtliche Befund einer Wunde unmittelbar nach der Aufnahme nach einem solchen längeren Transport in keiner Weise maßgebend sind für die Beurteilung der Verletzung und in keinem Falle eine Anzeige zu sofortigem operativen Eingriff abgeben darf.

Von allen Seiten wird also betont, daß die erste Hilfe auf dem Schlachtfelde abgesehen von einem die Wunde schützenden Verbande und von Ruhigstellung gebrochener Gliedmaßen vornehmlich in der Sorge für guten Transport zu bestehen hat.

Jede Heeressanitätsverwaltung wird daher insbesondere allen Fortschritten der Beförderungsmittel die weitgehendste Beachtung schenken.

Betriebskosten.

In der ersten Zeit der Benutzung der Krankenkraftwagen und namentlich dort, wo Krankenbeförderung selten verlangt und so das Anlagekapital der großen teuren Wagen nicht ausgenutzt wurde, stellte sich in wirtschaftlicher Hinsicht der Transport allerdings bedeutend teurer als mit Pferdewagen. Daß aber im Großbetriebe die Kosten heutzutage fast gleich sind, geht aus einem Berichte des Verbandes für erste Hilfe zu Berlin hervor (18).

An Kraftwagen standen diesem Verbande 9 Benzinmotorwagen (darunter 2 Zyklonetten) und ein elektrisch betriebener Wagen zur Verfügung. Bei einem Pferdebestande von 25 und bei insgesamt

$$18\,392 \text{ Transporten im Jahre } 1910,$$
$$19\,642 \quad \text{„} \quad \text{„} \quad \text{„} \quad 1911$$

kostete das Kilometer dem Verbande einschließlich aller allgemeinen Unkosten

$$1910 \begin{cases} \text{mit dem Pferdewagen} & . \ . \ . \ 0{,}64 \ \mathscr{M}, \\ \text{„} \quad \text{„} \quad \text{Kraftwagen} & . \ . \ . \ . \ 0{,}60 \ \mathscr{M}, \end{cases}$$

$$1911 \begin{cases} \text{mit dem Pferdewagen} & . \ . \ . \ 0{,}59 \ \mathscr{M}, \\ \text{„} \quad \text{„} \quad \text{Kraftwagen} & . \ . \ . \ . \ 0{,}60 \ \mathscr{M}. \end{cases}$$

Im Vergleich dazu stellte sich der Krankenkraftwagenbetrieb für die Garnisonlazarette an Betriebs- und Unterhaltungskosten folgendermaßen:

Garnison-lazarett	Firmen	Betriebs-beginn	Im Jahre 1912/1913 zurückgelegte km	Unkosten auf 1 km $\mathscr{M}$
Metz	Daimler-Motoren-Gesell-schaft (Marienfelde)	1907	7 891	0,50
Berlin-Tempelhof	Adler-Werke (Frank-furt a. M.)	1908	13 284	0,32
Posen	Opel (Rüsselheim-Mainz)	1909	2 213	0,80
Straßburg	Bergmann-Elektrizi-täts-Werke (Rosenthal)	1910	7 296	0,45

Die Durchschnittskosten verringern sich also im selben Maße, wie der Betrieb zunimmt.

2. Vor- und Nachteile des elektrischen Antriebes bei Krankenkraftwagen.

Der zuletzt erwähnte Wagen des Garnisonlazaretts Straßburg hatte elektrischen Antrieb. Auf den ersten Blick erscheint er im Gegensatze zum Benzinmotor für die Zwecke der Krankenbeförderung

äußerst bestechend. Geräusch- und Geruchlosigkeit, Einfachheit in
der Bedienung, die Möglichkeit stoßfrei, ganz allmählich anzufahren
und die Geschwindigkeit zu steigern, verhältnismäßige Billigkeit in
der Unterhaltung, Explosionssicherheit waren ganz wesentliche Fortschritte in der Krankenbeförderung. 1910 wurde deshalb von der
Heeresverwaltung dieser elektrische Krankenwagen (Bergmann-Elek-
trizitäts-Werke [Rosenthal]) gekauft, nachdem er sich bereits für das
Garnisonlazarett Tempelhof mehrere Wochen bewährt und auch den
geforderten Bedingungen im Betriebe (Anlage 1) entsprochen hatte
(Bild 1 und 2).

Es ist ein 3,5 P. S.-Wagen mit Kettenantrieb, Geschwindigkeit von 30 km,
Aktionsradius von 60 km. Der Oberbau hat die gewöhnliche Kastenform, ist
mit einer Veledatrage ausgestattet und hat Platz für 1 liegenden und 4 sitzende
Verwundete. Beleuchtung durch 3 elektrische und 2 Petroleumlaternen. Heizung
durch Briketts. Die Ladung des Akkumulators dauert 3—4 Stunden.

In Straßburg stellte sich aber bald heraus, daß dieser Wagen
den dortigen Verhältnissen nicht genügte. Die abnehmende Geschwindigkeit bei Steigungen und bei nachlassender Batteriespannung
zeitigte erhebliche Störungen. Auch wuchs bei Steigungen der Strom-
verbrauch sofort außerordentlich. Der Wagen ist deshalb Ende 1913
dem Garnisonlazarett I Berlin, Scharnhorststraße überwiesen.

Nachteilig bleibt immer beim elektrischen Antriebe der geringe
Aktionsradius, der auch bei neueren Wagen 60—80 km selten über-
steigt. Nach Zurücklegung dieses Weges ist neue Ladung des Akkumulators nötig, die einige Stunden in Anspruch nimmt. Unterdessen ist
der Wagen nicht betriebsfähig, und die bei mechanischer Fortbewegung
so überaus günstige sofortige Bereitschaft wird hinfällig. Er ist ferner
stets an Ladestellen gebunden. Ungünstig ist weiter das große
Gewicht bei elektrischem Antriebe, das z. B. bei dem erwähnten
Wagen an der Hinterachse 1440 kg beträgt (also für das Rad 720 kg).
Ein erheblich stärkerer Gummiverschleiß an den Reifen ist die Folge.

Nach alledem eignet sich der elektrische Krankenwagen nur für
den Stadtbetrieb innerhalb nicht zu weiter Grenzen, auf ebenem Gelände, auf gutem Pflaster und im Vereine mit anderen Wagen.

Anordnung der Batterie und Antrieb der Räder sind bei den einzelnen Firmen
sehr verschieden. Bei Protoskrankenwagen (Bild 3 und 4) sehen wir den Antrieb
durch die Hinterräder. Wagen der Norddeutschen Automobil- und Motoren-Aktiengesellschaft (Bild 5) haben dagegen Vorderantrieb mit starrer Befestigung der
Motore an den Achsschenkeln der Vorderräder. Es sollen dabei Schleuderbewegungen weit seltener, auch das Gewicht auf beide Achsen besser verteilt sein.

3. Beschreibung des Verbrennungsmotors mit besonderer Berücksichtigung der Krankenbeförderung.

Für Feldverhältnisse kommen allein Wagen mit Verbrennungsmotorantrieb in Betracht.

Als Betriebsstoff wird für Wagen der Heeresverwaltung Benzin oder Benzol gebraucht. Im Handel erhält man heute das Liter Benzin für 0,40 $\mathcal{M}$, im Großbezuge 100 kg für 46,25 $\mathcal{M}$. Die Preise schwanken jedoch erheblich.

Das Benzin ist ein ausländisches Erdöldestillat. Es muß klar und rein sein und darf nicht fluoreszieren. Das spezifische Gewicht soll höchstens 720 betragen.

Benzol wird in Deutschland bei der Hüttenkokserzeugung und zwar bei der Herstellung von Teer gewonnen. Die Gefahr des Ein-

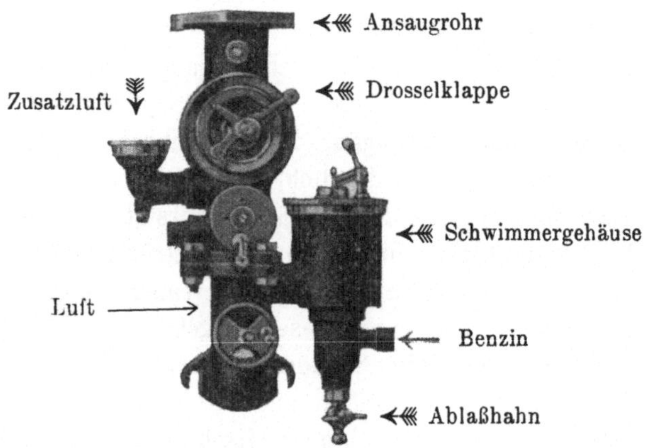

Bild a. Vergaser.

frierens im Winter wird durch Zusatz von 10 % Toluol vermindert. Das spezifische Gewicht beträgt 880. Das Liter kostet 0,30 $\mathcal{M}$, im Großbezuge 29,50 $\mathcal{M}$.

Das in Deutschland verfügbare Benzol deckt nur $^1/_5$ des Bedarfes an Kraftwagenbetriebsstoff.

Beide Stoffe sind leicht explosibel und erfordern daher besondere Vorkehrungen bei Aufbewahrung, Beförderung und Einfüllung in die Wagenbehälter. Benzoldampf ist giftig.

Zur Zeit wird von Kraftfahrzeugen meist Benzin als Brennstoff verwandt. Es ist aber nicht unwahrscheinlich, daß in Zukunft Benzol oder andere synthetisch dargestellte einheimische Erzeugnisse die größere Rolle spielen werden.

Vom Brennstoffbehälter, der zumeist ungeschützt und auffällig

hinten am Wagen angebracht ist, wird durch eine Rohrleitung oder
bei tiefliegendem Brennstoff durch Luftdruck das Benzin oder Benzol
in den Vergaser (Bild a) geleitet und dort durch eine feine Düse
so fein verteilt ausgespritzt, daß es verdunstet. Unter Zuführung von
Außenluft bildet es jetzt ein sehr leicht brennbares Gas, das durch
das Einlaßventil in den Innenraum des Zylinders (Bild h) eintritt, wenn
der Kolben durch die Pleuelstange von der Kurbelwelle (Bild b)
luftdicht abwärts gezogen wird (Saughub). Durch Aufwärtsbewegung
des Kolbens bei geschlossenen Ventilen verdichtet sich das Gas (Ver-
dichtungshub). Kurz bevor oder nachdem der Kolben den höchsten
Punkt erreicht hat (Früh- oder Spätzündung), wird durch eine Magnet-
vorrichtung oder elektrische Batterie ein Funke erzeugt, der an der

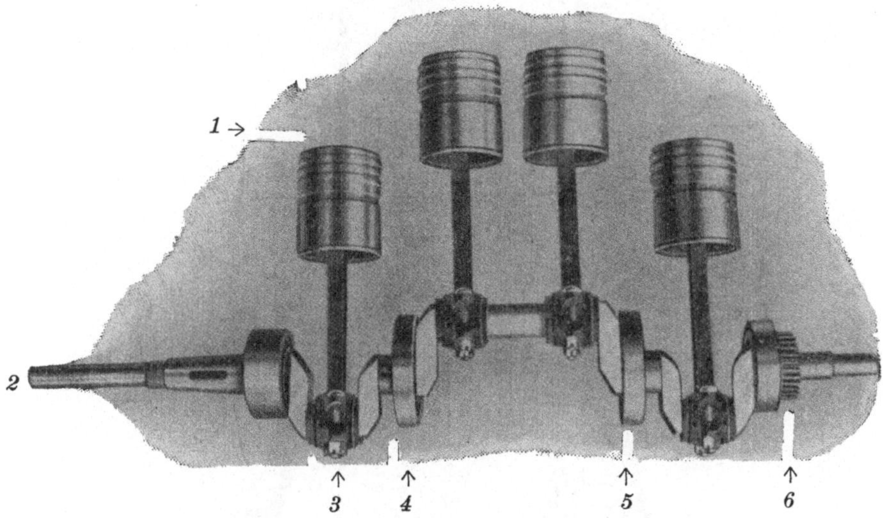

Bild b. Kurbelwelle mit Kolben.
1 Kolben; 2 Kurbelwelle; 3 Pleuelstangenlager; 4 und 5 Kurbelwellenlager; 6 Antrieb
der Stirnräder für Nockenwelle, Magnet, Wasserpumpe.

Zündkerze im Zylinder überspringt und das Gasgemisch zur Verbrennung
bringt (Bild c). Dadurch wird der Kolben nach unten geschleudert und
kräftige Nutzleistung erzielt (Verbrennungshub). Während der 4. Periode
(Takt 4) wird bei geöffnetem Auspuffventil durch den aufwärtsbewegten
Kolben das verbrannte Gas ausgestoßen (Auspuffhub) (Bild h). In jedem
der 4 Zylinder gehen diese 4 Perioden abwechselnd vor sich. Bei jedem
2. Niedergange des Kolbens wird Arbeit verrichtet und Kraft[1]) ent-

---

1) Die Kraftwagen werden versteuert nach der Größe der Bohrung des
Zylinders und des Hubes, einem Werte, der von der wahren Bremsleistung meist
übertroffen wird. Die Pferdestärke eines Wagens wird deshalb beispielsweise be-
zeichnet 10/30 PS., wobei 10 die Steuer-, 30 die Bremspferdestärke bedeutet.

wickelt, während die anderen 3 Takte Leerhube sind, die durch die lebendige Kraft des Schwungrades ausgelöst werden. Der erste Hub erfolgt durch die Andrehkurbel. Nach Eintritt der ersten Zündung arbeitet der Motor mit Hilfe des Schwungrades weiter (Bild k).

Hier greift die Kuppelung in Form eines verstellbaren Kegels oder in Form von Scheiben ein, die die Kraft auf die Hinterräder über-

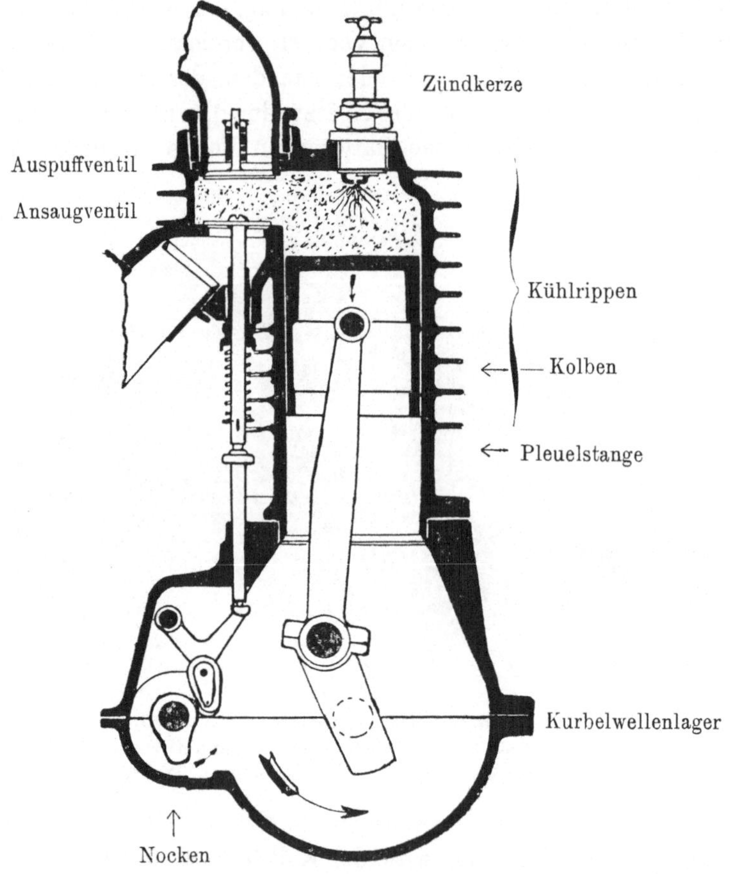

Bild c. Verbrennungshub.

tragen (Bild d). Ein- und Auslaßventile werden durch die auf der Nockenwelle (Bild e) sitzenden Nocken geöffnet und geschlossen (gesteuert). Der Antrieb der Steuerwellen ist in jüngster Zeit wesentlich verbessert worden und hat namentlich mit Hilfe von Zahnketten erhöhte Geräuschlosigkeit erzielt. Auch die Einkapselung der Ventile hat nicht unwesentlich dazu beigetragen, ebenso wie zur erhöhten Betriebssicherheit infolge vermehrter Fernhaltung des Staubes. Neben

diesem Ventilmotor hat sich der ventillose Schiebermotor (Bild f)
schnell eingebürgert, ohne jedoch dem ersteren besonderen Abbruch
zu tun. Er unterscheidet sich (Bild g) vom Ventilmotor im wesent-
lichen durch den veränderten Ein- und Auslaß des Gases in den

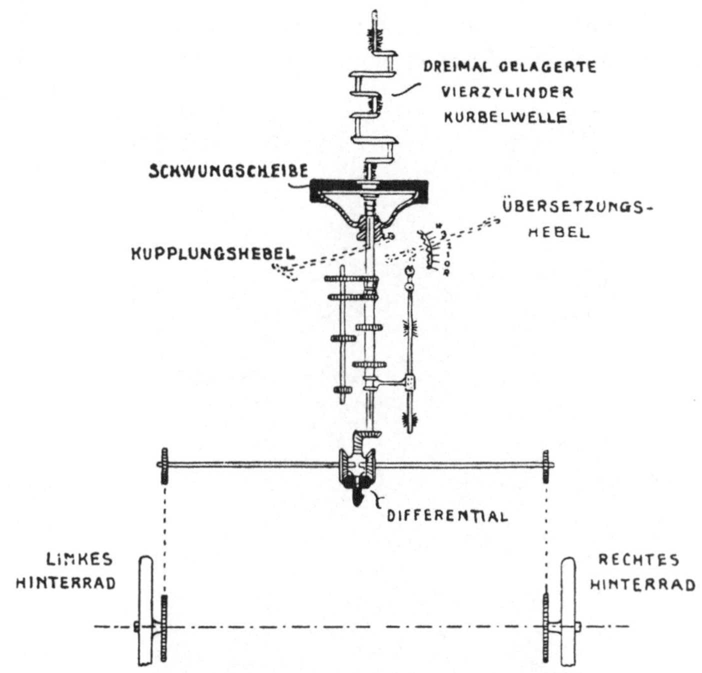

Bild d. Kupplung und Differential.

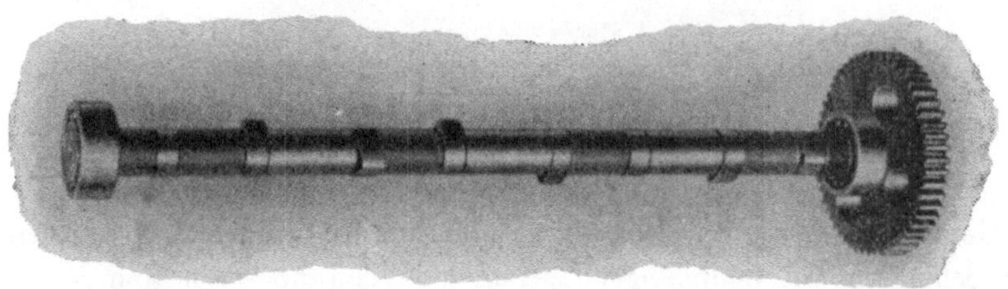

Bild e. Nockenwelle.

Zylinder. Beim Ventilmotor schließen sich die Ventile mit Hilfe von
Spiralfedern (Bild h). Das Hämmern der Ventile, das Aufeinander-
stoßen der Gestängeteile an der Unterbrechungstelle erzeugen dabei
ein Geräusch, das recht erheblich werden kann. Beim ventillosen Motor
fallen Ventile, Ventilstößel, Federn, Nockenwelle, Steuerungszahn-

räder, Dichtungsringe fort. Es gleiten im Zylinder zwei runde Schieber-
hülsen ineinander, in deren Innerem der Kolben läuft. Die Schieber-
hülsen sind mit wagerechten Schlitzen versehen, die bei Deckung auf
der Vergaserseite das Ansaugen, auf der anderen Seite das Aus-
puffen der Gase bewirken. Diese Anordnung gewährleistet eine Geräuschlosigkeit, wie sie bisher nicht möglich war, und dürfte sich im
besonderen für Krankenkraftwagen empfehlen. Nachteilig fällt dagegen

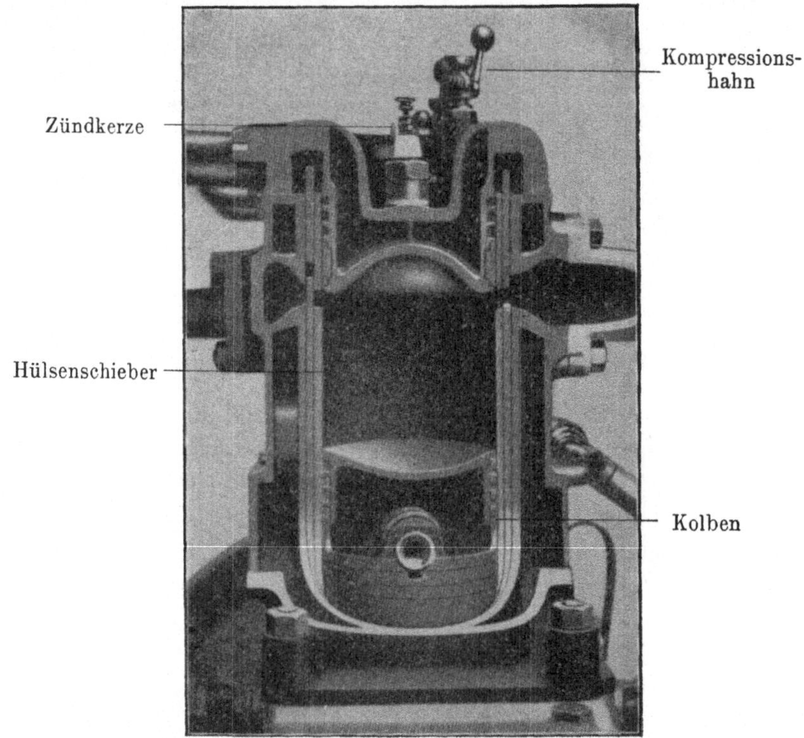

Bild f. Ventilloser Schiebermotor.

ins Gewicht, daß die ventillosen Zylindermotore bei Beschädigungen an
den Schiebern mit feldmäßigen Mitteln nicht auszubessern sind.

Nach der Zündung entweichen die verbrannten Gase mit großer
Gewalt und starkem Geräusche. Zu dessen Abschwächung ist bei
allen Kraftwagen ein Schalldämpfer (Auspufftopf) eingeschaltet, der
aus einigen konzentrischen Röhren von einem mehrmals so großen
Fassungsraume wie der Zylinder besteht, und in dem die Gase sich
vor ihrem Austritt ausdehnen können. Infolge des langsameren Gas-
abzuges tritt aber durch den Schalldämpfer ein Kraftverlust des

Motors ein, und es ist deshalb üblich, mit offenen Auspuffklappen zu fahren, sobald das Gesetz es erlaubt. Bei mit Kranken besetzten Krankenkraftwagen stört jedes Geknatter; der Auspufftopf soll daher außer bei Leerfahrt stets geschlossen bleiben.

Beim Zusammenpressen des Gases im Zylinder entsteht erhebliche Wärme. Sie ist um so größer, je schneller das Gasgemisch nach der Explosion verbrennt. Mit der Schnelligkeit der Verbrennung gehen aber auch eine kräftigere Wirkung auf den Kolben Hand in Hand und damit wieder größere Kraftentfaltung des Motors.

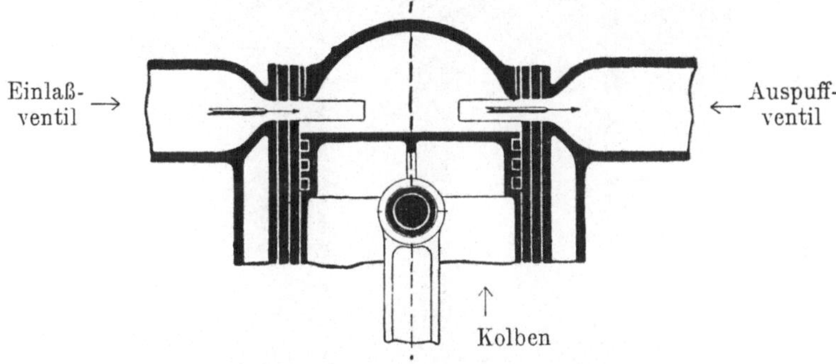

Bild g. Schiebermotor.

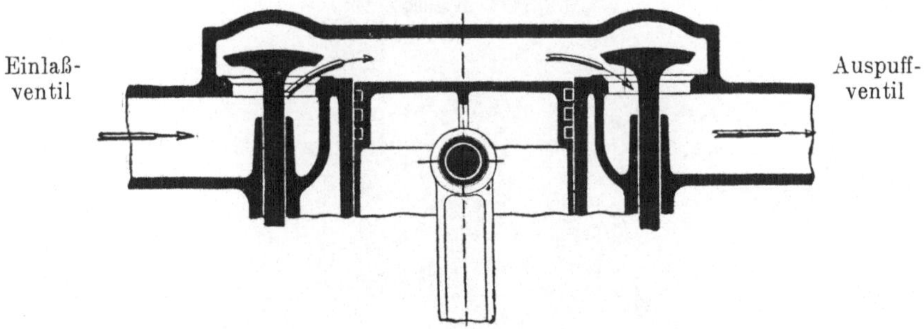

Bild h. Ventilmotor.

Zur Minderung der Erwärmung des Zylinders braucht man Luft- oder Wasserkühler. Bei kleinen Motoren (Zyklonettkrankenwagen, Bild 23) kommt man mit Luftkühlung aus, die durch die um Zylinder und Ventilkammern angegossenen Kühlrippen wirksamer gestaltet wird. Bei stärkeren Motoren genügt sie nicht. Bei allen in Frage kommenden 4-räderigen Krankenkraftwagen wird deshalb Wasserkühlung verwandt. Wenn das Wasser im Mantel warm und damit leichter geworden ist, steigt es nach oben (Bild i) und

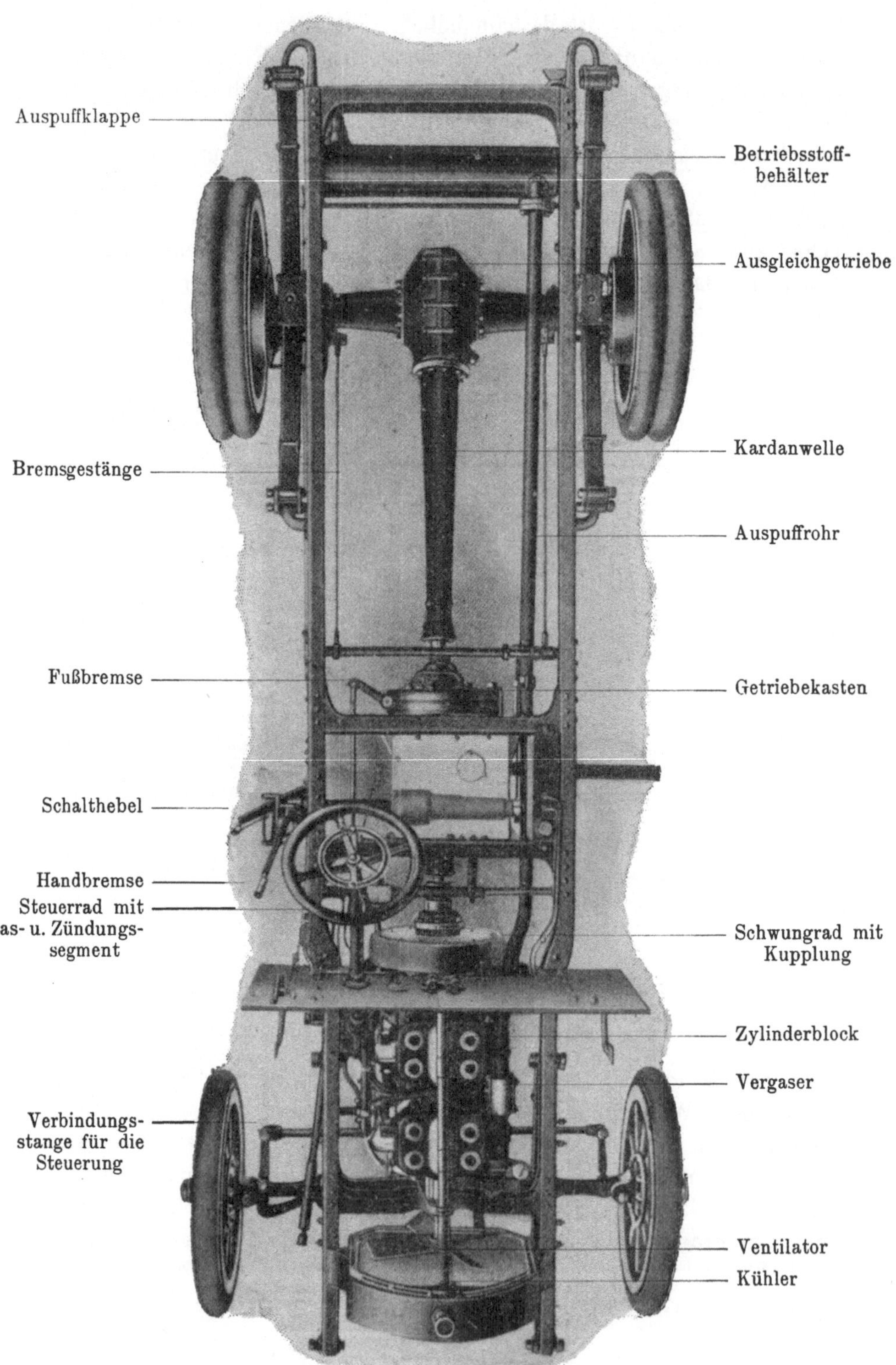

Bild i. Unterbau (Chassis).

fließt durch breite Röhren in die Rippenrohre (Bienenkorb-, Lamellenkühler), in denen das heiße Wasser durch möglichst große Verteilung
in kleinste Röhren mit großen Oberflächen schnell abgekühlt wird.
Dazu tragen bei den meisten Motoren der hinter dem Kühler kreisende
Ventilator (Bild k) und die Zentrifugalpumpe bei, die durch Schaufeln
das Wasser vorwärts drückt und so einen lebhafteren Umlauf des oben
aus den Kühlmänteln austretenden, erwärmten und des unten ein-
tretenden, abgekühlten Wassers hervorruft. Die äußere Form des
Kühlers (Dreieck, Geviert, Rechteck, Vieleck, Kreis usw.) wird von den
einzelnen Firmen eigenartig gestaltet, so daß der Kenner die Her-

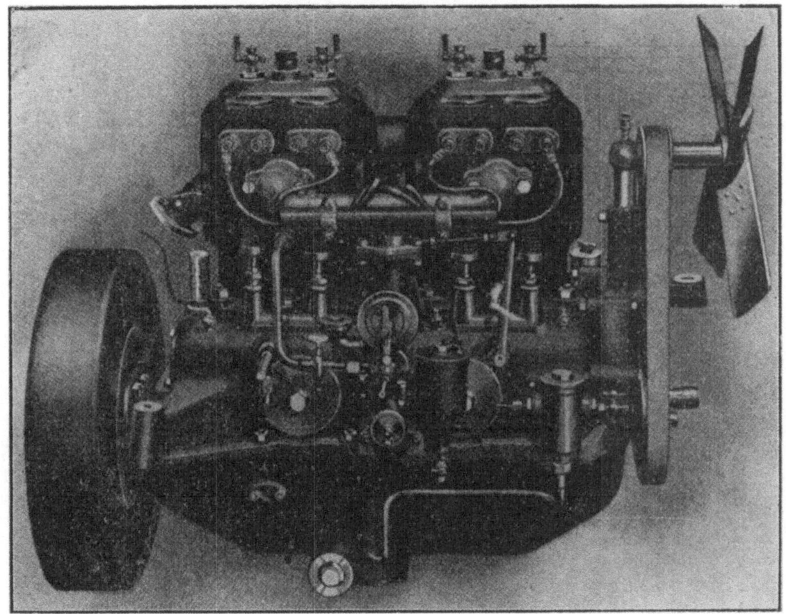

Bild k. Motor (Vergaserseite).

kunft des einzelnen Wagens schon äußerlich leicht ersieht. Die vom
Motor erzeugte Kraft wird nun nicht unmittelbar auf die Antriebs-
räder des Wagens, sondern durch die eingeschaltete Kuppelung übertragen, die ermöglicht, sowohl die Bewegung langsam und allmählich einzuleiten, als auch die Kraftübertragung gänzlich zu unter-
brechen (Bild d). Meistenteils wird dazu ein mit Leder belegter Kegel
(Konus) gebraucht, der, durch Fußhebel bedient, vor- oder zurück-
geschoben wird. Dadurch wird die Verbindung mit dem Schwungrade
hergestellt oder getrennt. Weniger verbreitet als die Lederkonuskuppelung ist die Lamellenkuppelung. Sie besteht aus einer Anzahl

von Scheiben, die auf einer Achse aufgezogen sind. Durch Zusammen-
drücken wird die Reibung so vermehrt, daß die Lamellen sich gegen-
seitig mitnehmen. Durch Auseinanderdrücken aber wird ihre Verbindung
gänzlich unterbrochen. Diese Kuppelung erlaubt ein sehr sanftes Anfahren, das für Krankenwagen besondere Vorzüge hat. Sie ist aber
weniger kriegsbrauchbar, da zu häufig schwierige Ausbesserungen notwendig werden.

Die verschiedenen Geschwindigkeiten des Wagens werden vom
Führersitze aus mit Schaltstangen (1.—4. Gang) durch Zahnradüber-

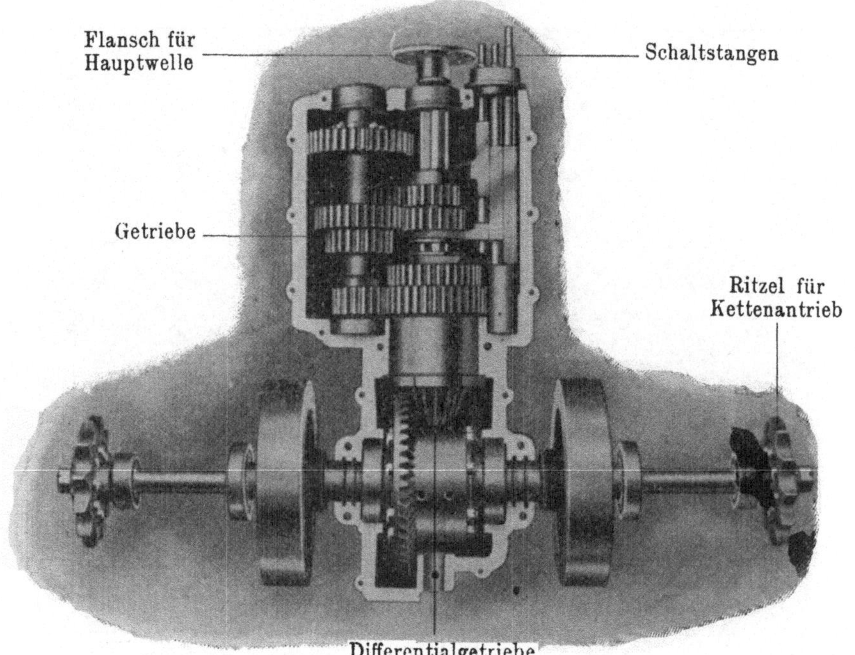

Bild 1. Wechselgetriebe und Differential.

setzungen (Bild d und l) erzielt, indem kleinere und größere Zahnräder
ineinandergreifen und so ein allmähliches Abstufen der Geschwindigkeit
erlauben. Beim letzten Gange (3 oder 4) erfolgt bei allen Wagen
eine unmittelbare Übertragung, so daß das Fahren jetzt wirtschaftlich
ist und auch die geringsten Geräusche entstehen. Von diesem Wechselgetriebe aus wird die Kraft auf die Hinterräder durch Ketten- oder
durch Gelenkwellen (Kardan) übertragen. Man unterscheidet demnach
Ketten- und Kardanwagen und verwendet heute letztere fast immer
bei Personenwagen, erstere noch meist bei allen schweren Lastwagen.

Alle diese Teile sind auf den Rahmen (Bild i und m) befestigt. Er trägt vorn den Wasserkühler, darunter die Andrehkurbel, dahinter den Ventilator und Motor. Über den Zylindern sieht man die Rohrleitung für das Kühlwasser, links davon den Vergaser (vgl. auch Bild k), den Magnetapparat, rechts davon daran das Auspuffrohr, umgeben von Luftvorwärmern für die zum Vergaser geleitete frische Luft. Hinter den Zylindern folgen das Schwungrad mit der Kuppelung, die schräge Steuersäule mit dem Lenkrade und den auf gerillten Segmenten verstellbaren Handgriffen für Gasgemisch und Zündung. Rechts vom Führersitze liegen die Handhebel für Geschwindigkeitswechsel und Handbremse. Weiter nach hinten zeigen sich das Wechselgetriebe, Schalldämpfer und Auspuffrohr und endlich der Brennstoffbehälter. Rahmen und Achsen sind durch Federn (Bild m) verbunden, die sehr verschiedene Formen und Größen besitzen und den Wagenaufbau vor allen Stößen und Erschütterungen schützen.

Zur besseren Wirkung sieht man seit einiger Zeit Stoßfänger[1]) an den hinteren Gelenken der Federn, bestehend aus einem (oft mit

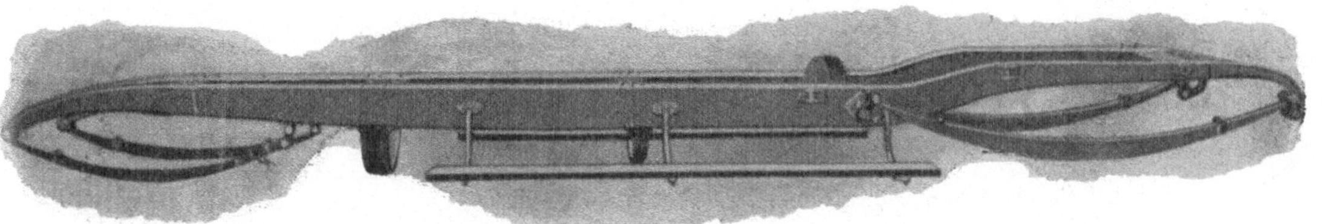

Bild m. Rahmen mit Federn.

Glyzerin gefüllten) Zylinder mit Spiralfeder. Auch bei Krankenwagen ist diese Federung vielfach verwandt. Demselben Zwecke der Stoßfreiheit dient die Bereifung des Rades mit Gummi, entweder mit Vollgummi- oder mit Luftreifen. Vollgummireifen tragen die schweren Lastkraftwagen und Omnibusse, Luftreifen dagegen die Personenwagen und auch einzelne leichte Lastkraftwagen (Anlage 11). Die Räder selbst sind bei Lastkraftwagen aus Stahl, bei Personenwagen aus Holz mit Metallnaben oder Drahtspeichen. Letztere, elastischer, besser wärmeleitend und daher besser reifenkühlend, sind wegen der größeren Widerstandskraft gegen Witterungsunbilden und Beanspruchung zu bevorzugen. Auf nassem Asphalt und schlüpfrigen Straßen fängt der Kraftwagen sehr leicht an zu gleiten und zu schleudern, besonders bei ungleich verteilter Belastung und hoher Schwerpunktslage (behelfsmäßig aufgehängte Krankentragen bei Personenwagen) (Bilder 86—93).

---

1) Sie haben sich nicht bewährt.

Gleitschutzreifen mit Stahlnieten, Lederstreifen, Gummiwülste u. a. werden zur Verhütung in der Diagonale an je einem Vorder- und Hinterrad angelegt. Kriegsbrauchbare Personenkraftwagen benötigen fertig aufgezogene Ersatzreifen. Die Schnelligkeit des Ersatzes ist dabei nicht unwesentlich und gerade in den letzten Jahren technisch wesentlich vervollkommnet. Bei einiger Übung des Personales ist z. B. in 3½ Minuten ein unbrauchbar gewordenes Rudge-Rad betriebsbereit zu ersetzen. In Eis und Schnee braucht man ferner Kettenarmierung an den Triebrädern, die quer über der Gummibereifung befestigt wird.

Alle Kraftwagen sind nach polizeilicher Vorschrift mit 2 Bremsen versehen, von denen die eine durch den Handhebel, die andere durch

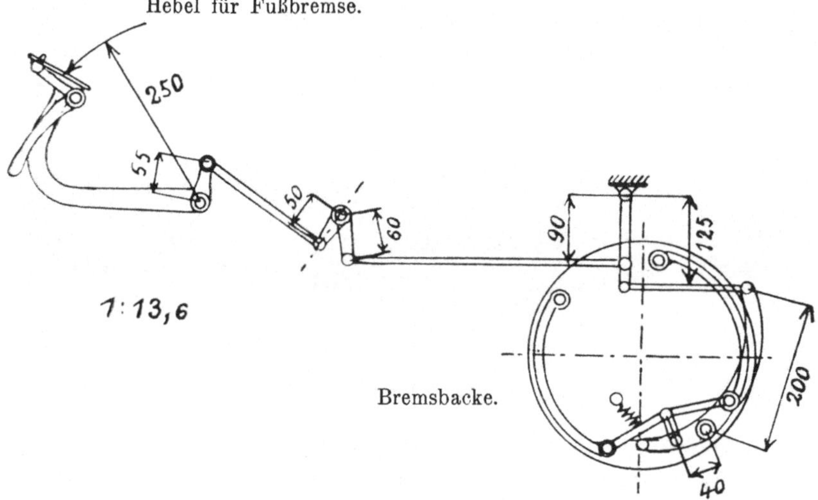

Bild n. Innenbremse der Hinterräder.

den Fuß bedient wird. Die Handbremse ist meist als Innenbremse der Hinterräder in Form von 2 Backen ausgebildet (Bild n), die gegen die Innenfläche einer an den Hinterrädern aufgeschraubten Trommel auseinandergetrieben werden. Die Fußbremse dagegen greift zumeist an einer Getriebswelle an, indem Bremsbacken die aufgesetzte Bremstrommel von außen umfassen (Bild o). Um das Rückwärtsrollen bei Steigungen zu verhindern, sind hinten und unten am Wagen vom Führersitz aus zu bedienende Bergstützen vorhanden, die, heruntergelassen, sich fest gegen den Boden stemmen.

Als Beleuchtung der Kraftwagen hat sich in letzter Zeit immer mehr elektrisches Licht eingebürgert, nachdem es unter Verwendung einer von der Motorwelle angetriebenen Dynamomaschine und einer

Batterie, die von dieser aufgeladen wird, gelungen ist, die früheren schweren und teueren Vorrichtungen zu vereinfachen.

Während sich alle diese Teile des Wagenrahmens oder -unterbaues am Verbrennungsmotorwagen grundsätzlich voneinander kaum unterscheiden, weist der Wagenkasten oder -aufbau (Karosserie) die mannigfaltigsten Verschiedenheiten auf, je nach dem Zwecke des Wagens. Für Krankenwagen wird die Kasten-, Omnibus-, Landauer- oder Limousinenform verwandt; vornehmlich in den letzten Jahren hat sich letztere wegen ihres unauffälligen Äußeren vermehrten Zuspruches erfreut (Bild 14 und 15). Wie die heutigen gefällig und in der Form natürlich aussehenden Kraftwagen kaum wiederzuerkennen sind als Abkömmlinge jener ersten hochgestellten Wagen, vor denen die Pferde zu fehlen schienen, so hat sich auch im besonderen der Aufbau des

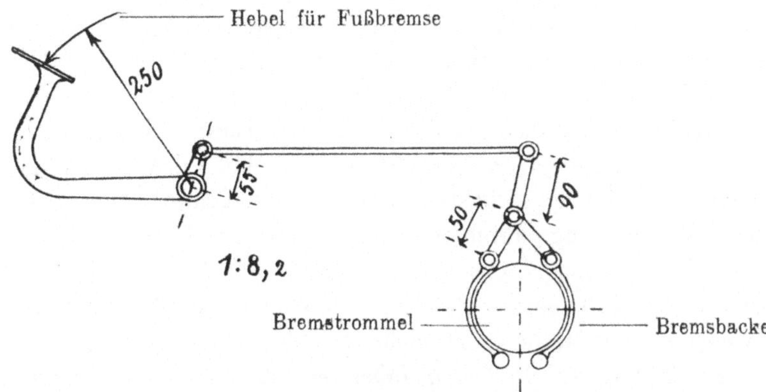

Bild o. Außenbremse am Kardangelenke.

Krankenwagens sehr vorteilhaft verändert. Der z. B. vor kurzem von der Fliegertruppe in Döberitz in Betrieb genommene Krankenwagen (Bild 14) wird äußerlich als solcher kaum erkannt werden.

Immerhin ist für den Heeressanitätsdienst wesentlich wichtiger als die äußere gefällige Form die Kriegsbrauchbarkeit des Krankenkraftwagens. Sie ist in erster Reihe abhängig von dem Unterbaue (Chassis), insbesondere der Leistungsfähigkeit und Betriebssicherheit des Motors, während dem Oberbau im Felde nur eine untergeordnete Rolle zukommt; er wird sogar oft gänzlich beseitigt werden, um einer praktischeren Vorrichtung für mehrere Liegende Platz zu machen.

Die Betriebsstörungen, ihre Ursachen und Abhilfen unterscheiden sich bei Krankenkraftwagen von denen anderer Motorfahrzeuge nicht. Kurz zusammengestellt sind sie in Abschnitt VIII der Anleitung „Der Personenkraftwagen der Heeresverwaltung" (29).

B. Verschiedene Arten von Kraftfahrzeugen zur Beförderung von Kranken.

1. Im Frieden.

a) Krankenkraftwagen des Heeres.

Die Heeresverwaltung beschaffte den ersten Krankenkraftwagen im Jahre 1907 für den Standort Metz von der Daimler-Motoren-Gesellschaft (Bild 6 und 7). Es ist ein 20/28 PS.-Wagen mit Kettenantrieb, der 2 liegenden oder 10 sitzenden Kranken Platz gewährt und mit einer gewöhnlichen zusammenlegbaren Trage ausgerüstet ist. Die Heizung erfolgt durch das Kühlwasser des Motors. Der Wagen ist z. B. im Jahre 1912/13 7891 km gelaufen und war an 73 Tagen außer Betrieb. Das Fahrtkilometer stellte sich auf 0,50 $\mathcal{M}$.

Bei dem bergigen Gelände an den Festungswerken erwies sich der Motor als zu schwach. Eine verhältnismäßig starke Abnutzung soll daher eingetreten sein. Ende 1913 ist er durch einen Dürkopp-Krankenkraftwagen ersetzt.

1908 erhielt das Garnisonlazarett II Tempelhof einen 16/28 PS.-Wagen der Adler-Werke Frankfurt a. M. (Bild 8 und 9). Er hat Kardanantrieb und im Wagenkasten Raum für 1 liegenden und 6—8 sitzende Kranke. Heizung durch die Auspuffgase des Motors. Für Liegende wird die zusammenlegbare und federnde Veledatrage benutzt. Infolge des hohen Aufbaues schleudert der Wagen leicht. Auch bei diesem Wagen ist der Motor nicht mehr recht leistungsfähig. Er war z. B. im Jahre 1912/13 an 93 Tagen außer Betrieb und ist 13 284 km gelaufen bei einem Kostenaufwande von 0,32 $\mathcal{M}$ für 1 Fahrtkilometer. März 1914 ist er durch einen Loeb-Krankenkraftwagen (Bild 16) ersetzt.

Der Posener Krankenkraftwagen ist ein 4 Zyl. 18/32 PS.-Opelwagen (Bild 10 und 11 und Anlage 2). Wie die übrigen hat er die Form des viereckigen Krankenkraftwagens (Fabrik Kühlstein) mit festem Dache sowie mit Fassungsraum für 1 Liegenden und 10 Sitzende. Heizung durch Auspuffgase in Heizrohren zu beiden Seiten unter den Sitzbänken (Bild 11). Er wurde im Anfange des Jahres 1909 für 13 000 $\mathcal{M}$ beschafft, wird seit dem 6. Mai 1909 benutzt, ist z. B. im Jahre 1912/13 2213 km gelaufen und außer der Zeit während der vorgeschriebenen Reinigungen nur an 4 Tagen nicht betriebsfähig gewesen. Die Gesamtkosten für das Fahrtkilometer belaufen sich auf 0,80 $\mathcal{M}$.

In allerletzter Zeit wurden dem Garnisonlazarett Wünsdorf ein Krankenwagen der Firma Bergmann-Metallurgique Berlin-Halensee (Bild 12), ein zweiter an das Garnisonlazarett Cöln geliefert. Für das

Garnisonlazarett Coblenz wurde ein Krankenkraftwagen von der Firma Dürkopp-Bielefeld, für das Garnisonlazarett Mainz von der Firma Opel bezogen (Bild 13).

Für alle diese Krankenkraftwagen gab das Kriegsministerium, Medizinal-Abteilung, die Geldmittel her.

Im Januar 1913 beschaffte sich die Fliegertruppe Döberitz einen Adlerwagen mit 12/30 PS.-Vierzylindermotor (Bild 14 und 15 und Anlage 3). Hinterradfederung mit Stoßdämpfern. Der Wagen ist in der äußeren Form der Limousine-Karosserie nachgebildet und läßt für Unbeteiligte den Zweck der Krankenbeförderung nicht ahnen. Es sind hinten eine verschließbare Doppeltür, an den Seiten je eine Tür angebracht. Die Türfenster können herabgelassen werden. Die Fenster haben verschiebbare Vorhänge aus grauem, dichtem, abwaschbarem Stoffe. Geschlossener Führersitz für 2 Personen mit seitlichen Türen, Vordach und hochklappbarer Glasscheibe mit Sprachfenster. Unter dem Führersitze innerhalb des Wagenkastens 2 Schubladen für Arzneimittel. Boden mit Linoleumbelag, abstellbare Heizung durch Auspuffgase, elektrische Innenbeleuchtung. Trage mit ausziehbaren Holmen, auf Gummirollen laufend. Bei Nichtbenutzung der Trage kann ein Fondsitz eingewechselt werden, so daß bei Verwendung aller Klappsitze im Inneren 7 Personen sitzen können.

Im allgemeinen gelten jetzt als Bedingungen für Krankenkraftwagen (vgl. auch Anlage 1):

Völlige Zuverlässigkeit im Betriebe, weiche Federung des Wagens und unter Umständen auch der Krankentragen, sanftes Anfahren, geräuschloser Mechanismus, glatte Oberflächen ohne Ecken und Vorsprünge, Lüftung ohne Zugluft, leichte Reinigung und Desinfektion, Heizung durch Auspuffgase, elektrische Innenbeleuchtung durch kleine Dynamomaschine, leichte Verständigungsmöglichkeit mit dem Wagenführer auch während der Fahrt, gefälliges Äußere.

Die Zuverlässigkeit des Betriebes ist bei den heutigen Wagen gewährleistet. Selbst die älteren Wagen bei den Garnisonlazaretten waren nur ausnahmsweise außer der vorgeschriebenen Zeit nicht betriebsfähig. Für bergiges Gelände reicht allerdings nach den Erfahrungen in Metz ein 30 PS.-Motor nicht aus.

Belästigung durch Rauch und Geruch kennt man heute kaum. Der geräuschlose und erschütterungsfreie Gang des Motors wetteifert mit dem elektrischen Antriebe.

Diese Bedingungen erfüllen besonders die ventillosen Motoren der englischen Daimler-Werke, die für Krankenwagen in Deutschland bereits die Firma Loeb & Co. verwandt hat. Solche haben jetzt die

Garnisonlazarette Berlin-Tempelhof und Straßburg vom Kriegsministerium, Medizinal-Abteilung, (Bild 16). Aber auch bei den Ventilmotoren
sind durch Einführung des Antriebes der Steuerwellen mit Zahnketten so außerordentliche Verbesserungen erzielt, daß diese Wagen
den ventillosen in der Geräuschlosigkeit fast nicht nachstehen.

b) Krankenkraftwagen im bürgerlichen Verkehr.

Die Rheinische Motoren-Aktiengesellschaft von Benz & Co. in
Mannheim (Bild 17, an die Versuchsabteilung der Verkehrstruppen in
München geliefertes Fahrzeug) hat sich hier einen besonderen Ruf er-
worben.

Dem seitlichen Einladen durch eine herabklappbare Wand hat
unter anderem die Firma Adler besondere Beachtung geschenkt (Bild 18).
Diese Vorrichtung empfiehlt sich jedoch wenig, da sich selbst gut aus-
geführte Verschlußteile im Betriebe sehr bald lockern und störend
klappern. Auch daß die Krankentrage über die Schutzbleche bei
diesem Einladen gehoben werden muß, dürfte der allgemeinen Einführung hinderlich sein, denn es wird dabei von den Trägern eine
ganz erhebliche Anstrengung verlangt und so leicht schiefe Lagerung
des Verwundeten eintreten. Das Einladen von hinten bleibt das
bessere Verfahren.

Je mehr die Geschwindigkeit des Kraftwagens steigt, um so
größer und besser muß die Federung werden. Daher erhalten die
Tragen der Krankenkraftwagen meistens nochmals besondere Federn.
Abgesehen von den schon erwähnten Wagen, bei denen das Bild die
Federung genügend veranschaulicht, sieht man eine eigene gefederte
Aufhängevorrichtung der Krankentragen mit seitlicher Befestigung
bei den Horchwagen (Bild 19 und 20). Während die untere Krankentrage unmittelbar auf den Boden gestellt bleibt, wird die obere durch
einen Aufzug in die Höhe gezogen. Bei den Stöwerwagen (Bild 21)
liegen die Tragen auf einem besonderen federnden Untergestell und
werden auf Gummirollen ein- und ausgeschoben.

Von dem Führer der Freiwilligen Sanitätskolonne Pforzheim ist
eine Einrichtung zum schwebenden Transporte mit Hebevorrichtung
ersonnen, bei der die belastete Trage zum federnden Einhängen an
die Decke durch Kurbeldrehungen (Bild 22) gehoben wird. Die
Trage schwebt frei in elastischen, nach allen Seiten straff angezogenen
Bändern, die jede Erschütterung der Trage unmöglich machen sollen,
während die durch das Fahren oder Anhalten des Wagens verursachte
Vor- und Rückwärtsbewegung der Trage durch einen an der Decke
befindlichen, auf Schienen laufenden Wagen ausgeglichen wird.

Außer den erwähnten Firmen befassen sich mit Krankenkraftwagen besonders die Oryx-Motorenwerke, Berlin, die Anhaltische Automobil- und Motorenfabrik A.-G., Dessau, die Neckarsulmer Fahrradwerke.

Eine Sonderstellung unter den Krankenkraftwagen nimmt die dreiräderige Krankentransport-Zyklonette (Bild 23) ein (Zyklon-Maschinenfabrik, Berlin).

Die Kraft wird hier vom luftgekühlten zweizylinderigen Motor unmittelbar auf das Vorderrad übertragen. Das Differentialgetriebe ist daher überflüssig. Auf dem außerordentlich niedrigen Boden ist Platz für 1—2 Tragen. Bei ihrer Bauart besitzt die Zyklonette hervorragende Wendigkeit. Auf dem Johannisthaler Flugplätze wird sie nicht von einem besonderen Kraftwagenführer, sondern von dem wachthabenden Heilgehilfen gefahren und instand gehalten, so daß die Unterhaltungskosten gering sein sollen. Höchstgeschwindigkeit mit 2—3 Personen 50 km.

Zur Krankenbeförderung eignet sie sich trotzdem nur bei guten Straßen der Stadt. Auf unebenem Gelände schwankt sie erheblich und ist sogar umgeschlagen. Auch benötigt sie bei schwierigem Gelände eine zu große Geschwindigkeit, wenn sie sich nicht in den Boden „einmahlen" soll. Endlich ist der Luftraum, den der in ihr gelagerte Kranke besitzt, sehr gering. Er wird durch den engen allseitigen Abschluß seelisch bedrückt und der Beobachtung durch das Begleitpersonal während der Beförderung entzogen. Infolge der Leichtigkeit des Fahrzeuges federt es auch schon bei kleinen Stößen erheblich, so daß der liegende Kranke in seinem engen Kasten hin- und herfliegt und sich unter Umständen beschädigt.

2. Im Kriege.

a) Deutsches Heer.

Die bisher erwähnten Wagen sind mit Rücksicht auf die verhältnismäßig geringe Unterbringungsmöglichkeit liegender Personen nur für Friedenszwecke geeignet. Im Kriege werden sie mit Vorteil nur in belagerten Festungen sowie namentlich im Heimatsgebiete benutzt werden, um Kranke und Verwundete vom Bahnhofe oder Hafen zu den Reserve- und Vereinslazaretten, Festungslazaretten, Zivilkrankenhäusern, Genesungsheimen und Kurorten zu befördern.

Besondere Feldkrankenkraftwagen besitzt das deutsche Heer nicht. Es finden vielmehr im Felde für Verwundete und Kranke die verschiedenartigsten Kraftfahrzeuge Verwendung.

Bei den weittragenden Artilleriegeschützen wird im allgemeinen erst, wenn der Kampf entschieden ist, die Beförderung der Verwundeten

vom Schlachtfelde beginnen. In welchem Umfange dazu der Kraftwagen schon Verwendung finden kann, müssen die Erfahrungen lehren
und wird vielfach von Zufälligkeiten abhängen. Aber vom Ende der
marschierenden Kolonnen, vom eingerichteten Feldlazarett nach rückwärts wird den Krankenkraftfahrzeugen schon jetzt ein reiches Arbeits-
feld beschieden sein, sowohl um die Kriegslazarettabteilungen schnell
heranzuziehen, zur Aufnahme und Ablösung der Feld- und Orts-
lazarette, als auch um Feld-, Kriegs-, Orts- und Etappenlazarett-
einrichtungen, Krankensammelstellen, Leichtkrankenabteilungen abseits
oder rückwärts zu verlegen oder zu entleeren. Bis zu den Ausgangs-
punkten der Feldbahn, zu den Lazarett-, Hilfslazarett- und Kranken-
zügen oder -schiffen werden die Kraftwagen die Verbindung aufrecht
zu erhalten haben. Auch ist es ihre Aufgabe, vom Etappensanitätsdepot her Sanitätsmittel an das operierende Heer, an die Feldsanitätsformationen oder die im Etappengebiete liegenden Sanitätsanstalten zu
bringen, entsprechend den Anforderungen des Etappenarztes oder
Kriegslazarettdirektors.

Während nun pferdebespannte Krankenwagen durchschnittlich in
der Stunde 4 km und am Tage 20 km zurücklegen, erreichen selbst
schwere Lastkraftwagen (Armeelastzüge) in Kolonnenformationen auch
auf gebirgigen Straßen durchschnittlich 8—12 km Stundengeschwindigkeit und eine Tagesleistung von 100 km. Man kann daher mit Kraftwagen in $^1/_5$ bis $^1/_6$ der Zeit, die man mit pferdebespannten Wagen
gebrauchte, oder mit $^1/_5$ oder $^1/_6$ der Menge dieser Wagen die gleiche
Krankenzahl fortschaffen. Welcher Vorteil im Gegensatze zur bisherigen Beförderung noch im letzten Balkankriege, wo von den Serben
für 67 km mit dem Ochsenwagen mehrere Tage gebraucht wurden
und die Höchstgeschwindigkeit in der Stunde 2—2,5 km nicht über-
schritt (37)!

Durch diese größere Leistungsfähigkeit des Kraftwagens wird
es auch möglich werden, die Kriegslazarette weiter zurückzulegen
und so geeignetere Einrichtungsorte in Gegenden heranzuziehen, die
noch nicht von den Heeren durchzogen wurden. So wird Überfüllung
vermieden, das Feldheer entlastet und besonders vor ansteckenden
Erkrankungen besser bewahrt.

Abgesehen. von der größeren Geschwindigkeit der Kraftfahrzeuge
kommt für die Krankenbeförderung im Felde die bessere und
größere Ausnutzung des Kraftwagenoberbaues in Betracht, wie wir
später, insbesondere bei der behelfsmäßigen Herrichtung der Lastwagen, sehen werden. Weiterhin ist für die Verwundeten selbst durch
die besser durchgebildete Federung und Bereifung der Kraftwagen

eine wesentlich größere Bequemlichkeit und Stoßfreiheit und damit geringere Gefährdung während der Beförderung erzielt. Auch die stetige Fahrbereitschaft durch Fortfall der Futterpausen und der Ruhe für die Pferde ist ein Vorzug des Kraftwagenbetriebes.

Die mit Verwundeten und Kranken beladenen Wagen sind möglichst in Kolonnen zusammenzuhalten. Nur dann können namentlich in Feindesland militärischer Schutz und Vorbeimarsch an anderen Truppen gesichert, Verpflegung und Unterbringung geregelt werden. Nur dann ist es möglich, daß bei Betriebsstörungen ein Wagen dem anderen aushilft. Die feldmäßigen Kolonnen der schweren Lastkraftwagen bleiben stets in Kolonnen. Bei den leichten Lastkraftwagen wird man vielfach, besonders in der gesicherten Etappe und auch im Operationsgebiete unter dem Schutze des Genfer Abkommens von diesem Grundsatz abweichen. Bei ihrer bedeutend größeren Geschwindigkeit gebrauchen diese Wagen so großen Abstand, daß sie kaum auf die Form einer Kolonne Anspruch machen können. Sie vermögen ferner ihre Schnelligkeit nicht auszunutzen, wenn sie bei den sicherlich sehr verschiedenen Eigenschaften der eingezogenen Wagen immer in Reih und Glied sowie in bestimmten Abständen bleiben sollen. So zeigte es sich bei einer Transportübung des Kraftfahrbataillons im Juli 1912, daß eben dieselben Wagen auf der 78 km langen gebirgigen Strecke von Freiberg nach Schwarzenberg in der Kolonne nur den einmaligen Weg zurücklegten, während bei Einzelfahrten die doppelte Strecke glatt bewältigt wurde.

Sowohl nach dem Fassungsvermögen, der Federung, der schon vorhandenen inneren Einrichtung, als auch nach der Art der Verletzung wird man dann den einzelnen Wagen auswählen und ihm auch eine besondere Geschwindigkeit vorschreiben, die in der Kolonne, ohne das Ganze zu stören, nicht inne zu halten ist.

aa) Krankenkraftwagen beim Etappen-Sanitätsdepot.

Bei dem Etappensanitätsdepot unterscheiden wir:

1. die eigentlichen Krankenkraftwagen,

2. die Hilfskrankenkraftwagen. Sie entsprechen den Hilfslazarettzügen, dienen im Frieden gewöhnlich nicht der Krankenbeförderung, werden im mobilen Verhältnis aber dazu hergerichtet und dauernd hierfür verwendet.

3. die Behelfskrankenkraftwagen für vorübergehende Benutzung, als welche vor allem leichte Lastkraftwagen, von Fall zu Fall hergerichtet, herangezogen werden.

So befinden sich bei jedem Etappensanitätsdepot am 1. April

1914: 6 Krankenkraftwagen, 12 Hilfskrankenkraftwagen (hergerichtete Kraftomnibusse), 15 als Behelfskrankenkraftwagen geeignete leichte Lastkraftwagen.

bb) Krankenkraftwagen beim Etappenkraftwagenpark.

2 Krankenkraftwagen,

2 als Behelfskrankenkraftwagen geeignete leichte Lastkraftwagen.

cc) Krankenkraftwagen beim immobilen Kraftwagendepot und Kraftwagenhilfsdepot.

Krankenkraftwagen,
Hilfskrankenkraftwagen (Kraftomnibusse),
als Behelfskrankenkraftwagen geeignete leichte Lastkraftwagen,

} mindestens 50 v. H. der Wagen des auf d. Depot angewiesenen Etappenkraftwagenparks.

dd) Krankenkraftwagen beim Festungslastkraftwagenpark.

Es werden dem Festungslastkraftwagenparke Krankenkraftwagen, Hilfskrankenkraftwagen und als Behelfskrankenkraftwagen geeignete leichte Lastkraftwagen nach Einvernehmen mit dem Kriegsministerium von der Generalinspektion des Militärverkehrswesens überwiesen.

ee) Etappenkraftwagenkolonnen im Dienste der Krankenbeförderung.

Nach Ziffer 243 K. S. O. und Ziffer 51 und 107 Bag. Kol., Tr. können auch die zum Magazin leerfahrenden Proviant- und Fuhrparkkolonnen zur Beförderung von Verwundeten und Kranken verwandt werden. Etappenkraftwagen- und Kavalleriekraftwagenkolonnen werden deshalb nicht selten der Verwundeten- und Krankenbeförderung nutzbar gemacht werden.

Lastkraftwagen teilt man der zu befördernden Nutzlast nach in Armeelastzüge mit Anhänger ($4 + 2$ t), 3 t-Lastkraftwagen und leichte Lastkraftwagen (0,5 bis 1,5 t) ein.

Bei einem zehnstündigen Fahrdienst ausschließlich der Be- und Entladezeiten betragen ihre Leistungen (50):

| | Durchschnittsleistungen | | | | | |
| | in km/Stunde | | | in km/Tag | | |
	in der Ebene	im Hügelland	im Gebirge	in der Ebene	im Hügelland	im Gebirge
Armeelastzüge als Kolonne . .	11—12	9—10	7— 8	100	80	60
Kavallerielastkraftwagen als Kolonne	16—18	14—16	12—14	125	100	75
Leichte Lastkraftwagen	30—35	20—25	15—20	175	125	100
Kraftomnibusse	30	20	15	150	100	80

Außer 9 Armeelastzügen (Anlage 4) gehören zur Etappenkraftwagenkolonne (E.K.K.) eine Anzahl von Last- und Personenwagen. Bei Verwendung der Etappenkraftwagenkolonnen zur Krankenbeförderung (praktische Übungen S. 42—53, Bilder 55—61 und 63—69) stehen nur die Armeelastzüge (Maschinenwagen und Anhänger) zur Verfügung, während die übrigen Wagen für die Betriebsbereitschaft der Kolonnen in Anspruch genommen sind.

ff) **Kavallerielastkraftwagenkolonnen im Dienste der Krankenbeförderung.**

Im Gegensatze zu den Etappenkraftwagenkolonnen haben die Kavallerielastkraftwagenkolonnen (K.K.K.) einen bedeutend größeren Aktionsradius. Auf dem Rückwege zum Magazin oder zu den Etappenkraftwagendepots werden sie daher besonders häufig in der Lage sein, Verwundete und Kranke mitzunehmen (praktische Übungen S. 54—56, Bilder 62, 72). Von diesen Kolonnen können 12 Wagen mit Verwundeten beladen werden (Anlage 5). Allem Anscheine nach gehört diesen Wagen trotz der geringeren Nutzlast die Zukunft.

b) Fremde Staaten.

aa) Sanitätsflugmaschinen.

Geringe Bedeutung im Feldsanitätsdienste werden die Flugmaschinen erhalten, die die Franzosen in ihrer bekannten Begeisterung für alles Neue bei Truppenübungen bereits zum Aufsuchen der Scheinverwundeten verwandt haben, angeblich mit Nutzen.

Laurent hat als Beobachter auf einem bulgarischen Doppeldecker in 300—400 m Höhe einen Flug ausgeführt und dabei gut nach Verwundeten ausspähen können. Indessen empfiehlt er, noch etwas tiefer zu fliegen. Die Verwundeten könnten dem mit einer Neutralitätsfahne kenntlich gemachten Flugzeuge zuwinken und durch dieses den Weg zum Verbandplatze gezeigt bekommen (60).

Den englischen Fliegern sollen im Feldsanitätsdienste, nach einem Vortrage von Donegan (62) (Generaloberarzt, Royal United Service Institution, England) am 14. Januar 1914, folgende Aufgaben zu gewiesen werden:

1. Aufsuchen von Verwundeten auf dem Schlachtfelde,
2. Vereinfachung der Aufgaben des Divisionsarztes, binnen kurzem an jeden Punkt ärztliche Hilfe zu senden,
3. Beförderung von Fachärzten, so daß der Verwundete im Felde dieselbe Aussicht auf lebensrettenden Beistand habe als im Frieden,
4. Verstärkung des ärztlichen Personals an jedem gewünschten Punkte,

5. Möglichkeit für den Divisionsarzt, sich selber von der Lage der Verletzten zu überzeugen,

6. Einschränkung des Schriftverkehrs im Felde,

7. Versorgung mit chirurgischer Hilfe.

Auf einem Flugzeuge können Operationstisch mit Zubehör für 15—20 Operationen, Operateur, Assistent, Arzt zum Betäuben befördert werden [Bild 40 und 41, Sanitätsflugzeug, erbaut von Cody (38).]

Beförderungsversuche von Scheinverwundeten mit Militärflugzeugen sollen im Sommer 1914 vom englischen roten Kreuz angestellt werden (49). Größere Bedeutung im Sanitätsdienste wird dem Luftfahrzeuge aber wohl nur in Kolonialfeldzügen beschieden sein.

bb) Sanitätskraftwagen.

Ungeteilte Anerkennung im Sanitätsdienste hat dagegen auch in den Heeren fremder Staaten der Kraftwagen gefunden.

Im österreichischen Heere sind leichte Lastwagen für 4 Liegende oder 12 Sitzende im Gebrauche, die dem Verpflegungsnachschube dienen und durch ein einfaches Krankentragegerüst mühelos zu Krankenwagen umgewandelt werden können (Bild 24 und 25).

Firma: Wiener Automobilfabrik A.-G. vormals Gräf & Stift. Nutzlast 1000 kg. 4 Zylinder, 18/22 und 28/32 PS. Geschwindigkeit auf ebener Straße 30 km/Stunde, mit kleinster Uebersetzung. Steigung bis 20 v. H.

Der mit einem Dache versehene Aufbau dieser Lastkraftwagen ist derart bemessen, daß 4 Feldtragen Platz finden. Für 12 Sitzende 2 klappbare Sitzbänke. Vorn und hinten Vollgummireifen.

Zur Beförderung von Sanitätsmitteln dienen Kraftfahrzeuge, die den österreichischen Armee-Etappenkommandos zur Verfügung stehen.

Italien ist die erste Militärmacht, die den Kraftwagen in größerem Maßstabe im Kriege verwandte. Vom Feldlazarett in der Oase Gargaresch gelangten die Verwundeten am 6. und 7. Juni 1912 in 15 zu diesem Zwecke besonders hergerichteten Kraftwagen zu den Reservelazaretten in Tripolis, nachdem sie zum Teile vorher zu einer Kolonne von 5 Wagen gesammelt waren (25).

Auch im französischen Marokkofeldzuge wurden mit Erfolg selbst auf schlechten Wegen 5 Lastkraftwagen zur Verwundetenbeförderung benutzt.

Das französische Kriegsministerium ließ Tourenwagen für die Krankenbeförderung mit der Brechotschen Vorrichtung versehen, wie sie für Lazarettzüge bestimmt ist. Sie wird nach Abnahme des Wagenkastens auf einer Bretterunterlage aufgebaut, die auf dem Unterbaue befestigt ist. In 3 Höhenlagen können Kranke dann liegend befördert werden (Bild 33); doch soll die oberste Lage nach den letzten Erfahrungen frei bleiben (vgl. Erfahrungen des Balkankrieges, S. 31). Infolge der gut federnden Vorrichtung wurde den Kranken jede Erschütterung erspart, trotz einer Geschwindigkeit von 25—30 km in der Stunde. In dieser Art wurden in Paris am 15. September 1912 fünf verschiedene Personenwagen hergerichtet (Kraftdroschken und 24 PS.-Wagen), die am 16. September von 9 Uhr vorm. bis 6 Uhr nachm. 234 km bis Tours, am 18. September von 6^{30} Uhr vorm. bis 7^{50} Uhr vorm. 50 km bis zum Manöverfelde und von 9^{50} Uhr vorm. bis 11^{30} Uhr vorm. mit Verwundeten beladen zurück nach Tours, am 19. September wieder entladen 240 km nach Paris ohne jede Störung liefen (33).

Um Personenwagen noch besser auszunützen, baute Pierre Lemaistre (34) eine zusammenlegbare Tragenhängevorrichtung für 6 liegende oder 8 sitzende Verwundete, die sich in wenigen Minuten auf dem Rahmen des Kraftwagens anbringen ließ und bei den Feldsanitätsübungen des französischen IX. Armeekorps bei Limoges 1912 erprobt wurde. Sie soll bereits in den Kriegssanitätsvorräten in großer Anzahl vorhanden und auch von Griechenland angeschafft sein (s. auch S. 79 und Bild 93, Lagerungsvorrichtung nach Foucher).

D. R. P. 261235. Dr. P. Lemaistre in Limoges, Haute Vienne. Tragbahrengestell für Kraftfahrzeuge (Deutsche med. Wochenschr. 1913. Nr. 43. S. 2096. Bild 4). Ein durch Bügel am Untergestelle des Kraftfahrzeuges befestigter Holzrahmen. Mit diesem ist durch gabelförmige Träger ein Metallrahmen verbunden, dessen zur Vereinigung dienende senkrechte Stangen wagerechte Stangen tragen. Sie teilen das Gestell in mehrere Abteilungen, in der jedesmal eine Tragbahre untergebracht wird. Auf die, eine Gleitbahn darstellenden, wagerechten Stangen können 2 besonders ausgebildete Schlitten geschoben werden. Sie tragen Riemen für die Enden der Tragbahren und dienen zur leichteren Einführung der letzteren in den Innenraum des Gestelles. Alle Teile sind angeblich schnell vereinbar und auseinander zu nehmen, beanspruchen wenig Raum.

Bei den großen französischen Feldsanitätsübungen im Jahre 1912 wurden weiter Lastkraftwagen, die der Truppe ins Gefecht Munition und Lebensmittel gebracht hatten, auf dem Rückmarsche zur Verwundetenbeförderung eingerichtet und zwar nach einem Verfahren, das 8 liegende Verwundete aufzunehmen gestattet,

Die beiden Bodenschwellen werden in der Querrichtung des Wagens in einem Längsabstande von 225 cm niedergelegt und nach der Wagenbreite eingestellt. Bei engster Einstellung bleibt zwischen den beiden Hälften des Gestelles ein Mittelgang von etwa 31, bei weitester Einstellung ein solcher von 109,5 cm.

Auf jeder Bodenschwelle werden 4 Rohrsäulen durch Laufkeile befestigt. Es werden je 2 in der Längsrichtung gegenüberstehende Rohrsäulen durch je 1 Kreuzdoppelstrebe und die beiden äußeren Rohrsäulenpaare oben durch je 1 Längsstange verbunden. Die Köpfe der beiden auf jeder Bodenschwelle stehenden Rohrsäulenpaare werden durch eine Querstange vereinigt.

In jede Wagenhälfte gehört 1 Gestell. Im ganzen werden so 8 Tragen untergebracht.

In Frankreich will der Kriegsminister jetzt jeder Armee 1 Sanitätskraftfahrkompagnie angliedern, die für jedes Armeekorps und jede Reservedivision je 1 Abteilung von 21 Fahrzeugen hat (Lieferungswagen mit 1200 kg Last und Rahmen von 2,3 m Länge).

Diese Kraftfahrabteilung soll dem 1. Zuge der Korpskrankenträgerkompagnie angeschlossen werden und täglich als Bindeglied 1 Kraftwagen zum Korpsarzte senden.

Der französische Etappenarzt wird im Notfalle auf Anfordern des Armeearztes auch ganz oder teilweise über die schwere Lastkraftwagenkompagnie der Armee verfügen, die 4 Abteilungen zu 20 Lastkraftwagen hat und 12 km in der Stunde zurücklegt (120 km in 10 Stunden, je 3 Stunden für Laden und Entladen, 8 Stunden für Ruhe = 24 Stunden).

Außerdem stehen der französischen Heeressanitätsverwaltung zur Verfügung schwere Lastkraftwagen (Darracq-Serpollet), von denen jeder das Gerät eines Feldlazaretts trägt (sonst wurden dazu 4 Sanitätswagen gebraucht), weiter Kraftomnibusse, auch die der Hotels, sowie Tourenluxuswagen, die vom Rücken des Heeres aus an die Bedarfspunkte entsendet werden, endlich Kraftdroschken. Die beiden letzten Arten erhalten nach Wegnahme des Wagenkastens auf dem Rahmen Pfosten, an denen ein oder zwei Vorrichtungen nach Bréchot-Desprez-Ameline (Bild 33) (der Hilfslazarettzüge) befestigt werden (Dauer 3 Stunden). Ist der Rahmen zu kurz, so entfernt man den Führersitz und bringt einen Behelfssitz an.

Um Behelfsfahrzeuge schnell herzurichten, sollen die Sanitätsabteilungen und Krankenträgerkompagnien Ketten nach Audouard, Stricke nach Bouloumié, norwegische Stangen, Strohbündel, Reisholz, Bretter mitführen (47).

Schon im spanischen Feldzuge um Melila hielten 2 Benzwagen unter den schwierigsten Witterungs- und Straßenverhältnissen einen regelmäßigen Krankenverkehr aufrecht.

In England hat James (20 und 30) einen zusammenlegbaren Rahmen für Personenwagen angegeben. Mit ihm will er alle Kraftdroschken, die sich für die Verwundetenbeförderung nicht eignen, ohne weiteres so umändern, daß in ihnen 2 liegende und 2 sitzende Verwundete befördert werden können. Die letzteren sitzen längs an derselben Seite wie der Wagenführer. An der anderen werden übereinander 2 Tragen aufgehängt, deren Fußenden über den Führersitz hinausreichen. Diese Einrichtung besitzt angeblich wesentliche Vorteile vor dem französischen

Verfahren, mit dem zwar 3 liegende Verwundete, aber keine sitzende befördert·werden können. Bei dem englischen Verfahren soll besonders wertvoll sein, daß der Schwerpunkt tief liegt und so Schwankungen namentlich in den oberen Tragen vermieden sind, und daß beide Achsen gleichmäßig belastet werden. Denn hier reicht die Tragevorrichtung nach vorn bis neben den Führer.

Krankenkraftwagen des belgischen Heeres mit ventillosen Motoren und besonderer Lagerungsvorrichtung der Tragen (Minerva Motors) gibt Bild 26 wieder.

Das russische Kriegsministerium beschaffte Sanitätskraftwagen Laurin-Klement (Österreich) und Lorraine-Dietrich und erprobte sie in längeren Fahrten.

Bei den Kavalleriemanövern im Lager von Krasnoje-Selo hatte schon im Jahre 1911 jede Partei 1 Sanitätskraftwagen, der von der Lehr-Automobil-Kompagnie der Verkehrstruppen gestellt wurde (27).

Bild 27 stellt einen Kranken- und Munitionstransportwagen der Adlerwerke vor, der auf Wunsch der russischen Regierung für 12 Tragen gebaut wurde und in derselben Weise verwendet werden soll, wie der österreichische (Bild 24 und 25).

Lastwagen mit überdecktem Oberbau in der Art offener Möbelwagen. Die Seitenwände sind·unten durch Bretterwände abgeschlossen, die leicht gänzlich herausnehmbar oder auch in das Innere des Wagens hineinklappbar sind, so daß sich auf diese Art Bänke bilden, die zweckmäßig durch Stützen gesichert werden. Die Seitenwände und die Rückwand des Fahrzeuges können mit Planen versehen werden, die dicht schließen, um im Winter den Wagenkastenraum durch geeignete Hilfsmittel heizen zu können.

Ein Musterwagen der Firma La Buire, nach Plänen des russischen Arztes Pomorzew, führt Verbandmittel für 1000 Verwundete, Arzneien, Instrumente, Wäsche nach. Beleuchtung: Akkumulatorbatterie, Glühlichtlampe. Auf dem Dache Zelte für 8 Personen und 6 zusammenlegbare Tragen. Im Inneren noch 2 Tragen oder 1 Operationstisch.

Für Bulgarien lieferte die Daimler-Motoren-Gesellschaft Untertürkheim beim Beginne des Balkankrieges 20 Sanitätskraftwagen (Bild 28, 29, 30).

Der Oberbau entspricht im Allgemeinen unserem mit Pferden bespannten Krankenwagen 95.

Als Betriebskraft dient ein 20 PS. 4 Zylinder-Benzinmotor.

Hinter dem Führersitze befinden sich 2 verschließbare Kästen für Verbandzeug, Kleidungstücke und dergleichen, darunter in der ganzen Breite des Wagens ein großer Behälter für Trinkwasser. Hinter dem Kasten der 2 m lange Raum für 4 Krankentragen, von denen 2 auf dem Boden der Pritsche und 2 in halber Höhe zwischen Boden und Dach befestigt werden.

Die Tragen sind gefedert und mit je 4 Gummilaufrädern ausgerüstet.

Sie bestehen aus Stahlrohrrahmen mit Segeltuchbezug und verstellbarem Kopfstücke.

Sie werden in den Wagen auf „U“-Eisenschienen eingeführt, in deren Vertiefung die Gummiräder der Tragen laufen, und festgehalten durch über die Achsen gelegte Bügel, mit einem schlüsselartigen Stifte.

Falls mit dem Wagen nur Leichtverwundete befördert werden sollen, können die 2 oberen Tragen längsseits nach der Mitte zu hinaufgeschlagen und durch Riemen an den in der Mitte befindlichen Tragen auf dem Dache angeschnallt werden. An den beiden inneren Längsseiten des Wagens befinden sich Klappsitze. Die hintere Wand der Pritsche ist herabzuklappen und endet auf einem umlegbaren Auftritte.

An den beiden Längsseiten des Wagens sind mit Aluminiumblech belegte und durch Messingbänder eingefaßte Trittbretter vorhanden. Auf dem linken sind der Azetylenentwickler für die 2 zur Außenbeleuchtung dienenden Azetylen-Scheinwerfer, ferner die Kästen für Handwerkzeug und die Zubehörteile angebracht. Auf dem rechten befindet sich ein Halter für Ersatzluftreifen. Seitlich und hinten sind unter dem Wagendache Segeltuchvorhänge vorgesehen, die aufzurollen und herunterzulassen sind und an den Seitenwänden und der Rückenwand des Wagens mit Druckknöpfen festgehalten werden. Beleuchtet sind die Wagen im Innern durch eine an der Decke angebrachte, durch ein Drahtgitter gegen Beschädigungen geschützte Laterne. Preis mit sämtlichen Zubehörteilen 13350 ℳ.

Während des Balkankrieges liefen in Belgrad 4 Krankenkraftwagen Serbiens.

Den vom serbischen Kriegsministerium bei der Neuen Automobil-Gesellschaft A.-G., Berlin-Oberschöneweide in Auftrag gegebene Kriegskrankenwagen zeigt Bild 31 und 32.

Fußboden, Decken, Wände des Wagenoberbaues sind doppelwandig. Innen befindet sich ein Holzbelag, außen ist das Fahrzeug mit Blech beschlagen, so daß zwischen diesen beiden Wänden eine Luftschicht vorhanden ist. Dadurch wird das Wageninnere gegen Außenhitze oder -frost gut isoliert. Eine abstellbare Vorrichtung zum Heizen durch die Auspuffgase der Maschine ist unter dem Fußboden angebracht.

Das Wageninnere erinnert an die Schlafwagen der Eisenbahn.

Der Zugang erfolgt durch eine Doppeltür der Rückwand mit Sicherheitsverschluß. Der Fußboden ist mit Linoleum belegt. Im Innern des Wagens befinden sich 12 Betten, auf jeder Seite 6, die in 3 Höhenlagen federnd aufgehängt sind. Die Betten selbst ruhen auf hölzernen Unterlagen, so daß sie einzeln von ihren Lagern herabgenommen und weggeschafft werden können. Man kann sowohl die Betten als auch die Hängevorrichtungen und Unterlagen einzeln oder zusammen entfernen, so daß jederzeit eine beliebige Anzahl — bis zu 12 — Kranke zu befördern sind, ohne daß es notwendig ist, dauernd sämtliche Betten mitzuführen. Außerdem befinden sich rechts und links im Wagen gepolsterte Sitzbänke für insgesamt 18 Personen. Diese Sitzbänke können benutzt werden, wenn die beiden unteren Bettenreihen mit den Hängevorrichtungen entfernt sind. Diese selbst sind so zusammenlegbar, daß sie unter den Klappbänken Platz finden. Es ist also möglich, außer den 18 sitzenden noch auf den oberen Betten 4 unterzubringen. Die Rückwand des Führersitzes enthält einen Wasserkasten mit Hahn, sowie einen verschließbaren Arznei- und Instrumentenschrank. Begleitleute können in dem mittleren Gange zwischen den Betten auf Feldstühlen sitzen.

Auf jeder Seite des Kastens befinden sich 2 herunterlaßbare Fenster aus Mattglas, hinten am Wagen eine Einsteigtreppe. Der Führersitz ist so breit gehalten, daß er außer dem Wagenlenker noch 2 Begleitern Raum bietet.

Griechenlands Kriegskrankenwagen zeigen die Bilder 33, 34, 35, die auf dem Kriegsschauplatze von Stabsarzt Dr. Goldammer aufgenommen wurden (68). Man stellte zwei Tragen in der Längsrichtung nebeneinander in den Wagenkasten und drei bis vier quer darüber auf seine Ränder. Abgesehen von diesen für Verwundete nicht eigens hergerichteten Lastkraftwagen in Mazedonien und Epirus wurden Tourenwagen mit der Vorrichtung nach Bréchot-Deprez-Ameline (Bild 33) verwandt. Von letzterer wurde aber bald Abstand genommen, da die oben in der 3. Schicht liegenden Verwundeten zu sehr gefährdet waren und die Beförderung von nur 2 Verwundeten zu geringe Ausbeute gab (52). Trotz der schlechten Wege und des gebirgigen Geländes haben sich während des Balkankrieges bei der Verwundetenbeförderung die Kraftwagen durchaus bewährt.

Die autotechnischen Erfahrungen in den letzten Balkankriegen waren nach der Automobilwelt folgende (49):

Unter besonders ungünstigen Verhältnissen haben die Führer der Lastwagen zu leiden, denn sie haben am meisten zu tun und sitzen am unbequemsten. Man soll daher in erster Stelle ihre Lage bessern, indem man sie vor dem Unwetter schützt und ihnen das Fahren und die Beaufsichtigung der Maschine erleichtert. Zu diesem Zwecke sollte man auf den Last- und Krankenwagen vor dem Führersitze eine Glasscheibe anbringen, wie bei Tourenwagen. Die seitlichen Regenvorhänge müssen wasserdicht und haltbar sein. Der Sitz soll bequem sein. Die Steuerung darf nicht das Anlehnen an die Rückenlehne verhindern, wie es bei den meisten Lastwagen der Fall war. Der Geschwindigkeitshebel sowie die Hebel der Bremsen und der Kuppelung sollen leicht und bequem zu bewegen sein.

Die Krankenkraftwagen müssen auf jeden Fall Luftbereifung auch auf den Hinterrädern haben, denn schon schwache Stöße werden von dem Verwundeten sehr schmerzhaft empfunden. Dabei konnte man bemerken, daß sich auf vielen Wagen mit Vollgummibereifung auf den hinteren Rädern die Hinterachsgehäuse, die übrigens auch nicht mit Streben verstärkt waren, stark durchbogen und untauglich wurden. Es ist ferner notwendig, daß der Wagenaufbau ganz geschlossen ist, um die Kranken vor Unwetter zu schützen; dabei wäre eine Heizvorrichtung mittels der Auspuffgase sehr zweckmäßig. Die

Krankenkraftwagen sollten die Geschwindigkeit von 30 bis 35 km in 1 Stunde selbst auf guten Straßen nicht überschreiten, um die hier besonders unerwünschten Erschütterungen zu vermeiden.

C. Kraftfahrzeuge im Heeressanitätsdienste zu anderen Zwecken.

1. Beförderungswagen für Sanitätspersonal und Sanitätsmittel in Deutschland.

Abgesehen von der Krankenbeförderung gestatten Personenkraftwagen und Omnibusse eine vermehrte Ausnutzung des ärztlichen und des Pflegepersonals, das bald hier-, bald dorthin in kurzer Zeit geworfen werden kann.

Lastwagen sind in erster Linie dazu bestimmt, Sanitätsmittel vom Etappensanitätsdepot in das Operations- und Etappengebiet, vor allem an die Feldlazarette zu befördern. Ärztliche Geräte, Verband- und Arzneimittel, Desinfektions- und Lazarettwirtschaftsgeräte gelangen auf diesem Wege schnell und frühzeitig auch zur fechtenden Truppe. Auf dem Rückwege können diese Wagen nötigenfalls Kranke und Verwundete fortschaffen.

2. Begleitwagen und Krafträder.

Zur Begleitung der Kolonnen, insbesondere zum Nachrichtendienste zwischen Armee-, Korps-, Divisionsarzt und Feldsanitätsformationen, werden auch der Heeressanitätsverwaltung Wagen zur Verfügung stehen, die sich in letzter Zeit beim Kraftfahrbataillon als sogenannte Meldewagen bewährt haben (Bild 36). Sie stellen eine neue Art des Kleinautos dar. Es sind ganz leichte schmalspurige Wagen mit 2 Sitzen hintereinander von 5/13 PS., die sich durch Schnelligkeit (bis 75 km) und geringe Raumbeanspruchung auszeichnen und daher auch neben der marschierenden Kolonne schnell vorwärts bewegen können. Das geringe Gewicht dieser Wagen, ihre geringe Nutzlast, die große auf kurze Zeit mögliche Kraftentwicklung der schnelllaufenden und leistungsfähigen Motoren begünstigen das Vorwärtskommen auch auf Feld- und Sandwegen.

Adler-Kleinauto. Der Motor hat 4 senkrecht stehende Zylinder, die in einem Blocke zusammengegossen sind. Durch Kettenantrieb der Steuerwelle und abgedeckte Ventile ist geräuschloser Gang erzielt.

Der Ventilator ist in das Schwungrad eingebaut. Das Wechselgetriebe hat drei Vorwärtsgänge und einen Rückwärtslauf. Umschalthebel und Handbremshebel stehen innerhalb des Wagenkastens.

Diese Wagen werden vor allem im Felde die Rolle übernehmen, die Hufnagel (42) auf Grund persönlicher Erfahrung mit Krafträdern diesen in ausgedehntem Maße im Feldsanitätsdienste zugedacht hat.

Das Kraftrad (Bild 37) hat sich im Heere nach zahlreichen Versuchen als nicht kriegsbrauchbar erwiesen. Auf weichen Wegen ist seine Betriebsfähigkeit ebenso wenig gesichert wie auf nassem Asphalt der Stadt; denn die tiefe Lagerung des Schwerpunktes setzt den Motor und die Kraftübertragung leicht der Verschmutzung aus. Die Gefahr des Gleitens und Rutschens ist bei schlechtem Wetter groß. Bei Schnee ist das Rad überhaupt nicht zu fahren. In Deutschland hat sich daher die Zahl der Krafträder (20000) seit 1909 nicht vermehrt.

Auch gesundheitliche Rücksichten sprechen gegen das heutige Kraftrad. Die Körperkräfte werden bei dem ungeschützten, angespannten, bewegungslosen, langdauernden Verharren des Kraftfahrers in ein und derselben Stellung außerordentlich beansprucht.

3. Operationswagen (Boulant) in Frankreich.

Für Verwundete, die nicht transportfähig sind, sollen in Frankreich Kraftwagen dadurch nutzbar gemacht werden, daß möglichst an Ort und Stelle der Verwundung oder in deren nächste Nähe alles das gebracht wird, was zur sofortigen Operation oder Herstellung der Transportfähigkeit notwendig ist (Bild 38 und 39) (26).

Diesem Zwecke soll der Boulant-Operationswagen (40 PS, 1000 Umdrehungen) von der Art der Kraftwagen der Pariser Omnibus-Gesellschaft mit einer Stundengeschwindigkeit von 30 km dienen. Gesamtlänge des Aufbaues 6 m. Er besteht aus einem Operationsraume von 2,20 × 3,20 m, einem Röntgenraume, einem Vorraume. Das Wasser wird durch ultraviolettes Licht keimfrei gemacht. In einem dritten Raume befinden sich Sterilisator und Dynamo. Von beiden Seiten des Wagens aus können in 5 Minuten geräumige Zelte errichtet werden, in denen die Verwundeten nötigenfalls bei elektrischer Beleuchtung vor und nach der Operation Aufnahme finden. Ein solcher Wagen sollte nach der Ansicht des Erfinders für jede Division bereitgestellt werden. Preis 50000 ℳ.

Diese übergroßen Wagen erscheinen für Feldverhältnisse nicht geeignet, zumal in der vorderen Linie (auch nach den letzten Kriegserfahrungen) nur selten Operationen vorgenommen werden. Ob sich für gelegentliche Massenunfälle im Frieden die Anschaffung einer so umfangreichen Einrichtung lohnt, muß gleichfalls bezweifelt werden, insbesondere mit Rücksicht auf die Krankenkraftwagen, die heute die Verwundeten den Kliniken und Lazaretten schnell und bequem zubringen. Der Wagen ist deshalb bisher beim französischen Heere nicht allgemein eingeführt worden.

4. Röntgenwagen in Griechenland, Frankreich, Belgien.

Im griechischen Balkankriege sind Feldröntgenkraftwagen, radiologischer Wagen nach Dr. Lesage (1. Preis der Kaiserin Feodorowna in Washington) (Bild 42), verwandt worden; er hat angeblich in Epirus große Dienste geleistet. Frankreich und Belgien gingen auf diesem Wege mit dem mechanischen Betriebe voran, während in Deutschland der vierspännige Pferdebetrieb aufrecht erhalten wird.

Französischer 10 PS-Röntgenkraftwagen von Gaiffe (44).

Der Verbrennungsmotor, der den Wagen treibt, kann bei stillstehendem Wagen durch Umschaltvorrichtung mit einer Wechselstromdynamomaschine gekuppelt werden, die zweiphasigen Wechselstrom erzeugt. Sie ist zweipolig und liefert bei 2400 Umdrehungen 110 Volt und 24 Ampere. Der Wechselstrom wird einem Hochspannungstransformator zugeführt. Mit Hilfe von Ventilröhren können die umgekehrt verlaufenden Stromstöße unterdrückt werden, so daß nur gleichgerichteter Strom in die Röntgenröhre gelangt, den man bei eingeschaltetem Milliamperemeter prüfen kann. Der Wagenkasten ist an der Hinterwand durch eine obere und eine untere Klapptür geschlossen. In den beiden Seitenwänden befinden sich Fenster, die durch Vorhänge so abgeschlossen werden können, daß der Wagen auch als photographische Dunkelkammer zu benutzen ist.

Jacob — vom Militärlehrlazarett Val-de-Grâce in Paris — erprobte diesen für das Feldlazarett bestimmten Wagen bei den großen französischen Ostmanövern 1904. Obwohl er sich bewährt haben soll, ist er nicht eingeführt.

Ein neuerer Feldröntgenwagen, der nach Busquets Angaben von Mussiot und Radiguet hergestellt ist, hat den Vorteil, daß die Röntgenaufnahme nicht im Innern stattfindet, wo die Röhre wie der Kranke durch den Gang des Motors erschüttert werden und das Bild leicht an Deutlichkeit verliert, sondern in einem am Wagen anzubringenden heizbaren Zelte, dessen Leinwand und Stangen während der Fahrt am Dache des Röntgenkraftwagens aufgerollt sind. Dieser Wagen soll bis in die vorderste Linie fahren. Ein zusammenlegbares Bettgestell gestattet die senkrechte und wagerechte Röntgenaufnahme und die Durchleuchtung durch die dann unter dem Kranken befindliche Röhre. Der Wagen hat angeblich beim Chirurgenkongresse zu. Paris gefallen (51, 55).

5. Wäscherei- und Desinfektionswagen.

Fahrbare Lazarett-Feldwäscherei- und Desinfektionsanlage.
(Gebr. Pönsgen, Aktiengesellschaft, Düsseldorf-Rath.)

Die fahrbare Lazarett-Feldwäscherei- und Desinfektionsanlage ist ebenfalls erst durch die Fortschritte in der Vervollkommnung des Kraftfahrwesens ermöglicht. In den großen Feldzügen des vorigen

Jahrhunderts war die Notwendigkeit aseptischer Behandlung der Wundkranken noch nicht genügend erkannt. Die Behandlung der an ansteckenden Krankheiten Leidenden und die Bekämpfung von Seuchen boten wegen der ungenügenden, häufig nur behelfsmäßigen Einrichtungen große Schwierigkeiten. Das Bestreben geht deshalb neuerdings dahin, auch für die nicht beförderungsfähigen Verwundeten und ansteckend Erkrankten Einrichtungen zu schaffen, die die Pflege nach dem heutigen Stande der Wissenschaft ermöglichen und die Weiterverbreitung von Seuchen verhindern.

Die maschinelle Einrichtung der Feldwäscherei ist unabhängig von der Lage der einzelnen Feldlazarette, so daß sie in ziemlicher Entfernung aufgestellt werden kann. Sie besteht in ihrer ersten Ausführung aus selbständigen, von den Motor- und Anhängewagen zu trennenden Aufbauten, die auf zwei Motorwagen mit je einem Anhänger verladen sind, und so alles mit sich führen, was zum Betriebe einer neuzeitigen Wäschereianlage für Lazarettzwecke erforderlich ist. Sie erzeugt ihren Dampf, ihre elektrische Kraft und Beheizung selbst und kann überall da in der Nähe der Feldlazarette in Tätigkeit treten, wo Brunnen, Teiche, Bäche das nötige Wasser liefern.

Um auch Betten, Kleidungstücke aller Art, Geschirre, Holz- und Ledersachen desinfizieren zu können, war dieser Feldwäscherei ein Desinfektionswagen hinzugefügt.

Es erscheint aber zweckmässig, die Desinfektionsanlage nicht mit der Feldwäscherei zu verbinden, da im Felde beide Anlagen zusammen nur selten Verwendung finden werden. Ob man ferner schon in Friedenszeiten lediglich diese von dem Motor- und Anhängewagen abrollbaren Aufbauten bereitstellt, die bei der Mobilmachung auf den Unterbau (Chassis) von Motor- und Anhängewagen gesetzt werden, oder ob man von vornherein die ganze Felddampfwäschereianlage auf Anhängewagen aufbaut, die von Motor- oder Dampfwagen gezogen werden, müssen weitere Erfahrungen lehren.

A. Beschreibung der Felddampfwäscherei- und Desinfektionsanlage.

In der jetzigen Anlage finden Mangel- und Desinfektionswagen als Motorwagen, Kessel- und Waschwagen als Anhänger Verwendung.

Der Unterbau (Chassis) des Mangelwagens ist mit einem Vierzylindermotor von 48/58 PS. ausgerüstet. Kettenantrieb. Vollgummibereifung: vorne einfach, hinten doppelt. 4 Geschwindigkeiten.

Anordnung der Wagen.

Die Wäschereianlage wird in Hufeisenform rechteckig nach Bild 45 (links der Mangelwagenaufbau, rechts der Waschwagen mit dem Führersitze nach der offenen

Seite, hinten der Kesselwagen mit dem Führersitze nach dem Waschwagen) auf bewachsenen Boden aufgestellt. Zum Unterlegen der Räder bei weichem Boden oder unebenem Gelände sind eine Anzahl Bohlen beigegeben.

a) Der Mangelwagen.

Der Mangelwagen besteht aus Unterbau mit Motor und einem Oberbau, auf dem die Dampfmangel als Maschine für sich untergebracht ist. Der Unterbau (Chassis) kann als Lieferungswagen benutzt werden, nachdem der gesamte Oberbau auf ein zu diesem Zwecke mitgeführtes Traggestell abgerollt ist (Bild 46).

b) Der Kesselwagen (Bild 47 und 48).

Auf dem Kesselwagen befindet sich der Sicherheitsröhrenkessel von 16 qm wasserberührter Heizfläche mit Überhitzer.

Neben dem Kessel steht der Turbo-Dynamo für 8½ KW Gesamtleistung.

Auf der anderen Seite des Kessels sind die Speisevorrichtungen, eine Duplexdampfpumpe für 1500 l stündliche Leistung und eine elektrisch angetriebene Plunger-Pumpe für die gleiche Leistung.

Hinter der Kraftanlage liegt eine Trockenvorrichtung, deren Kulissen untereinander durch eiserne Zwischenwände getrennt sind, darüber ein Abzugskanal mit Ventilator zum Absaugen der Trockenluft. Die Kulissentrockenvorrichtung wird durch schmiedeeiserne Rippenrohre geheizt. Die frische, zum Trocknen benötigte Luft wird dem Apparat von unten zugeführt. Daneben steht das Desinfektions-Kochfaß, in dem die stark verschmutzte Wäsche vorher eingeweicht und vorgekocht werden kann.

c) Der Waschwagen (Bild 45, rechts).

Auf dem Waschwagen sind untergebracht:

Eine schnellaufende Kolbenpumpe, die von einem regulierbaren Elektromotor angetrieben wird. Diese Pumpe drückt das Wasser in die an der Decke des Wagens angeordneten Kalt- und Warmwasserbehälter.

In der Mitte des Wagens steht eine Waschmaschine von 900 mm Trommeldurchmesser und 2 m Länge. Die Waschmaschine wird mit Rädervorgelege durch einen an der linken Seite des Wagens aufgestellten Motor angetrieben. Die Rechts- und Linksdrehung bewirkt ein selbsttätiger elektromagnetischer Wendeschalter, der in gleichen Zeitabständen den Strom umschaltet. Die Waschmaschine wird einmal mittelbar durch den Heizmantel der Außentrommel, sodann unmittelbar durch 3 am Boden der Außentrommel angeordnete Dampfdüsen geheizt. Die unmittelbare Beheizung ist als Ersatz vorgesehen.

Neben der Waschmaschine steht eine Zentrifuge von 850 mm Durchmesser und 450 mm Höhe, die ein auf Spannschienen befestigter Elektromotor durch Treibriemen antreibt.

Die zur Bedienung der Antriebseinrichtungen nötigen Schalter sind auf dem Wagen selbst untergebracht.

d) Desinfektionswagen (Bild 49).

Der „Universaldesinfektor" ruht auf einem Motorwagenuntergestell.

Unterbau: Vierzylindermotor von 35/45 PS. Kettenantrieb. Vollgummibereifung: vorne einfach, hinten doppelt. 4 Geschwindigkeiten. Ganze Länge des Unterbaues 5800 mm.

Der Oberbau besteht aus:

> dem runden doppelwandigen Desinfektionskessel,
> dem darunterliegenden Niederdruckdampferzeuger,
> der Kessel-Speisewasserpumpe,
> der Standrohreinrichtung für die nötige Drucksicherheit des Kessels,
> dem Speisewasserbehälter für den Kessel,
> dem Ventilator zur Erzeugung einer gleichmäßigen Wärme im Innern des Kessels,
> dem großen Wasserbehälter für das Kühlwasser,
> je einem runden Formalinverdampfer und -Kondensator,
> der Zentrifugalpumpe zur Lieferung des Kühlwassers,
> dem Vakuumerzeuger und zu seinem Antriebe
> dem Benzinmotor, der gleichzeitig auch dem Elektromotor den nötigen Strom liefert.

Einige Thermometer prüfen an verschiedenen Stellen die Innenwärme. des Kessels.

Eigenartig sind die Temperaturregler, die selbsttätig den Dampf nach der jeweilig gewünschten Wärme zuströmen lassen.

Es lassen sich folgende Desinfektionsverfahren ausführen:

aa) Desinfektion mit Dampf von 100 und mehr Grad ohne Vakuum und Formalin.

Bei dieser Desinfektion ist der Dreiweghahn in der Absaugeleitung so zu stellen, daß die Verbindung nach dem Kondensator abgestellt ist und der Dampf durch das Sicherheitsventil nach oben entweichen kann. So werden der Mantel und die Tür durch Öffnen des Hauptdampfventiles während des Aufhängens der zu desinfizierenden Gegenstände gründlich durchwärmt.

Nach Schließen der Tür sind die Gegenstände $^1/_4$ Stunde vorzuwärmen. Zeigt das an der Tür angebrachte Thermometer etwa 90—100° C, so wird noch $^1/_4$ Stunde das Dampfventil langsam geöffnet. Ferner ist an dem Rohrfuße, mit dem Vakuummeter, ein Hahn zum Durchströmen des Dampfes zu öffnen. Zeigt das Thermometer an dem Rohrfuß eine Dampfwärme von 105 bis 106° C, so beginnt die Desinfektion. Diese soll je nach Erfordernis etwa 1 Stunde dauern. Nach beendeter Desinfektion werden das Sprühdampfventil sowie der Hahn geschlossen und das Frischluftventil auf dem Desinfektor geöffnet. Die Trocknung des Desinfektionsgutes wird allein dadurch ermöglicht, daß jede Kondensation an dem Desinfektionsgut und den Wänden vermieden wird, da der hocherhitzte Dampf keine Gelegenheit findet, zu kondensieren. Zur besseren Durchlüftung und Trocknung ist auch die Tätigkeit der Vakuumerzeuger von Vorteil.

bb) Desinfektion mit einer 8 proz. Formalinlösung.

Das Beschicken erfolgt in gleicher Weise wie vorher, ebenso das Anwärmen des Desinfektors.

In die Heizdampfleitung ist ein einstellbarer Temperaturregler für jede gewünschte Wärme eingebaut. Die Regelung des Dampfes erfolgt also selbsttätig bei voll geöffnetem Dampfventil. Dadurch wird erreicht, daß die Wirkung der Formalindämpfe nicht vermindert wird. Der im Desinfektor eingebaute elektrische Ventilator ruft starke Bewegung der Luft hervor, damit zwischen der oberen und

unteren Luftschicht keine Wärmeunterschiede entstehen und die Desinfektions-
gegenstände gleichmäßig durchwärmt werden. Für die Vorwärmung sind 30 bis
45 Minuten vorgesehen. Zeigt das Thermometer an der Tür den gewünschten
Wärmegrad, so kann mit der Evakuierung begonnen werden. Während dessen
wird der Formalinverdampfer mit Formalin gefüllt.

Zum Einstellen der 8proz. Formalinlösung dient ein Maßgefäß. Nach Öffnen
des Hahnes drückt der innere Luftdruck die Flüssigkeit in den unter Vakuum
stehenden Formalinverdampfer. Ist er gefüllt, so stellt man durch Öffnen des
Dampfventiles den Heizdampf an und erhitzt die Formalinlösung auf die gleiche
Wärme, die das vordere Thermometer angibt.

Ist in dem Desinfektor ein Vakuum von 70 cm Quecksilber oder 90proz.
Vakuum erreicht, so beginnt die Formalinlösung zu verdampfen und strömt durch
die Leitung und das Ventil in' den Desinfektor. Die wirksame Desinfektion besteht
von dem Augenblick an, wo das am Stutzen eingebaute Thermometer die gleiche
Wärme wie die Vorrichtung selbst aufweist. Von hier an soll die Desinfektion
2 Stunden betragen.

Nach beendeter Desinfektion schließt oder öffnet man die Ventile. Die Durchlüftung des Desinfektionsgutes soll etwa 1/4 Stunde betragen.

Zur Desinfektion sind etwa 30 l 8proz. Formalinlösung erforderlich.

cc) Das Zumischverfahren.

Beschicken und Vorwärmen des Desinfektors wie vorher.

Nach der Vorwärmung wird ein Vakuum von etwa 70 cm Quecksilber oder
90proz. Vakuum erzeugt. Während dessen wird 40proz. Formalin in den Formalinverdampfer gefüllt und auf Desinfektionswärme erwärmt. Bei einem Vakuum
von 70 % wird mit der Desinfektion begonnen, indem man zunächst langsam das
Sprühdampfventil öffnet und so einstellt, daß das Vakuum von 70 cm beim Durchströmen des Dampfes beibehalten wird. Gleichzeitig wird das Nadelventil am
Formalinverdampfer so eingestellt, daß während der Desinfektionszeit von etwa
2 Stunden 4—6 l Formalin zufließen. Bei diesem Desinfektionsverfahren fließt Formalin durch eine fein gelöcherte, mit einem Docht durchzogene Kupferröhre in
den Dampfstrahl, um zu vermeiden, daß durch Austropfen flüssiges Formalin mit
fortgerissen wird.

Nach beendeter Desinfektion werden die beiden Ventile geschlossen. Dann
wird wie bei dem vorhergehenden Verfahren das Frischluftventil langsam geöffnet
und Frischluft durch das Desinfektionsgut gesogen. Die Durchlüftung soll etwa
1/4 Stunde dauern. Alsdann ist die Vakuumpumpe abzustellen und das Desinfektionsgut herauszunehmen.

B. Erfahrungen.
(Bericht der Garnisonverwaltung Munsterlager.)

Die Feldwäscherei traf mit eigener Kraft am 13. August 1913
11 Uhr auf dem Truppenübungsplatze Munster ein, wurde unmittelbar
vor der Garnisonwaschanstalt vom 14. August früh bis 15. August
mittags aufgestellt und noch am selben Tage nachmittags in Betrieb
genommen. Nach Angabe der Aktiengesellschaft kann mit 8 ein-
geübten Leuten die Anlage nach Aufstellung der Wagen in Hufeisen-

form in 2 bis 3 Stunden aufgebaut werden. Daß dies hier länger dauerte, ist auf den unebenen und weichen Boden — jeder Wagen mußte auf Bohlen gestellt werden — sowie darauf, daß nicht genügend eingeübte Leute vorhanden waren, zurückzuführen.

Mit Ausnahme der Sonn- und Feiertage ist die Feldwäscherei vom 15. August bis 27. Oktober 1913 mittags täglich in Betrieb gewesen.

Zur Bedienung wurden während der Dauer des Versuches verwendet:

1 Maschinist
1 Heizer } der Aktiengesellschaft Gebr. Pönsgen,

1 Arbeiter
6 Frauen } vom Personale der Garnisonwaschanstalt.

Eine vorübergehende Annahme von männlichem Personal aus dem Zivilstande ist nicht erforderlich geworden, weil die Waschfrauen sich mit der Zeit an die anfangs ungewohnte Arbeit gewöhnt hatten.

Während des gewöhnlich 9 stündigen Betriebes wurden täglich 1080 kg Wäsche gewaschen und geglättet, wobei die Waschtrommel 9 mal mit je 120 kg Wäsche gefüllt wurde. Um die Feldwäscherei auch auf ihre höchste Leistungsfähigkeit zu erproben, ist sie von Mitte September ab durchschnittlich wöchentlich einmal 12 Stunden hintereinander in Betrieb genommen. Hierbei wurde mit dem gleichen Personale die Waschtrommel 13 mal mit je rund 140 kg Wäsche gefüllt und eine Höchstleistung von durchschnittlich täglich 1825 kg erzielt.

Die Wäsche ist vorzüglich gereinigt und nicht beschädigt worden. Ein Beweis hierfür ist, daß sehr stark abgenutzte Wäschestücke und auch Gazebinden sich nach der Reinigung und dem Plätten noch in demselben Zustande befanden wie vorher.

Der Verbrauch an Seife und Soda entspricht dem in der Garnisonwaschanstalt. Kohlen sind jedoch etwa $1/4$ mehr gebraucht worden. Dieser Mehrverbrauch an Kohlen entfällt auf die Dampfmangel; dafür ist es aber möglich innerhalb 1—2 Stunden schmutzige Wäsche wieder gebrauchsfähig zu machen.

Das für die Feldwäscherei erforderliche Wasser ist anfangs aus einem etwa 6 m von derselben aufgestellten Bottich, in den es durch das Hebewerk der Garnisonwaschanstalt gepumpt wurde, entnommen worden. Um jedoch festzustellen, ob die Pumpe der Feldwäscherei das Wasser auch aus weiterer Entfernung herbeischaffen kann, wurde am 31. Oktober der Wasserbottich von 6—30 m Entfernung von der Feldwäscherei aufgestellt. Hierbei zeigte sich, daß die Pumpe der Feldwäscherei — sogar ohne Anfüllen — ebensogut das Wasser zur Speisung heranzog.

Bei Aufstellung der Feldwäscherei in einem Gelände ohne natürliche Gefälle ist für Ableitung der Schmutzwasser durch Anlegen von Sickergruben oder Gräben Sorge zu tragen.

Die Anlage hat in jeder Beziehung tadellos gearbeitet. Instandsetzungen — mit Ausnahme einzelner Dichtungserneuerungen — sind während des Probeversuches nicht erforderlich geworden.

Durch die Versuche mit der Desinfektionsanlage wurde festgestellt, daß mit dem Desinfektionskraftwagen der Firma Gebr. Pönsgen gleich gute Desinfektionswirkungen erzielt werden können, wie mit anderen Vakuum-Formaldehyd-Dampfdesinfektionsapparaten.

Einen anderen Desinfektionswagen (Firma Benz) zeigt Bild 50.

Schon 1910 war beim Sanitätsdienste der Stadt Paris ein Automobil (Bild 51) mit vollständiger Desinfektionsanlage von 9 PS. und 30 km Durchschnittsgeschwindigkeit im Gebrauche (19).

Am Bestimmungsorte wurde die Sterilisierkammer auf Schienen teilweise herausgezogen und auf Böcke gesetzt. Betten, Schränke und die verschiedensten anderen Möbel konnten so an Ort und Stelle keimfrei gemacht werden.

Im einzelnen bestand dieser Wagen aus der Gonninschen Sterilisierkammer, einer Anzahl von Kästen für die die Desinfektionsdämpfe erzeugenden Fumigatoren, den Arbeitsanzügen für die mit der Desinfektion betrauten Angestellten und einer kleinen Desinfektionskammer für Sonderzwecke. Desinfiziert wird mit zwei Fumigatoren, hohlen Kupferpatronen, die einen aktiven Körper (Trioxymethylen) enthalten. Sie sind von einer ohne Flamme brennenden Paste umgeben, die bei 85° C Formalindämpfe erzeugt.

Außer der großen Sterilisierkammer besitzt der Wagen eine kleine, besonders für das Desinfizieren von Kleidungstücken geeignete Vorrichtung.

6. Fleischkraftwagen in Deutschland.

Zur Beförderung frischen Fleisches wurden für das Kraftfahrbataillon 3 t-Lastkraftwagen mit einem von der Firma Lange & Gutzeit (Berlin) angefertigten Aufsatze versehen (Bild 52).

Kastenhöhe in der Mitte 1,89 cm, Länge 3,80 cm, Breite 1,80 cm. Die Wände sind innen mit Zinkblech bekleidet, die Ecken abgerundet. Der Boden ist nach der Mitte zu geneigt und vertieft und enthält in der Mitte Abflußlöcher zum Schließen mittels Schraubenstöpsels. Fenster vorn hinter dem Führersitze, Lüftungsöffnung an beiden Seiten mit Drahtgaze. Über die ganze Decke des Wagens zieht sich in der Mitte ein Eiskasten mit Zinkblecheinsatz von 1 m Breite mit aufklappbaren Deckeln nach oben. Behälter für das Eis aus Lattenrost. An den Seiten des Eiskastens Wasserrinnen zum Abflusse des Eiswassers. Durch Öffnungen an den Seiten steht die Luft des Eiskastens mit dem Innenraum in Verbindung. Die Fleischteile werden an verzinkten und auf Stangen gleitenden Haken aufgehängt.

Gewicht des Aufbaues: 1400 kg.

Ein Wagen ist während der Herbstmanöver des III. Armeekorps in Gebrauch gewesen. Der Innenraum faßt das Fleisch von 10 Ochsen. Ein Abschluß ist in dieser Frage noch nicht erzielt.

In den französischen Manövern wurden vielfach Fleischkraftwagen, vor allem hergerichtete Omnibusse erfolgreich verwendet.

7. Küchenwagen in Rußland.

Eine automobile Feldküche der Firma Saurer, Arbon (Schweiz) wurde vom russischen Kriegsministerium 1913 angekauft (Bild 53, 54).

Die Kocheinrichtung ist für die Speisung von 500 Mann bei einmaligem Abkochen vorgesehen. Sie besteht aus zwei durch einen Zwischengang getrennten Vorrichtungen, deren jede zwei in ein Gehäuse eingebaute Kessel enthält. Die größeren, für die Hauptmahlzeit bestimmten Kessel fassen je 200 Liter und sind rund; die kleineren, zum Tee- oder Kaffeekochen dienend, sind viereckig gehalten und haben je 80 Liter Inhalt. Jeder der vier Kessel besitzt eine eigene Feuerung, wodurch eine getrennte oder gleichzeitige Beheizung aller Kessel ermöglicht ist. Die 200 Liter-Kessel sind doppelwandig, für Ölbadheizung gebaut. Dadurch wird erreicht, daß nach kurzer Anheizzeit die Speisen durch das in der Doppelwand befindliche Öl fertig gekocht werden und die Speisen nicht anbrennen. Die Innenkessel aus Reinnickel sitzen in den kupfernen Außenkesseln, mit denen sie dicht verschraubt sind. Der obere sichtbare Teil des Kessels ist innen aus Nickel, außen aus kupferplattiertem Stahlblech. Die Deckel, luftdicht verschraubbar, sind ebenfalls innen aus Nickel, außen aus kupferplattiertem Stahlblech. Um einen inneren Überdruck nicht aufkommen zu lassen, ist auf den Deckeln je ein Sicherheitsventil vorgesehen. Die 80 Liter-Kessel sind einwandig, aus Reinnickel und durch je 2 Deckel.verschlossen.

Das für je 2 Kessel gemeinsame Gehäuse ist doppelwandig. Zwischen Innen- und Außenmantel des Gehäuses liegt eine Luftschicht, um eine Hitzeausstrahlung nach Möglichkeit zu vermeiden. Außerdem sind die sichtbaren Außenwandungen mit elfenbeinfarbigen Emailplatten versehen, unter die Asbestplatten gelegt sind.

Die Feuerungen sind mit starken Stahlblechen ausgekleidet, die Roste aus Stahlguß und lose gelagert. Die Rauchgase werden, nachdem sie ihre Wärme an die Kesselwände abgegeben haben, durch 2 Schornsteine, in denen auch die Regulierklappen sitzen, über das Wagendach geführt.

Der Feldküchenwagen wiegt leer 4170 kg, mit allen Vorräten und Bedienungspersonal, betriebsfertig, etwa 5000 kg.

Der große technische Fortschritt dieser Saurer-Feldküche gegenüber den bisher bekannten, den gleichen Zwecken dienenden Fahrzeugen soll darin bestehen, daß es nunmehr möglich ist, zufolge der Anordnung der Kochvorrichtung an den beiden Längsseiten des Wageninneren mit einem freien Durchgange zwischen den Kesseln, auch bei voller Fahrt die Speisenbereitung vorzunehmen und zu überwachen sowie sämtliche Feuerungen zu bedienen, ohne daß das Bedienungspersonal irgendwie gefährdet ist. Man kann also im Felddienste die

Mahlzeiten während der Fahrt zu dem zu speisenden Truppenkörper abkochen und sofort bei Ankunft an Ort und Stelle die Speisen ausgeben.

D. Übungen in der Beförderung von Scheinverwundeten beim Kraftfahrbataillon Berlin.

1. Armeelastzüge.

Im Herrichten der verschiedenen Kraftwagen zur Krankenbeförderung wurden im letzten Jahre beim Kraftfahrbataillon eine Reihe von Versuchen und kriegsmäßigen Übungen angestellt, die kurz wiedergegeben werden sollen.

Dabei standen folgende Geräte zur Verfügung:

I. a) 12 Krankentragen alter Art, 250 cm lang, gem. Ziff. 96 der Krankenträgerordnung (Kt.O.).

   b) 6 Krankentragen neuerer Art gem. Ziff. 97 Kt.O., von einer Gesamtlänge von 204 cm, bei denen die 195 cm langen hölzernen Tragestangen von den seitlich eingeschobenen Holmen um 4,5 cm jederseits überragt werden.

   c) 6 Krankentragen des Kavalleriesanitätswagens gem. Ziff. 97 Anm. von derselben Länge, bei denen aber die eingeschobenen Holme nicht neben, sondern in den eisernen Mannesmann-Rohrstangen liegen.

II. Lagerungsvorrichtungen (vom Garnisonlazarett II Berlin entliehen).

   a) Hamburger Vorrichtung (Kt.O. Ziff. 261).

   b) Grundsche Blattfedern (Kt.O. Ziff. 264).

   c) Hunsdieckersche Vorrichtung (Kt.O. Ziff. 273).

   d) Hohmannsches Krankentragegestell (Kt.O. Ziff. 269).

   e) Krankentragegestell des Badischen Landesvereines vom Roten Kreuz für die Beförderung auf Eisenbahnen.

   f) Linxweilersche Vorrichtung (Bild 46a, Kt.O.).

III. Gerät der Übungskommission des Kraftfahrbataillons.

Die Art der Unterbringung von Krankentragen und Lagerungsvorrichtungen auf Lastkraftwagen unter möglichst großer Ausnutzung des Raumes ist in erster Linie abhängig von der Größe der Wagenkästen, deren Maße deshalb in den Anlagen 4, 5 und 11 zusammengestellt sind.

Schon bei den Maschinenwagen der Armeelastzüge sind sie im allgemeinen bedeutend kürzer als bei den Eisenbahnwagen, und es gelingt deshalb nur bei den neueren Krankentragen mit einschiebbaren Holmen, zwei Krankentragen hintereinander aufzuhängen oder zu stellen. Im einzelnen ergaben die Versuche folgendes:

a) Die Hamburger Vorrichtung, bestehend aus Teufelsklauen mit federnden Gliederketten (Ziff. 261 und 262 Kt.O., Bild 55) läßt sich bei den Lastwagen mit Hilfe von über die Seitenbretter gelegten Querbalken wohl anbringen, wenn die Kastenhöhe mindestens 80 cm beträgt, aber auch dann nur in einer Lage. Lagerung in 2 Schichten ist auch bei der Kastenerhöhung oder Galgenform schwierig oder unmöglich, da bei der Länge der tragenden Ketten die stützenden Querbalken sehr hoch liegen müssen und daher starke seitliche Schwankungen unvermeidlich sind. Bei dem schon an und für sich mehr als bei Eisenbahnwagen schleudernden Kraftwagenkasten sind diese Ketten nicht zu empfehlen. Weil ferner das Einhängen der Tragen in die viereckigen Ösen nur angängig ist, wenn die Holme ausgezogen werden, können auch in den längsten Wagen nur dann zwei Tragen hintereinander aufgehängt werden, wenn sie nicht in einer Ebene hängen. Die Aufnahmefähigkeit ist dann $2 \times 2 = 4$ unten, $2 \times 6 = 12$ Tragen oben, wenn die Tragen oben unmittelbar auf die Querbalken gestellt sind.

b) Grundsche Blattfedern (Ziff. 264 Kt.O.), erprobt bei Lastwagen, 394 cm lang, 195 cm breit, 80 cm hoch (Bild 56 und 57). Die Tragen können hinter- und übereinander geladen werden.

Längs auf die Seitenwände wird ein je etwa 15 bis 20 cm breites, 3 cm dickes Brett gelegt, das an den unteren überstehenden Seiten innen und außen durch 3 Klötze festgelegt, in der Mitte mit Furchen oder Löchern für die Spannketten und Spriegel versehen ist. 90 cm, 130 cm, 240 cm vom Hinterbrett entfernt und ganz am vorderen Ende etwas überstehend, werden durch Schrauben 20 cm lange, 2,5 cm breite doppelte Winkeleisenschienen eingeschraubt, in denen die Rollen der Blattfedern laufen. Die Stacheln der Blattfederschuhe werden durch leichte Hammerschläge in das Lagerbrett eingetrieben. Über die vier Querbalken werden dann die vorderen Tragen so eingeladen, daß bei eingeschobenen Holmen das Kopfende der vorderen Trage auf dem Querbalken vor den Tragefüßen, das Fußende hinter den Tragefüßen aufliegt. Bei der hinteren Trage dagegen mit dem Kopfende nach hinten befinden sich die Querbalken vor den Tragefüßen des Kopf- wie Fußendes. Das Abgleiten der Tragen vom oberen Balken läßt sich durch 3 qcm große aufgenagelte und geleimte Klötze an der Innen- und Außenseite nicht immer verhindern. Es ist vielmehr notwendig, daß zu diesem Zweck eiserne, 3 cm übergreifende Haken angeschraubt werden.

In dieser Weise lassen sich oben bequem 4, im Notfalle 6 Tragen neuerer Art von 204 cm Länge lagern, indem die hinteren Tragenenden das Kastenende um 7 cm überragen. Es liegen in der Mitte die Tragestangen um 8 cm nebeneinander und vorne die Tragenenden 10 cm hinter der vorderen Kastenwand. Auf dem Boden des Wagens lassen sich bequem 4, im Notfalle 6 Tragen (mit 10 cm nebeneinander liegenden Tragenenden in der Mitte) unterbringen. Die Tragenenden ruhen zweckmäßig auf sandgefüllten und fest zugebundenen Säcken, so daß die Tragenfüße vom Kastenboden noch etwa einen Abstand von 5 cm haben. Dadurch wird einmal bei den Tragen selbst, andererseits auch bei dem Wagenkasten im Ganzen eine bessere Federung erzielt, da die Wagenfedern erst bei einer gewissen Belastung ihre größte Leistungsfähigkeit haben. Die Entfernung zwischen der oberen und unteren Trage beträgt 77 cm. Bei dieser Lagerungsvorrichtung muß jedoch das Schutzdach erhöht werden durch Einsetzen der Spriegel in Hülsen, die durch Anlegen von Bandeisen an den Enden der Querträger geschaffen werden.

Diese an sich schon umständlich aufzubauende Lagerungsvorrichtung hat sich beim Fahren nicht bewährt. Die Federung der Lastwagen verbunden mit den Grundschen Federn ist (gegenüber den Feldeisenbahnwagen) so erheblich, daß bei nicht ganz glatter Straße oder beim Überfahren von nur kleinen Steinen sowohl Klauen wie Rollen von der Unterlage abgleiten und der ganze Aufbau mit den Scheinverwundeten zusammenfällt.

c) Hunsdieckersche Halbbehelfsvorrichtung (Ziff. 273 Kt.O., Bild 58), bestehend aus queren Tragebalken und Federhaken, Lastkraftwagen, 393 cm lang, 190 cm breit, 90 cm hoch. Die Tragen können sowohl hinter- wie übereinander gelagert werden (Bild 58 und 67). Die für Eisenbahnwagen vorrätig gehaltenen Querbalken sind wegen der geringeren Kastenbreite bei Kraftwagen nicht ohne weiteres zu verwenden. Es müssen 4 Querbalken von 6 bis 8 cm Dicke und Höhe geschnitten, zur Aufnahme der Federhaken durchbohrt und gegen das Abgleiten wieder durch eiserne Haken gesichert werden. Dann können bequem 4, im Notfalle 6 Tragen der Kavalleriesanitätswagen, in denen die Holme eingeschoben sind, aufgehängt werden, wobei bei voller Belegung mit 6 Tragen in einer Ebene das

Ein- und Ausladen Schwierigkeiten bereitet und leichte Zugänglichkeit zu den Verwundeten ausgeschlossen ist. Zwischen den einzelnen Tragen bleibt nur ein Spielraum von 2 bis 5 cm. Im Allgemeinen wird man daher die Mitte frei lassen. Die Tragen aus hölzernen Tragestangen sind nicht zu verwenden, da die Federhaken die neben den Tragestangen eingeschobenen Holme nicht mit zu umfassen vermögen.

Auf dem Kastenboden lassen sich in gleicher Weise wie bei b) 4, im Notfalle 6 Tragen aufstellen; jedoch ist bei diesem Wagen der Abstand von der oberen Trage weit geringer. Schon ohne Lagerung auf Sandsäcke und unter größter Annäherung der Hunsdieckerschen Federn an die Querbalken beträgt die Entfernung nur 55 bis 58 cm. Vordere und hintere Trage stoßen in der Mitte mit den Fußenden zusammen.

Als Sonnen- und Regenschutz wird der Plan in der gewöhnlichen Weise befestigt; doch ist es zweckmäßig zur besseren Lüftung die beiden vorderen Ecken zurückzuschlagen und das hintere Aufsatzbrett fortzulassen. Es wird während der Verwundetentransporte unter einer Trage aufbewahrt.

d) Das hölzerne Hohmannsche Krankentragegestell (Kt. O. Ziff. 269 ff.) Lastkraftwagen 402 cm lang, 185 cm breit, 74 cm hoch (Bild 59), läßt sich auf den Maschinenwagen gleichfalls verwenden. Der Mittelgang fällt jedoch bei der geringen Breite der Kraftwagen fort, und die Gestellhälften können ferner nicht symmetrisch aufgebaut sein, sondern nur so, daß beide Klemmschellen für den oberen Querbalken nach einer Seite gerichtet sind. Außerdem müssen unter Umständen beide Gestellhälften um die Stärke des Fußquerbalkens nach vorn oder hinten verschoben werden, weil die Balken nebeneinander nicht Platz haben. Die beiden Gestellhälften können auch dann noch durch Kuppelstücke mit 4 Klemmschellen zu einem Gestelle vereint werden.

Selbst auf den längsten Wagen lassen sich niemals 2 Gestelle hintereinander aufstellen. Abgesehen von der geringen Ausnutzungsmöglichkeit eignet sich diese Vorrichtung auch insofern nicht für Kraftwagen, als durch das Schwanken der Trage in den Hängeschlaufen nach vorn und hinten beim Anfahren und Umschalten der Gänge die Kreuzstücke und Riegel so stark beansprucht werden, daß die ganze Festigkeit dieses Gestelles erheblich leidet.

e) Das Krankentragegestell ·des Badischen Landesvereines vom Roten Kreuz aus Eichenholz (Bild 60) läßt sich in gleicher Weise für 4 liegende Verwundeten auf Maschinen- wie Anhängewagen verwenden, leidet aber trotz der kräftigeren Stangen unter demselben Mangel an Standfestigkeit wie d), zumal die schrägen Riegel von Eisen ganz fehlen. Die Holzkeile lockern sich bei starker Beanspruchung und fallen heraus.

f) Die eiserne Linxweilersche Vorrichtung (Kt.O. Ziff. 46a) Lastkraftwagen, 396 cm lang, 184 cm breit, 80 cm hoch (Bild 61). Durchaus kriegsbrauchbar im Kraftwagen und auch allen Anforderungen an Festigkeit infolge der Bodenschwellen genügend. Erst nach Herausnehmen der Schraube aus dem Mittelteile der Bohlenschwelle lassen sich die beiden Gestellhälften einander so nähern, daß die Wagenbreite der Maschinenwagen zum Aufstellen ausreicht.

g) Am schnellsten und leichtesten sind die Tragen aufzuhängen mit Gummischläuchen, wie sie sich schon früher bei einem leichten Lastkraftwagen während der Transportübung 1912 nach einem Vorschlage des Verfassers bewährt haben. Bei 173 cm lichter Höhe und festem Schutzdache werden über die Seitenbretter von 90 cm Höhe und um eine Tragenlänge von einander entfernt zwei Querbalken gelegt, mit Sicherheitshaken an den Enden. Zur Befestigung der Trage dienen 2 Gummischläuche, die über die Enden gehängt und darüber einmal und noch einmal, gemäß Bild 62, geschlungen werden. Dadurch entstehen 2 Schlaufen, in die die Tragenenden unmittelbar eingeschoben werden. Die Tragen liegen so in doppelten Schlaufen. Es lassen sich alte Schläuche verwenden, so lange sie nicht brüchig sind. Die Festigkeit wird geprüft, indem vorher zwei Gesunde auf die Trage gelegt werden. Unter den so aufgehängten Tragen können 2 weitere Platz finden, die ebenso wie bei dem Armeelastzug auf Sandsäcken federn. Die Entfernung von den oberen Tragen beträgt 50 bis 55 cm, läßt sich aber zum Besten der Verwundeten leicht vergrößern, wenn auf den Seitenbrettern 10—20 cm hohe Bretterstücke mit Hilfe von Schienen angenagelt oder aufgeschraubt werden.

Die Ausrüstung des Maschinenwagens eines Lastzuges mit Gummischläuchen und Querbalken zur Aufnahme der Krankentragen nimmt bei vorrätig gehaltenem Gerät durchschnittlich 5 Minuten, Ein- und Ausladen je 10 Minuten in Anspruch. Dabei ist namentlich bei den Wagen, die 10 Tragen aufnehmen (Bild 67), ganz gleich, ob Gummischläuche oder Hunsdieckersche Halbfedern Verwendung finden, folgende Reihenfolge innezuhalten: Beladen der vorderen Wagenhälfte zuerst oben und seitlich, dann oben mitten, unten seitlich, unten mitten; hintere Wagenhälfte zuerst oben seitlich, dann unten seitlich. Entladen umgekehrt.

Die Trage wird auf dem Wagen von 4 Mann so in Empfang genommen, daß jeder nur einen Holm angreift. Dann wird die Trage unter den Querbalken hindurch in die Gummischlaufen eingeführt, die die freie Hand eines jeden für die Holme bildet. Auch das zunächst schwieriger erscheinende Einhängen der mittleren vorderen Trage vollzieht sich glatt in folgender Weise: 3 Mann begeben sich an das Kopfende, während das Fußende von dem vierten allein gehalten wird. Zwei von den Dreien legen sich vorne neben die Trage und heben sie zusammen mit dem 4. Mann am Fussende gleichmäßig hoch, während der dritte jetzt unter die Trage kriecht und sie so lange den beiden andern abnimmt, bis diese die Holme in die Gummischläuche gelegt haben.

Der Anhängewagen des Armeelastzuges eignet sich, abgesehen von der großen Verschmutzung durch Staub und verbrannte Gase sowie abgesehen von dem größeren Schleudern, zur Krankenbeförderung auch deshalb weniger, weil sich auf ihm meistens nur zwei Krankentragen unterbringen lassen. Von sitzenden Verwundeten können dagegen auf drei Bänken (eine in der Mitte, je eine an der Außenseite) 12 bis 15 befördert werden (Bild 63).

Von Lagerungsvorrichtungen sind also für die nur vorübergehend (bei der Leerfahrt) zur Verwundetenbeförderung verfügbaren Etappenkraftkolonnen am zweckmäßigsten die zu verwenden, die unbenutzt den geringsten Raum einnehmen, schnell und leicht auf möglichst allen Wagen der Kolonne anzubringen sind und sie selbst am wirtschaftlichsten ausnutzen lassen. Diese Bedingungen erfüllen unter den vorrätig gehaltenen Lagerungsvorrichtungen nur die Hunsdieckerschen Federhaken (Bild 58 und 67), die außerdem selbst bei behelfsmäßig geschnittenen Querbalken leicht einzuschrauben sind. Sie gestatten auf allen Maschinenwagen der Armeelastzüge von mehr als 393 cm Länge (vgl. Anlage 4) zwei Krankentragen des Kavalleriesanitätswagens (Kt.O. Ziff. 97 Anm.) oder neuerer Art hintereinander aufzuhängen und dadurch doppelt soviel Verwundete zu befördern, als mit Lagerungsvorrichtungen nach Linxweiler, Hohmann oder mit der des Badischen Landesvereins möglich ist.

Zum mindesten ebenso gut lassen sich Tragen in Gummischläuchen aufhängen, die

1. die beste Federung ermöglichen,
2. auch unbenutzt sehr leicht mitgeführt werden können.

3. sehr schnell gebrauchsfertig sind,

4. sich für Krankentragen aller Art eignen,

5. zum Aufhängen der Tragen noch genügen, nachdem sie für die Bereifung unbrauchbar geworden sind (vgl. S. 51, 56 Erfahrungen).

Für die unteren Tragen ist Federung auf Sandsäcken zu empfehlen.

Von einer Etappen-Kraftwagenkolonne von 9 Armeelastzügen mit einer Kastenlänge von 406—393 cm würden mit der erprobten Herrichtung (nach Hunsdiecker) oder mit Gummischläuchen, abgesehen von $9 \times 12 = 108$ sitzenden Verwundeten auf den Anhängern, $9 \times 10 = 90$ liegende Verwundete auf den Maschinenwagen befördert werden können, während auf den Wagen mit geringerer Länge nur $9 \times 6 = 54$ Platz finden (vgl. Anlage 4). Es erscheint mit Rücksicht auf die Verwundetenbeförderung zweckmäßig, an Stelle der bisherigen Abnahmebedingungen für die Kastengröße, die nur Höchst- und Mindestmaß vorschreiben, eine bestimmte Mindestlänge von 400 cm festzulegen.

2. Kriegsmäßige Verwundetenbeförderung mit einer Etappenkraftwagenkolonne.

Es war angezeigt, die Kriegsbrauchbarkeit der geeignet befundenen Lagerungsvorrichtungen durch einen längeren Transport bei Kolonnenfahrten zu erproben, zugleich Art des Ein- und Ausladens, Fahrgeschwindigkeit der Kolonne bei Krankenbeförderung, Krankenbelegungszahl der feldmäßig ausgerüsteten Kolonne festzustellen.

Zu diesem Zwecke wurde von der Oberleitung der Transportübung des Kraftfahrbataillons für den 15. Juli 1913 ausgegeben folgende

a) Kriegslage.

E. H. O. Sangerhausen, den 17. Juli 1913.

In der Frühe des 14. Juli hat ein Luftschiff auf das am Südausgange von Berka (Anlage 6) biwakierende Bataillon Bomben geworfen und ihm erhebliche Verluste beigebracht. Der am Biwak errichtete Truppenverbandplatz ging nach Eintreffen der Sanitätskompagnie um 12 Uhr Mittags in den Hauptverbandplatz auf. Mit beigetriebenen Wagen wurden die Schwerverletzten nach dem in der Ziegelei am Südabhange von Berka errichteten Feldlazarett Nr. 7 gebracht, das 6 Uhr abends betriebsbereit war. Im Laufe des Tages gingen 200 Verwundete zu, von denen 160 bis zum andern Morgen transportfähig waren. Um ihre Beförderung zum Bahnhof Olbersleben

bat der Chefarzt des Feldlazaretts die Etappeninspektion in Sangerhausen telegraphisch. In ihrem Auftrage stellte der Kommandeur der
Kraftfahrtruppen (Anlage 7) die von Berka leer zurückkehrende E.K.K. 35
und einige im Bereiche des Etappengebiets beigetriebene Kraftwagen
zur Verfügung.

Da der Chefarzt des Feldlazaretts der Kolonne nur 39 Tragen
zur Beförderung überlassen kann, wird Sanitätsunteroffizier A. be-
auftragt, sofort nach Eintreffen der Kraftwagenkolonne auf dem Boden
der Wagen Strohlager herzurichten. Es sollten über diesem unter
möglichster Ausnutzung des Wagens die auf Krankentragen liegenden
Verwundeten gelagert und der noch freie Raum mit sitzenden Verwundeten ausgefüllt werden.

Zur federnden Aufhängung der Tragen stehen 40 Hunsdieckersche
Federn aus dem Etappensanitätsdepot und 20 Gummischläuche, die
die Kolonne mit sich führt, zur Verfügung. Mit diesem Gerät sind
in der Ziegelei von 9 Uhr ab die Wagen der Kolonne zur Lagerung
der Verwundeten mit Hilfe der fahrbaren Werkstätte der Etappen-
kraftwagenkolonne vorzubereiten (Zeitübersicht siehe Anlage 9).

b) Verlauf der Übungen.

Um 9 Uhr hielten E.K.K.35, das bulgarische Sanitätsautomobil und
Mercedeswagen 6 vor der Ziegelei. Die Wagen fuhren einzeln durch
das südliche Tor an, wurden nach Abkoppelung der Anhänger durch
2 Mann mit vorher angefahrenem Gerstenstroh (2 Bund für jeden Verwundeten) in 2 bis 4 Minuten belegt sowie durch Niederklappen der
Hinterwand des Maschinenwagens und der Seitenwand des Anhängers
mit Hilfe von leistenbenagelten Bohlen gut zugänglich gemacht.

Die Verwundeten lagerten in 3 Gruppen:

1. Liegende Verwundete ohne Knochenbrüche auf Stroh.
2. Liegende Verwundete mit Knochenbrüchen auf Tragen.
3. Sitzende Verwundete.

Von 10 Uhr ab wurden sie nach einem vorher mit Rücksicht
auf die Wagenkastenmaße aufgestellten Verteilungsplan mit Hilfe einer
behelfsmäßig errichteten Rampe auf Maschinen- und Anhängewagen
eingeladen (Bild 64 und 65), und zwar auf ersteren von hinten, auf
letzteren von der Seite. Für notwendig werdende Beleuchtung war eine
Benzollampe aufgestellt, die sich bisher beim Kraftfahrbataillon bewährt hat.

Als Lagerungsvorrichtung für obere Tragen wurden dreierlei
Arten verwandt:

1. Unmittelbare Lagerung der Tragen auf Querbalken, Befestigung durch aufgenageltes Brett zwischen den Holmen (Bild 66).
2. Aufhängung in Hunsdieckerschen Federn (Bild 67).
3. Aufhängung in Gummischläuchen (vgl. Bild 62).

Das Beladen erfolgte durch 12 Krankenträger des Infanterieregiments Nr. 94 in der Weise, daß die mit Stroh versehenen Wagen um eine Wagenlänge vorgezogen und jetzt zunächst unten mit 3 oder 5 Verwundeten, je nach der Wagenlänge, belegt wurden. Über die Kastenseitenwände kamen die Querbalken mit Bandeisen an den Enden zu liegen, darüber rechts und links je 1 Trage und eine in der Mitte, die durch einen unter der Trage liegenden und einen auf den beiden seitlichen Tragen stehenden Krankenträger ihren Platz erhielt. Nach Festnageln eines schmalen, vorher geschnittenen Brettes zwischen den Holmen der Tragen vorn und hinten und nach Festnageln zweier Bänke für 8 sitzende hinter den Tragen stiegen die Leichtverwundeten ein, desgleichen der wachthabende Wagenunteroffizier oder Gefreite. Das heruntergeschlagene Brett wurde hochgeklappt, der Anhänger herangeschoben (Bild 68). Der Lastzug verließ durch das Ausfahrtstor den Hof und schloß auf der Straße auf die beladenen Wagen auf. Beim Aufhängen der Tragen in die Federhaken und Gummischläuche wurden die Tragen unter den Querbalken eingeführt. Bei den Wagen, die 2 Tragen hintereinander aufnahmen, blieb zwischen den hinteren die Mitte zum Aufenthalte des Wagenunteroffiziers frei (Bild 67). Das Schutzdach ließ sich bei diesen Lagerungsvorrichtungen über den Tragen glatt anbringen.

Ladezeit.

Die Zeit des Einladens währte bei der Strohlagerung am kürzesten. Bei wirklichen Verwundeten dürfte sie jedoch erheblich mehr Zeit in Anspruch nehmen, da nach dem Niederlegen das verletzte Glied nochmals ruhig gestellt werden muß. Das unmittelbare Auflegen der Tragen auf die Querbalken dauerte durchschnittlich 5 Minuten, das Einhängen in Federhaken 8 Minuten, in Gummischläuche 15 Minuten. Bei der ersten Art der Lagerung kommt hinzu die Zeit für das nachträgliche Befestigen der Zwischenbretter, zur zweiten das vorherige Durchziehen und Festschrauben der Haken (je 3 Minuten). Außer der eigentlichen Ladezeit waren weitere 10 Minuten für An- und Abfahrt zum Ladeort, Ab- und Ankuppeln des Maschinenwagens und Anhängers, Niederklappen und Schließen der Kastenwand zu rechnen, so daß der Lastzug durchschnittlich erst nach 20 Minuten fertig beladen den Hof verließ. Bei etwas größerer Übung und besserem Zusammenarbeiten von Krankenträger- und Kolonnenpersonal wird sich die Einladezeit um $^1/_3$ bis $^1/_2$ verringern, so daß eine Etappen-kraftwagenkolonne bei guter Vorbereitung und gleichzeitiger Tätigkeit an mehreren Wagen in 1 bis 2 Stunden ohne Schwierigkeiten beladen werden kann.

Das Einladen in einen Eisenbahngüterwagen, der mit dem Maschinenwagen von hinten, mit dem Anhänger von der Seite durch Niederlegen der Wand verbunden wurde, dauerte auf dem Bahnhof Olbersleben bei glatter Anfahrt der Wagen 13 Minuten. Auch für das Ent- oder Umladen einer ganzen Kolonne wird man daher 1 bis 2 Stunden zu rechnen haben.

Fahrzeit.

Auf Grund der Ladezeit verschoben sich die Ankunfts- und Ab-fahrtszeiten um eine halbe Stunde. Es erfolgte die

$$\text{Abfahrt von Berka um} \quad . \; . \; . \quad 12^{38}$$
$$\text{Ankunft in Weimar um} \quad . \; . \; . \quad 1^{45}$$
$$\text{Abfahrt von Weimar um} \quad . \; . \; . \quad 2^{40}$$
$$\text{Ankunft in Olbersleben um} \quad . \; . \quad 4^{00} \; (\text{bis } 4^{27}),$$

so daß, ausschließlich der Mittagessenszeit, in 2 Stunden 27 Minuten (etwa 13 km in der Stunde) die 31 km lange Strecke mit starken Steigungen zwischen Berka und Weimar und in Gr. Obringen mit einem Durchschnittsabstande der einzelnen Wagen von 50 m zurück-gelegt wurde.

c) Erfahrungen.

Die 4 Arten der Lagerungsvorrichtungen auf Lastkraftwagen haben sich als kriegsbrauchbar bewährt. Im einzelnen dürfte dem in Berka allein vorhandenen Gerstenstrohe Langstroh vorzuziehen sein, da bei längerer Fahrt die auf Gerstenstroh Liegenden angeblich die Erschütterungen unangenehm empfanden. Man sah bei ihnen wie bei den unmittelbar auf Querbalken Ruhenden die Erschütterung des Wagens auch an den Wangen auftreten, während sie bei Hunsdiecker- und Gummischlauchfederung ausblieb. Auf dem Anhänger fielen die Erschütterungen durch den Motor fort; erheblicher dagegen war zeit-weise die Belästigung durch Staub und Rauch der Auspuffgase (Benzol-betrieb). Immerhin waren auch hier bei der guten Straße und dem zur Fahrtrichtung seitlichen Winde die Störungen gering.

An den Lagerungsvorrichtungen ließ sich nach dem Entladen keinerlei Beschädigung nachweisen. Insbesondere waren die alten Gummischläuche, die vor dem Einladen durch doppelteBelastung geprüft waren, frei von neueren Einrissen. Wegen der guten Federung, wegen der leichten Verpackung, dazu aus Kostenersparnis sind sie daher in erster Linie zum Aufhängen von Tragen auf Kraftwagen geeignet.

Was die Belegungsanzahl der einzelnen Wagen mit Verwundeten betrifft, so ist es bei größeren Entfernungen unzweckmäßig, die großen, langen Wagen vollständig, d. h. mit 6 Tragen oben und unten auszufüllen; denn es ist dann unmöglich, einen Wagengefreiten oder Unteroffizier zur Aufsicht und Hilfeleistung zwischen den Verwundeten unterzubringen. Es wurde deshalb auf dem Maschinenwagen zwischen den hinteren Tragen die Mitte nicht belegt. Bei den neuen Anhängewagen, die größere Wagenkästen und ebenso wie die Maschinenwagen Vollgummibereifung haben, lassen sich Tragen auch in 2 Ebenen aufstellen.

Anlage 4 zeigt die Anzahl der auf einer E.K.K. unterzubringenden Verwundeten und das dazu notwendige Gerät, je nachdem die Verwundeten auf Stroh oder auf Tragen oder auf beidem liegen sollen, je nachdem liegende, sitzende oder sitzende allein zu lagern sind.

Demnach sind zu befördern von der aus Armeelastzügen bestehenden E.K.K.:

1. Auf Stroh trotz des Unterschiedes der Kastengrößen einzelner Wagen:

$$\begin{aligned} \text{Maschinenwagen} \quad . \quad . \quad 9 \times 6 &= 54 \\ \text{Anhänger} \quad . \quad . \quad . \quad . \quad 9 \times 4 &= 36 \\ \hline 90 \text{ Liegende.} \end{aligned}$$

2. Auf Krankentragen in 2 Lagen übereinander:

   a) Wagenkastenlänge über 393 cm, nur auf Tragen mit ein schiebbaren Holmen

   $$\begin{aligned} \text{Maschinenwagen} \quad . \quad . \quad . \quad 9 \times 10 &= 90 \\ \text{Anhänger} \quad . \quad . \quad . \quad . \quad . \quad 9 \times \underline{4 = 36} \quad 126 \text{ Liegende,} \\ \text{auf dem Anhänger außer-} \\ \text{dem noch} \quad . \quad . \quad . \quad . \quad 9 \times \underline{4 = 36} \quad 36 \text{ Sitzende} \\ \text{zusammen } 162. \end{aligned}$$

   b) Wagenkastenlänge unter 393 cm, mit jedweder Trage

   $$\begin{aligned} \text{Maschinenwagen} \quad . \quad . \quad . \quad 9 \times 6 &= 54 \\ \text{Anhänger} \quad . \quad . \quad . \quad . \quad . \quad 9 \times \underline{2 = 18} \quad 72 \text{ Liegende} \\ \text{und in dem für eine zweite} \\ \text{Krankentrage zu kurzen} \\ \text{Raum außerdem} \quad . \quad . \quad . \quad 9 \times \underline{8 = 72} \quad 72 \text{ Sitzende} \\ \text{zusammen } 144. \end{aligned}$$

3. Sitzende Verwundete . . .
$$\begin{aligned} 9 \times 20 &= 180 \\ 9 \times \underline{12 = 108} \\ \text{zusammen } 288. \end{aligned}$$

Beförderung der leeren Krankentragen.

Für die Übung am 15. Juli waren Krankentragen vom Train-depot des Gardekorps zum Etappenhauptort Sangerhausen gesandt. Auch im Kriege werden die Lazarette, die zurückfahrende Munitions- oder Proviant- und die Etappenkraftwagenkolonnen zur Verwundetenbeförderung anfordern, für die notwendigen Lagerungs-vorrichtungen auf den Wagen Sorge zu tragen haben. Es wurde des-halb geprüft, wie viel leere Tragen auf einem Lastkraftwagen unter-gebracht werden können. Am besten auszunutzen waren die Wagen, wenn die Tragen senkrecht auf eine Seite der Holme gestellt wurden. Es ließen sich dann laden (Bild 69) auf den

Maschinenwagen (396 cm lang, 184 cm breit) . bis 60 Tragen,
Anhänger, neu (338 cm lang, 180 cm breit). . „ 40 „ ,
Anhänger, alt (300 cm lang, 157 cm breit) . . „ 28 „ .

Obwohl die Tragen in dieser Anordnung am wenigsten unter der Beförderung zu leiden haben, gibt die so erhaltene Höhe zu dem Bedenken Anlaß, daß Straßenbäume beim Überholen und Ausweichen angerannt werden. Dieses Verfahren ist deshalb nur bei den Kranken-tragen 1913 anzuwenden, die in der Mitte zusammengeklappt werden können. Alle übrigen wird man wagerecht auf einander legen. Immer wird nur die Hälfte der aufgezählten Tragen zu befördern sein, also 30 auf dem Maschinenwagen, 20 auf dem Anhänger. Beim Über-einanderlegen wird das Tragetuch sehr häufig durchstoßen.

Der Leertransport der Tragen auf Kraftwagen wird möglichst zu beschränken sein.

Krankentrage 1913.

Zur Lagerung dient die durch kriegsministerielle Verfügung vom 25. 2. 1913, Armee-Verordnungsblatt 1913, S. 45, eingeführte Kranken-trage 1913 (vgl. Heft 60 der Veröffentlichungen aus dem Gebiete des Militär-Sanitätswesens). Die Holme bestehen aus nahtlos gezogenem Stahlrohr mit einem Querschnitte von 52/32,5 mm und 0,85 mm Wandstärke. Vor dem Zusammensetzen wird die innere Wand der Holmrohre mit giftfreier Rostschutzfarbe überzogen. Die Scharniere in der Mitte der Trage bestehen aus bestem, zähem Tiegel-Tempergusse. Zur Verstärkung befinden sich an deren Nietstellen Hartholzeinlagen in den Holmrohren. . Zu den gebogenen Füßen wird 4 mm starkes Ia Stahlblech verwandt. Alle übrigen Beschlagteile sind aus aller-bestem Flußeisen angefertigt. Die Kopflehne besteht aus einem Stück 1,5 mm starken, nahtlosen Stahlrohres von 15 mm Durchmesser. Ihre Zahnstange weist eine genaue Einstellung bis in den letzten Einschnitt auf. Die Scharnierverschlußringe von quadratischer Form bestehen aus zähem Stahl, sind gut verzinkt und in ihren Lagern leicht beweglich. Die Vorstecker an den ausziehbaren Holzgriffen sind aus Stahl, die zugehörigen Ketten aus Flußeisen; beides gut verzinkt. Die Holzgriffe sind aus bestem Eschenholz, in Paraffin gesiedet. Die Krankentrage ist mit ausgezogenen Handgriffen 2500 mm, mit eingeschobenen Handgriffen 2040 mm lang. Breite, an den Füßen gemessen, 580 mm. Die Füße sind so angeordnet, daß die Trage sowohl mit dem Kopf- als auch mit dem Fußende zuerst in den Wagen eingeschoben werden kann. Die Eisenteile der Trage sind dreifach mit feldgrauer Farbe gestrichen. Die Ösen unterhalb der Holmrohre dienen zur Befestigung der Trage auf einem Rädergestelle. Sie sind 35 mm breit und 5 mm stark. Der zweiteilige Bezug der Krankentrage besteht aus besonders

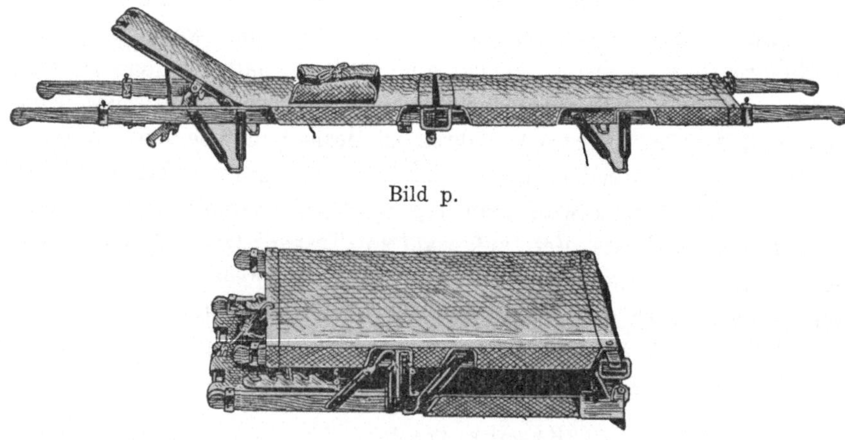

Bild p.

Bild q.

starkem, braunem Segeltuche von vorgeschriebener Beschaffenheit. An den Außenseiten des Bezuges, da, wo dieser auf den Stahlholmen aufliegt, ist der Stoff doppelt genommen. Zum Anschnüren des Bezuges wird 5 mm starke Hanfschnur mit 40 mm langen, gelöteten Messingspitzen verwendet. Die in dem Bezug eingestanzten Messingösen sind innen durch einen verzinnten Eisenring verstärkt. Das Durchschnittsgewicht einer vollständigen Trage beträgt 17,7 kg.

3. Kriegsmäßige Verwundetenbeförderung mit leichten Kraftwagen.

Am 3. Oktober 1913 sollte eine aus leichteren Wagen zusammengesetzte Last- und Krankenkraftwagenkolonne während eines größeren Marsches in der Scheinverwundetenbeförderung erprobt werden.

Marschstraße: Klausdorf—Trebbin—Beelitz—Treuenbrietzen—Belzig—Hagelberg (Abkochen).

Hagelberg—Belzig—Treuenbrietzen—Beelitz—Potsdam—Schöneberg (180 km).

Wagenpark:

1. 3 3 t-Lastkraftwagen (vgl. Bild 62).
2. 2 leichte Lastkraftwagen (0,5 bis 1,5 t) (Bild 75).
3. Omnibus für 8 Krankentragen (Bild 79 und 80).
4. Sanitätsautomobil für 4 Krankentragen (Bild 30).
5. Personenwagen für 1 Krankentrage mit beibehaltenem Wagenaufsatze (Bild 94).
6. Personenwagen mit eigenem Aufbau für 4 Tragen nach abgenommenem Kasten (Bild 88).

Lagerungsgerät auf den 3 t-Lastkraftwagen:

1. 3 Krankentragen oben, unmittelbar auf Querbalken,
   3 Krankentragen unten, auf sandgefüllten Säcken.
2. 3 Krankentragen oben, in Hunsdieckerschen Halbfedern,
   3 Krankentragen unten, auf Langstroh.
3. 3 Krankentragen oben, in unbrauchbar gewordenen Gummischläuchen,
   3 Krankentragen unten, auf Langstroh.

Erfahrungen: Auf den 3 t-Lastkraftwagen (Kastenmaße in Anlage 5) lassen sich auf Stroh ohne Tragen oder auf Krankentragen in zwei Schichten übereinander 6 Verwundete befördern, wenn im ersten Falle die 2 × 3 auf Stroh Liegenden mit den Köpfen nach vorn und hinten gelagert werden, so daß die Beine in der Mitte sich zum Teil übereinander befinden, oder wenn im anderen Falle die unten Liegenden möglichst nach vorne, die oben Liegenden möglichst nach hinten untergebracht werden, so daß in der Mitte die Beine der Unteren einen Höhenabstand von 50 bis 60 cm von den oberen Tragen haben.

Auf der Kavallerielastkraftwagenkolonne lassen sich nach Anlage 5 befördern:

$12 \times 6 = 72$ Liegende auf Tragen,

$12 \times 20 = 240$ oder $12 \times 16 = 192$ Sitzende, je nach der Länge des Wagenkastens.

Die Zeit des Beladens der leichten Lastkraftwagen betrug durchschnittlich 8 Minuten, die Zeit des Entladens 4 Minuten.

Strohlager aus Langstroh (2 Bund für den Mann) hat sich für die Gesunden bewährt. Zum Ein- und Ausladen müssen aber besondere gut zugängliche Rampen gebildet werden (Bild 64 und 65). Beim Ein- und Ausladen wird für den Verwundeten stets eine erneute schmerzhafte Umlagerung notwendig. Ferner ist die Ruhigstellung der verletzten Glieder auf Strohlager schwierig.

Im allgemeinen ist deshalb Beförderung auf Tragen notwendig.

Am einfachsten werden die oberen Tragen unmittelbar auf Querbalken gesetzt, die auf den Seitenwänden des Wagenkastens ruhen und durch schmale Leisten zwischen den Enden der Tragen befestigt werden (Bild 66).

Am einfachsten werden die unteren Tragen unmittelbar auf den Kastenboden gesetzt (Bild 58); doch wird dabei die Erschütterung des Kastens unmittelbar auf die Verwundeten übertragen.

Es ist daher vorteilhaft, eine nochmalige Federung der oberen Tragen durch die früher erprobten Hunsdieckerschen Halbfedern oder durch unbrauchbar gewordene Gummischläuche anzustreben (Bild 58 und 62).

Beim Durchfahren einer Furche sprang jedoch eine Trage aus den Hunsdieckerschen Halbfedern. Es ist somit zu ihrer betriebssicheren Verwendung notwendig, die Haken dieser für Eisenbahnwagen planmäßigen Vorrichtung so zu verändern, daß die Tragenenden unbedingt festliegen.

Vollbewährt haben sich dagegen die alten unbrauchbar gewordenen Gummischläuche (Bild 62). Trotz Längsrissen von mehr als 20 cm und Löchern von 5 bis 8 cm ist bei der Verwundetenbeförderung über 180 km kein Schlauch weitergerissen.

Bei den unteren Tragen wird die Erschütterung der Tragen durch Lagerung auf vollgefüllte Sandsäcke erheblich gemildert (Bild 56 und 57).

4. Leichte Lastkraftwagen.

Die leichten Lastkraftwagen des bürgerlichen Verkehres von einer Nutzlast zu 0,5 bis 1,5 t werden im Felde für Kavallerielastkraftwagenkolonnen nicht verwandt, weil sie mit ihrer geringen Nutzlast zu wenig wirtschaftlich sind und außerdem auch in diesen Formationen ihre größere Geschwindigkeit nicht ausnutzen können. Sie kommen daher in erster Linie als Behelfskrankenkraftwagen für gelegentliche Benutzung von Fall zu Fall in Betracht. Von diesen Lastkraftwagen besitzt das Kraftfahrbataillon bereits einige (Anlage 10).

Schon bei der Transportübung im Juli 1912 wurde ein solcher auch in der Kolonnenfahrt als Krankenwagen erprobt (Bild 70). Bei 30 PS. und 1,5 t Nutzlast und 35 km Höchstgeschwindigkeit, Luftbereifung, hatte er einen Kastenaufbau von 2 m Länge, 1,05 m Breite und 1,25 m Höhe bis zum Schutzdach. Es ließen sich daher auf diesem Wagen bequem nur ein Kranker befördern, zur Not aber auch 2 bis 3, indem eine Trage an quer über den Kasten gelegten Querhölzern befestigt, eine andere auf den Boden gestellt wurde. Besser ausgenutzt wurde der Raum durch 2 vereinigte Bettstrohsäcke, auf denen bequem 1, zur Not 2 Mann befördert werden konnten (Bild 71).

Ein Aufsatz der Seitenwände zum Zwecke erhöhter Anbringung der oberen Trage, wie es bei den Fahrversuchen im Garnisonlazarett II Berlin am 6. und 8. November 1911 bei diesem Wagen erwogen wurde, ist nicht zweckmäßig, da sich dann das gegen Staub, Regen und Sonnenschein unbedingt erforderliche Schutzdach nicht mehr anbringen läßt (Bild 71).

Die Wagenfederung dieser leichten Lastkraftwagen ist auf 0,5 bis 1,5 t Nutzlast eingestellt. Wenn nur 2 bis 3 Kranke im Wagen liegen, reicht das Gewicht nicht aus, um die stoßweisen Erschütterungen bei einer Durchschnittsgeschwindigkeit von 10 bis 25 km, bei Kurven, bei Furchen, bei Umschaltung besonders an steilen Straßen, abzufangen. Erhebliche Besserung wurde erzielt, wenn der Boden des Wagens mit 1 t Sand belastet wurde. Am angenehmsten war aber der Transport, wenn die Krankentragen nicht an Stricken, sondern in alten oder neuen Luftgummiinnenschläuchen und seitlich mit Stricken befestigt waren (Bild 70). Ich selbst habe auf so befestigter Trage stundenlang gelegen und 2 Kranke mit verstauchten Füßen 50 bis 80 km in sehr bergigem Gelände befördern lassen (einmal mit der 3 t-Lastkraftwagenkolonne von Buchholz nach Freiberg = 57 km in 4 Stunden, das andere Mal in Einzelfahrt von Schwarzenberg nach Freiberg = 78 km in 3,5 Stunden).

Die Verstaubung ist auch bei diesen Wagen erheblich, wenn das hintere Schutzdach offen bleibt und so den aufgewirbelten Staub ansaugt. Zweckmäßiger ist es, den Wagen hinten zu schließen und vorn am Kopfende das Verdeck zurückzuschlagen.

Aber nicht nur diese Heereslastkraftwagen, sondern alle Kraftwagen vom Armeelastzuge bis zum leichten Lastkraftwagen, sowie Personenwagen werden im Felde vorübergehend behelfsmäßig als Krankenkraftwagen Verwendung finden.

Im allgemeinen wird man bei jeder Einrichtung der Lastkraftwagen für Verwundete an erster Stelle die Art des Wagenkastens und des Wagenrahmens berücksichtigen. Findet sich lediglich eine Bodenebene und hat sie keine oder nur niedrige Seitenwände, so werden sich die Lagerungsgestelle von Linxweiler (Bild 61), Hohmann (Bild 59), auch A- und T-Stützformen für die Tragen (Bild 97) am ehesten anbringen lassen. Bei starken Seitenwänden gelten dagegen die Grundsätze, die bereits für Feldbahnen gegeben sind. Niedrige

Wände lassen sich durch Bohlen oder Bretter leicht erhöhen und so festigen, daß 2 Schichten von Krankentragen federnd aufzustellen oder zu hängen oder gemischt einzurichten sind.

Solche Versuche wurden im Garnisonlazarett II Berlin-Tempelhof im Winter 1911/12 ausgeführt (Oberstabsarzt Dr. Schürmann). Sie ergaben:

1. In dem Daimler-Lastwagen (Bild 71) mit Luftbereifung und einem Kastenaufbaue von 2 m Länge und 1,05 m Breite können nur 2 Kranke liegend befördert werden. Dabei wird eine Trage, im Notfall auch Strohschüttung oder ein Strohsack auf dem Kastenboden vorgesehen. Eine zweite Trage wird an Querhölzern gemäß Kt.O. Bild 94 über die Seitenwände befestigt.

Zu diesem Zwecke müssen die Seitenwände durch Bretter oder Latten entsprechend erhöht werden, weil sonst der Raum zwischen den breiten Tragen zu gering wäre.

Nur im Notfalle können auf Strohschüttung oder Strohsäcken 2 Kranke liegen. Aber auch für einen Einzelnen muß die ganze Breite der Bodenfläche vollständig mit Strohsäcken ausgefüllt werden, weil bei Kurven sonst auch ein Gesunder seitlich abgleitet.

2. Der Büssing-Lastwagen (3 t-Lastkraftwagen, Bild 72) mit Vollgummireifen hat einen Kastenaufbau von 4 m Länge und 1,75 m Breite.

In ihm lassen sich 8 Krankentragen ohne Schwierigkeit unterbringen. Dabei werden 4 Tragen, je 2 nebeneinander, auf den Boden des Wagens gestellt, 4 weitere an Querbalken aufgehängt. Die Seitenwände sind stark und hoch genug, um ohne besondere Vorkehrung benutzt werden zu können.

Wenn statt der unteren Tragen Strohschüttungen oder Strohsäcke aufgewendet werden, erhöht sich die Zahl der Kranken auf 10 (4 oben, 6 unten). Ein Wagenplan schützt vor Regen und Wind, hüllt aber die Kranken in Dunkelheit. Platz für einen Begleiter ist bei 8 Kranken vorhanden. Ein- und Ausladen gelingt nach Kt.O. Ziff. 277 u. f. Selbst bei holprigem Pflaster liegt man auf allen Tragen völlig ruhig. Benutzung der Veledatrage brachte keinen Vorteil. Auch das Hängen in Hunsdieckerschen Federn war nicht angenehmer, als die Benutzung von starken Hanfstricken. Seitliche Schwankungen stören nicht.

Für das Hohmannsche, Grundsche und Linxweilersche Gerüst waren beide Wagen zu schmal.

3. Nur das Linxweilersche Gestell für 4 Tragen konnte bei dem Wagen der Brennaborwerke Verwendung finden (Bild 73).

Der Wagen ist sehr leicht gebaut und hat Luftreifen. Da auch der Wagenboden ziemlich schmal war, wurden über die niedrigen Seitenwände 2 hinreichend starke Bretter gelegt, um dem 162 kg schweren Gestelle Halt zu geben. Obwohl das Gestell durch sein Gewicht gehalten wird, wurde dem Abgleiten vom Wagen durch Leinenbefestigung vorgebeugt. Auch in den oberen Tragen liegt man sicher, bequem und stoßfrei.

Ohne Verwendung von Lagerungsvorrichtungen faßt auch dieses Fahrzeug nur 2 auf Tragen liegende Kranke (Bild 74).

Für die Benutzung von Lastkraftwagen leichter Art zur Beförderung von Kranken ist Vorbedingung, daß der Wagenkasten innen mindestens 2,05 m lang ist, um eine Krankentrage unterbringen zu können.

Diese Länge haben die unter den leichten subventionsfreien am weitesten verbreiteten sogenannten Lieferungswagen der großen kaufmännischen Geschäfte nicht.

Auch bei der Übung am 3. Oktober 1913 auf der Strecke von 180 km wurden die leichten Lastkraftwagen in der Verwundetenbeförderung erprobt (S. 55).

Wegen der geringeren Kastenhöhe sind unterzubringen:

3 Liegende ohne besondere Maßnahmen (2 Tragen auf dem Boden und eine hängend in Gummischläuchen an den Stützen des Schutzdaches) (Bild 75),

nach Erhöhung der Seitenwände des Kastens durch aufgesetzte Bretter:

4 Liegende (2 Tragen auf dem Boden, 2 hängend an den Querbalken, Stoewer-Kraftwagen).

Die Erfahrungen entsprechen denen mit 3 t-Lastkraftwagen.

Als Behelfskrankenkraftwagen eignen sich demnach am besten leichte Lastkraftwagen mit Luftreifen von möglichst großer Nutzlast, möglichster Breite und Höhe des Wagenkastens (Anlage 10). Reicht der Raum für 4 Tragen nicht aus, wird man den ganzen Wagenkasten entfernen und dafür die für Kraftwagen geänderte Linxweilersche Lagerungsvorrichtung aufbauen (S. 79ff. und Bilder 90, 91).

5. Kraftomnibusse.

a) Omnibus der Allgemeinen Berliner Omnibus-Aktien-Gesellschaft.

Als Hilfskrankenkraftwagen, die im Frieden gewöhnlich nicht der Krankenbeförderung dienen, im mobilen Verhältnis aber dazu hergerichtet und dauernd verwendet werden, sind Kraftomnibusse bestimmt, die sich bereits in der Massenbeförderung von Menschen bewährt und durch Schnelligkeit, Betriebssicherheit und ruhigen geräuschlosen Gang ausgezeichnet haben. Mit einem Omnibus der Allgemeinen Berliner Omnibus-Aktien-Gesellschaft (ABOAG.) sind auf Anordnung des Kriegsministeriums, Medizinal-Abteilung, unter Leitung des damaligen Oberstabsarztes Dr. Schürmann schon im Winter 1911/12 im Garnisonlazarett II Berlin-Tempelhof Krankenbeförderungsversuche unternommen worden (Bild 76).

Der Unterbau der Omnibusse dieser Gesellschaft sind von der Art des 3 t-Wagens.

Über die Krankenbeförderungsversuche mit jenem Omnibusse wird folgendermaßen berichtet:

Bei 30/32 PS. besaß der 4-zylindrige Daimler-Wagen Kettenantrieb und geschlossenen Oberbau. Unter Benutzung des Verdeckes haben 39 sitzende und 4 stehende Personen Platz. Für die Krankenbeförderungsversuche waren durch die ABOAG. die freistehenden Bänke im Innern, die Innenstützen und die Bänke des Verdeckes mit dem Geländer entfernt, die Schiebetür mit der Hälfte der Hinterwand herausgenommen. Geblieben war an der Hinterwand nur die Treppenseite; die entstandene Lücke war durch einen Friesvorhang geschlossen.

Der Wagenkasten ist innen an der Bodenfläche nur 1,60 m breit. An beiden Seiten springen dabei noch die Radkästen über die Hinterräder vor. Unterhalb der Sitzhöhe befindet sich im Wagen ein seitlicher Absatz, auf der die Bänke liegen. Von hier bis nach oben beträgt die Wagenbreite reichlich 2 m.

Unter Beibehaltung der bisher erwähnten Form gelingt es 3 Tragen der Länge nach nebeneinander im Wagen aufzustellen und vorn an der Stirnwandkante 3 sitzende Kranke unterzubringen, wenn quer durch die Breite des Wagens 2 schmale Bretter auf den seitlichen Absätzen als Unterlage für die längsstehenden Tragen befestigt werden.

Unzweckmäßig ist es, als vordere Unterlage für die Tragen die Stirnwandbank zu benutzen, weil dann erstens die 3 Sitzplätze verloren gehen, zweitens die Federung an beiden Enden ungleichmäßig wird. Für den Begleiter bleibt im Wageninnern Platz auf einem Feldstuhl.

Um eine Krankentrage ist die Aufnahmefähigkeit zu erhöhen, wenn statt der Längslagerung die Krankentragen in der Querrichtung nebeneinander unmittelbar auf die Absätze gelegt werden. Für 4 liegende und 3 sitzende auf der Stirnwandbank ist dann Platz, ebenso wie für den Begleiter an der Hintertür im Wageninnern. Die Erschütterung auf dem Wagen ist in der Querrichtung merkbarer als in der Längslagerung.

Über den unteren Tragen sowohl bei Längs- wie bei Querlagerung läßt sich mit der Hamburger Tragevorrichtung oder mit Stricken noch eine Trage der Länge nach aufhängen (Bild 77) unter Befestigung von dünnen Balken in den Ecken der oberen Kippfenster. Der Wagen kann dann 5 liegende und 3 sitzende aufnehmen; doch ist es notwendig, um die erheblichen Schwankungen der oberen Trage aufzuheben, seitliche Haltestricke nach den unteren Tragebalken zu ziehen.

4 liegende und 3 sitzende Verwundete ausschließlich der Begleiter sind ebenfalls unterzubringen mit Hilfe der Linxweilerschen Lagerung. Das Gestell wird der

Länge nach auf starken Brettern aufgebaut, deren Enden auf den seitlichen Absätzen und deren Mitte auf einen Klotz gestützt ist.

Weit nutzbringender konnte jedoch der Omnibus verwertet werden, als die noch stehen gebliebene Hinterwand und die Treppe auf der hinteren Plattform entfernt wurden (Bild 78). Der Wagen wurde durch eine Kette geschlossen, die vergrößerte Türöffnung wieder durch einen Friesvorhang, der sich nach beiden Seiten zurückschieben ließ. An den Längsseiten der Wagen wurden oberhalb des seitlichen Absatzes und 1½ m höher Gleitschienen aus Winkeleisen durch Bolzen mit Mutterschrauben befestigt, die nun für die quere Lagerung der Tragen benutzt wurden. Allerdings mußten an einem Ende der Trage die Holme durch Lösen einer kleinen Holzschraube entfernt werden, weil sonst die Wagenbreite um 2 cm zu gering war. (Die Unkosten für diesen Omnibus-Aus- und Einbau für Stellmacher, Schmiede usw., Friesvorhang wurden mit 98 *M* berechnet.)

Nach diesen geringfügigen Veränderungen am Wagen, die einen halben Tag in Anspruch nahmen, konnten, neben Benutzung der Stirnwand durch 3 sitzende Kranke, oben und unten je 5 = 10 Krankentragen bequem Platz finden (Bild 78) und ein- und ausgeladen werden, indem die Tragen zunächst mit den Holmen auf die Gleitschienen gesetzt und vorwärts geschoben wurden. Die Schienen tragen an beiden Enden hakenförmige Vorstecker, um das Abgleiten zu verhüten. Auf ihnen werden die Tragen durch Klemmschrauben befestigt. Zwischen 2 Tragen konnten Begleiter bequem sitzen.

Vor allen andern erscheinen bei solcher Herrichtung diese Fahrzeuge kriegsbrauchbar, nachdem sie in den letzten Jahren nicht nur im Großstadtbetriebe, sondern auch im Überlandverkehr eingeführt sind.

Schon 1909 hatte z. B. das Bayerische Verkehrsministerium 29 Motorpostlinien im Bayerischen Hochgebirge, im fränkischen Flachlande und in der Bayerischen Pfalz eingerichtet, bei denen Steigungen bis zu 1 : 7 glatt genommen wurden. Das Eigengewicht dieser Wagen betrug 3000—5000 kg, der Brennstoffverbrauch 0,7 l für das Fahrtkilometer bei Höchstgeschwindigkeit bis zu 27 km und einer Motorleistung bis 35 PS.

Auf keinem anderen Wagen lassen sich solche zahlreichen Tragen so leicht und einfach unterbringen. Auf Landwegen und holprigen Straßen war die Lagerung gut und sicher. Die Federung genügte durchaus, weil bei dieser großen Belegung das bestimmte Belastungsgewicht erreicht wurde, für das die Federn eingestellt sind.

Seit jenen Versuchen sind gerade bei den Omnibussen ganz erhebliche Verbesserungen erzielt auf Grund der reichlichen Erfahrungen, die diese Wagen mit einer Höchstleistung bis zu 200 km täglich gebracht haben und die auch bei den großen Transportübungen des Kraftfahrbataillons bestätigt wurden. Der Antrieb mit Ketten oder

Zahnrädern wurde ersetzt durch Kardanantrieb, weil der Kettenantrieb nur in der ersten Zeit geräuschlos war, später aber sehr störend wirkte. Die. häufigen Zündungstörungen fallen bei den Hochspannungs-kerzenzündungen fast gänzlich weg, weil jezt im Gegensatze zu den bisherigen kurzen Funken länger dauernde Lichtbögen erzeugt werden, die viel gasärmere Gemische zünden können. Auch die selbsttätige Umlaufsschmierung hat eine erhöhte Betriebssicherheit herbeigeführt und andererseits durch die dem jeweiligen Bedürfnis angepaßte Öl-menge das lästige Qualmen des Auspuffgases gänzlich beseitigt.

b) Omnibus des Kraftfahrbataillons.

Zur Beförderung des Personals der fahrbaren Werkstätten hat sich das Kraftfahrbataillon in jüngster Zeit der Kolonnen-Omnibusse bedient, die in den Breitenabmessungen denen der ABOAG. gleich sind (Bild 79, 80, 81). Sie fassen 20 sitzende Personen und sind zugleich mit 8 Krankentragen 1913 ausgerüstet, mit Hilfe derer sie in kurzer Zeit in Krankenwagen umgewandelt werden können.

Der Unterbau ist geliefert von den Firmen NAG. und Mulag, der Oberbau von der Firma Lange und Gutzeit.

NAG.-Omnibus-Unterbau, vierzylindrig, PS. 33/40—45.

NAG.-Spritzvergaser, automatische Zündverstellung, Magnet Bosch.

Kerzenzündung. Asbestkonus-Kupplung. Eigengewicht des Wagenaufbaues 1800 kg. Eigengewicht des Wagenuntergestelles mit Bereifung 3160 kg.

Stahlräder mit Vollgummi, hinten Zwillingsbereifung.

Kardanantrieb. Rahmen: Halbeliptikfedern.

Mulag-Omnibus-Unterbau. 4 Zylinder-Viertakt-Motor 28/32 PS.

Spritzvergaser Mavel-Mulag. Bosch-Zweifunken-Hochspannungszündung.

Lamellenkühler. Entlastete Lederkonuskupplung.

Kettenantrieb. Betriebsfertiges Eigengewicht 4160 kg.

Stahlgußräder mit Gummibereifung. Betriebstoffbehälter für 350 km.

Inneneinrichtung des Oberbaues bei beiden Omnibussen gleich.

NAG.-Omnibus:

Lichte Länge des Kastens 4600 mm, lichte Breite 2050 mm und Höhe, in der Mitte gemessen, 1800 mm.

Zu beiden Seiten feste Fenster mit dicht schließenden, verschiebbaren Gar-dinen, über den Fenstern Lüftungsklappen, außen mit Holzrollstäben, innen mit verschließbaren Klappen. Die Türen in der Rückwand haben gleichfalls Fenster. In der Vorderwand ein Schiebefenster mit Sprechklappe.

Zur Benutzung als Omnibus: an den Seiten aufklappbare Längssitze.

Zur Benutzung als Krankenwagen: werden die Sitze hochgebracht und statt dessen auf jeder Seite 2 Krankentragen in der Länge und 2 übereinander auf Rahmen gesetzt, die mit Spiralfedern nach oben und unten befestigt sind.

An der Vorderwand ist an der Decke ein Kasten angebracht für Verbandzeug, Arzneimittel und frisches Wasser.

An der Vorderwand und in der Mitte zwischen den Säulen sind für das Begleitpersonal oder sitzende Verwundete noch mindestens 8 Plätze vorhanden.

Der Boden des Wagenkastens ist mit Linoleum belegt.

Alle Ecken und Kanten am Fußboden, in den Fensterrahmen usw. sind abgerundet.

Außen am Wagenkasten zu beiden Seiten befindet sich ein einsteckbares
Schild mit dem Genfer Kreuz auf der einen und dem Reichsadler auf der anderen Seite.

Der Führersitz ist in neuzeitiger Form bis in Höhe der Armlehnen umbaut.
Vor dem Fahrer eine ausklappbare Windschutzscheibe, an dem Verdecke wasser-
dichte Gardinen mit eingenähten Zelluloidscheiben und zu beiden Seiten Werkzeug-
und Kettenkasten in Subventionsausführung.

Einstieg von hinten durch 2 große Flügeltüren, die durch einen Verschluß zugleich geschlossen und verriegelt werden können. Durch diese Flügeltüren wird der
am hinteren Teile des Wagens angebrachte selbsttätige, herunterfallende Klapptritt
gehalten, sodaß ein Mitfahren von unberechtigten Personen ausgeschlossen ist.

Heizung abstellbar, durch Auspuffgase. Die Heizbleche sind mit Löchern
versehen und leicht abnehmbar.

Ergebnisse der Prüfungsfahrten mit dem NAG.-Kranken-
Omnibusse vom 2. bis 7. 12. 1913.

Der NAG.-Omnibus als Krankenwagen hat sich, abgesehen von
der Aufhängung der Tragen, bei den Versuchsfahrten im allgemeinen
als ein durchaus kriegsbrauchbarer Verwundeten- und Krankenbeförde-
rungswagen bewährt. Der Motor war durch den Regulator auf 27 km
stündliche Geschwindigkeit eingestellt und überwand alle Steigungen
der Straßen in Berlin und Umgegend mit dem 4. Gange, ohne daß
dabei weniger als 20 km stündlich geleistet wurden. Auch quer-
feldein, über unebenes Gelände auf dem Döberitzer Übungsplatze zog
der Motor gut durch, und erst unter 10 km Geschwindigkeit begannen
sich auf der nassen Heide die Räder einzumahlen. Das Geräusch
des Motors ist im Innern des Wagens kaum zu hören. Der bisher
bei Omnibussen noch so unangenehme Geruch nach verbrannten Gasen
fehlt selbst bei Benzolbetrieb vollkommen.

Dagegen vollzog sich das Umschalten zur größeren Geschwindigkeit, auch noch am Schlusse der Fahrten, oft ruckweise und stoßend.
Falls auch bei weiterer Übung des Führers mit diesem Wagen eine
Besserung nicht eintreten sollte, müßte diesem Übelstand abgeholfen
werden, da für Verwundete, vor allem Verwundete mit Knochenbrüchen, gerade die ruckweisen Geschwindigkeitsänderungen in der
Längsrichtung schmerzhaft und verhängnisvoll sind. Denn dabei werden
mehr als bei allen anderen kurzen Bewegungen die gebrochenen

Knochenenden trotz aller Verbände aneinander gerieben und in ihrer Lage zu einander verändert.

Die Führung des Wagens ist nicht schwer. Doch traten bei den gerade zur Zeit der Versuchsfahrten schlüpfrigen Straßen häufig Schleudern und Gleiten des Wagens ein, sodaß er sich selbst quer zur Straße stellte.

Die Schutzglasscheibe vor dem Führersitze läßt auch jede ebene Straße gewellt erscheinen, weil das Glas nicht vollkommen parallel ist.

Das Wagenäußere ist, abgesehen von den zu vielen und zu dicken Fensterschutzstäben, gefällig. Höhe und Breite ist derart, daß der Omnibus auch engere Zufahrtswege größerer Krankenhäuser gerade noch befahren kann.

Selbst stundenlanger Aufenthalt im Wageninnern war im allgemeinen durchaus angenehm. Der Schutz gegen alle Unbilden der Witterung ist vollkommen. Es stören der Lärm, der durch den oberen Riegel der Hintertür entsteht, und das Klappern der Tragen, solange sie unbelegt sind. Die Heizung durch die Auspuffgase genügt bezüglich der erzielten Wärmegröße allen Ansprüchen:

Wärme im Innern in Kopfhöhe bei Anwesenheit von 3 Personen (Fenster und Lüftungsklappen geschlossen, Außenwärme 8—10° C):

	a) vorne unmittelbar über dem Heizungsrohr	b) am seitlichen Hinterfenster
Vor der Fahrt	12,5° C	12,5° C
Nach 45 Min. Fahrt	15° C	13° C
Nach weiteren 30 Min. Fahrt . . .	16,5° C	15° C
30 Min. nach abgestelltem Motor . .	15° C	14,5° C
Nach 60 Min. ununterbrochener Fahrt	22,5° C	18° C

Die Verteilung der Wärme ist, wie die Übersicht zeigt, bei dieser Heizung durch die Auspuffgase weniger günstig. Über dem Heizungsrohr, also dort, wo die Köpfe der vorne Liegenden sich befinden, bis zu den Füßen der hinten Liegenden wurde ein Wärmeunterschied bis zu 4,5° festgestellt. Auch in der Empfindung macht sich dieser langsame Wärmeausgleich bemerkbar, indem in der Nähe des Heizrohres die Wärme unangenehm heiß und einseitig ausstrahlt und auch Geruchsbelästigung infolge Verbrennung staubiger Beimengungen der Luft auf dem heißen Heizbleche veranlaßt. Gesundheitlich besser ist zweifellos Warmwasserheizung durch das Kühlwasser des Motors. Wenn auch vielleicht durch Einfrieren Störungen zu befürchten sind, so wäre es bei weiterer Beschaffung von Omnibussen doch wünschenswert, eine solche Heizung zu erproben.

Das Aufhängen der Tragen in nebenstehend skizzierten Spiralfedern war dagegen noch nicht kriegsbrauchbar. Bei unebener Straße wirken die Schwingungen der Federn sowohl nach oben und unten, wie nach vorn und hinten zusammen. Die Schwankungen werden dabei so stark, daß auch bei beladener Trage die unteren Federn aus ihren Verbindungen springen und der Scheinverwundete auf der oberen hinteren Trage erst gegen die Decke des Wagens, dann auf den Wagenboden geschleudert wird. Dabei werden die Spiralfedern nach beigefügter Skizze verändert.

Bei der Verteilung von fast $^3/_4$ des Wagengewichts auf die hintere Achse sind die Schleuderbewegungen auf den Tragen hinten bedeutend heftiger als vorn und nehmen weiter mit dem senkrechten Abstande von der Rahmenfeder an Ausdehnung zu, sodaß die Lagerung auf den Tragen in folgender Reihenfolge schlechter wird: vorne unten, vorne oben, hinten unten, hinten oben.

Das Einbauen eines Rahmens mit Tragen durch 2 Mann nimmt 5—10 Minuten in Anspruch. Abbauen in der Hälfte der Zeit.

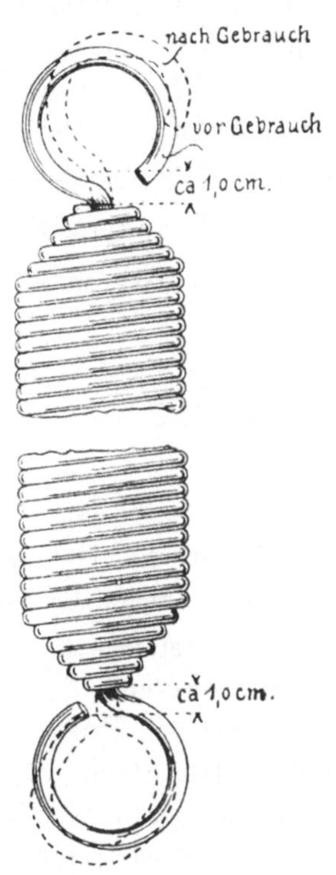

Bild r.

Die Rahmen für die Tragen (Bild 80) sind gänzlich überflüssig, erschweren unnötig den Wagen und beengen den Raum. Die Mittelsäulen mit den spitzen Haken, die zu Verletzungen leicht Anlaß geben, werden ebenfalls sofort beseitigt werden können, wenn statt der bisherigen Feststellung die Tragen in Lederriemen aufgehängt werden.

Der Mulag-Omnibus des Kraftfahrbataillons wurde nach diesem Vorschlage von der Firma Lange & Gutzeit umgebaut. Die Tragen lagen unmittelbar in Lederriemen, die mit Spiralfedern an der Wagendecke befestigt waren und auf S. 69 näher beschrieben sind. Die Prüfungsfahrten mit dieser Inneneinrichtung stellten durchaus zufrieden.

c) Omnibus der ABOAG.

Auf Grund der Ergebnisse mit diesen Omnibussen wurden im Februar 1914 erneute Krankenbeförderungsversuche mit einem von der ABOAG. ermieteten NAG.-Omnibus befohlen.

Die Allgemeine Berliner Omnibus-Aktien-Gesellschaft besitzt Kraftomnibusse der Firmen NAG., Daimler, Büssing, Saurer. Da der Wagenaufbau aber von der Gesellschaft selbst hergestellt wird, so kommt für die Zwecke der Verwundetenbeförderung weniger der Unterbau jener Firmen in Betracht als der Oberbau. Er unterscheidet sich in den Abmessungen nur in der Höhe des Innenraumes, indem die Decke bei der einen Art eine gewölbte, glatte Ebene bildet, bei der anderen aber in der Mitte unter den Decksitzen eingekerbt und mit Fenstern versehen ist.

Die Innenmaße der Omnibusse sind:

	Wagen mit glatter Decke	Wagen mit „Imperial"-Decke
Höhe:	1950 mm	Seite 1870, Mitte 2200 mm
Länge:	3595 „	3595 mm
Breite:	2000 „	2000 „

aa) Omnibus mit glatter Decke.

Gegen die frühere Querlagerung der Tragen in dem Omnibus sprechen folgende Gründe:

1. Erhebliche bauliche Veränderungen waren erforderlich, da die Hintertreppe und die Hinterwand entfernt werden mußten. An deren Stelle trat ein Friesvorhang. Da gerade die Hinterwand gegen den angesaugten Staub möglichst gedichtet werden muß, ist ein solcher Verschluß unzweckmäßig. Außerdem ging infolge des ungenügenden Abschlusses nach außen die nach den Erfahrungen des Balkankrieges für die Verwundeten notwendige Warmhaltung verloren.

2. Die 20 Decksitze für Leichtverwundete können nicht benutzt werden, wenn die Hintertreppe beseitigt ist.

3. Die Zugängigkeit zu den 8 vorderen Tragen ist äußerst erschwert, wenn nicht ausgeschlossen; das kann bei Nachblutungen auf dem Transporte leicht verhäugnisvoll werden.

Es wurde deshalb Längslagerung gewählt (Bild 82 und 83), und zwar vorne an jeder Seite 2 Tragen übereinander, hinten nur 1 Trage. Wegen der Kürze des Innenraumes liegt sie noch um 62 cm zwischen den Fußenden der vorderen Tragen. In der Mitte zwischen den vorderen Tragen sind außerdem 2 Tragen aufzustellen, so daß bei Längslagerung im ganzen 8 Tragen an Stelle von 10 bei Querlagerung unterzubringen sind. Dafür braucht aber jetzt einerseits an der Wagenwandung nur die hintere Schiebetür in eine Zuschlagstür umgewandelt zu werden; andererseits bleibt im Innern und auf der hinteren Plattform noch Platz für 2—5 sitzende oder stehende, auf Deck für 20 sitzende Leichtverwundete. Im ganzen also können 30—33 Verwundete mit diesem Omnibus befördert werden.

Die Tragen wurden zunächst entsprechend der ersten Versuche im Herbst 1911 mit Eisenschienen befestigt. Bei diesem Verfahren entstehen aber in der Bewegung solche klappernden Geräusche, daß die Vorteile des sonst so geräuschlos laufenden NAG.-Motors ganz verloren gehen. Es bleiben auch bei dieser ungefederten Aufstellung der Tragen und dem Vollgummireifen jene kleinschlägigen Erschütterungen bestehen, die bei der im Mulag-Omnibus des Bataillons bereits erprobten Aufhängung in gefederten Lederriemen (Bild 81) vollkommen fortfielen.

Es wurden deshalb zunächst an der einen Seite des NAG.-Omnibus die Schienen durch diese Lederriemen ersetzt, die oben durch 2 und 4, unten durch 1 Spiralfeder (Bild S. 65) mit Wagendecke und Wagenboden in Verbindung standen. Oben wurden sie mit Schrauben an eisernen Leisten befestigt, die an 2 benachbarten Querspriegeln lagen. Unten waren sie durch ein gefedertes Spannschloß und einen Bügel mit dem Boden beweglich verbunden. Seitlich trugen sie mit Leder bezogene Haken aus Eisenband zur Aufnahme der Tragebalken. Einzelheiten veranschaulicht die Skizze (Bild 83).

Eine Versuchsfahrt über mehr als 100 km, bei der auf der rechten Seite die Tragen starr in Eisenschienen befestigt waren, auf der linken federnd in den Lederriemen hingen, zeigte auch hier die wesentliche Überlegenheit der letzteren Aufhängung. Nur erwiesen sich die Federn als zu schwach, indem sie so weit nachgaben, daß die Tragen bei jeder Unebenheit der Straße unten auf den seitlichen Vorsprung aufstießen, in der unteren Befestigung hin und her schwankten und so stoßende Erschütterungen von unten verursachten. Diese Übelstände sind durch stärkere Zugfedern behoben.

Maße und Tragfähigkeit sind folgende:

Zugfedern an allen Mittelsträngen oben: 170 mm lang, 30 mm Durchmesser, Drahtstärke $5^1/_4$ mm bei 10 mm Zug = 40 kg Belastung;

Zugfeder unten am Spannschloß: 170 mm lang, 30 mm Durchmesser, Drahtstärke $5^1/_4$ mm bei 10 mm Zug = 40 kg Belastung;

Zugfedern an den Außensträngen oben: 130 mm lang, 30 mm Durchmesser, Stärke $5^1/_4$ mm bei 8 mm Zug = 40 kg Belastung;

Zugfedern an den Außensträngen unten: 135 mm lang, 20 mm Durchmesser, Stärke 3 mm bei 10 mm Zug = 18 kg Belastung.

Der NAG.-Omnibus wird zum Hilfskrankenkraftwagen in folgender Weise hergerichtet:

1. Im Innern werden die Sitzbänke und die 4 Haltesäulen entfernt (für die Deckenbelastung ohne Belang).

2. Die Schiebetür wird in eine Zuschlagstür umgeändert, da sonst die Türbreite selbst für die schmalen Krankentragen 1913 nicht ausreicht.

3. 18 Lederriemen in 5 verschiedenen Abmessungen (Bild 83) werden durch Spiralen am oberen Ende federnd befestigt mit Hilfe von eingeschraubten Eisenschienen. (Seitliche Schwankungen der Tragen verhindert an der Außenwand eine Lederschlaufe, die dagegen Auf- und Niedergleiten gestattet.)

4. Zum Festhalten wird 2—3 cm oberhalb der Mitte der Tragen je eine Halteschlaufe angebracht.

5. Zur Verständigung mit dem Wagenführer erhält die mittlere Fensterscheibe der Stirnwand zwischen unterem und mittlerem Drittel ein aufklappbares rundes Sprechfenster.

6. Gardinen zum Schutze der Verwundeten gegen Einsicht von außen und blendende Sonne.

Eine zweite Prüfungsfahrt am 11. 2. 14, wobei sämtliche Tragen in Lederriemen hingen, ergab, daß die Hilfskrankenkraftwagen in der jetzigen Anordnung (Bild 82) durchaus kriegsbrauchbar sind und den Liegenden bei einer dem Gelände angepaßten Geschwindigkeit bis zu 30 km die schonendste Beförderung gewährleisten.

Einladen hat in folgender Reihenfolge zu geschehen: Rechts oder links vorne oben, hinten, vorne unten, mitten oben, mitten unten. Ausladen umgekehrt.

Zum Ein- und Ausladen sind 4 Mann erforderlich. 2 Mann bringen die Tragen in den Wagen, indem sie die Tragestangen mit dem Handrücken nach innen umfassen, um sich bei den schmalen Eingängen nicht zu verletzen; denn bei dem Plattformaufstiege bleibt der Breite der Trage nur ein Spielraum von 3,5 cm, bei der Hinterwand von 7 cm. Vom Wagenboden heben alle 4 die Trage in die Lederhaken, wobei ein Mann zwischen Trage und Stirn- oder Hinterwand noch genügend Platz findet. Zwischen der mittleren und äußeren Trage bleibt ein Spalt von 20 cm, der gerade genügt, um hindurchzutreten. Ein- und Ausladen durch 4 Mann im Innern des Wagens und 9 Mann außen dauerte bei nicht geübter Mannschaft 15 Minuten.

Die Decksitze sind auf manchen Straßen durch niedrige Baumzweige gefährdet, werden aber bei Anpassung an die Straße fast immer benutzt werden können. Sie sind daher für die Beförderung von Leichtverwundeten beizubehalten und nur gelegentlich im Notfalle zu entfernen, auch aus dem Grunde, daß erst ein besetztes Deck die beste Federung des Wagens erzielt.

bb) Omnibus mit „Imperial"-Decke.

Auch in den Omnibussen mit Oberlicht und erhöhtem Mittelgang unter den Decksitzen sind die gefederten Lederriemen ohne weiteres zu verwenden, indem entweder die Einkerbung durch Leisten überbrückt wird, oder mit Hilfe von Längsschienen.

Unter Berücksichtigung der Erfahrungen bei dem Omnibus mit glatter Decke wurde das letztere Verfahren ausgeführt. Durchweg mit je 2 Spiralfedern wurden die Riemen an 4 eisernen Längsschienen befestigt, die an den Fensterseiten und in der Mitte des Wagens ihre Stütze an den vorhandenen Querstahlspriegeln der Decke fanden, wie es Bild 84 näher veranschaulicht. Unten trugen die Lederriemen, die die 6 vorderen Tragen aufzunehmen hatten, Schnallen, so daß sie nach Bedarf verkürzt werden konnten.

Als Zugfedern wurden nur 2 Arten verwandt.

1. Länge ungespannt 170 mm, Durchmesser 30 mm, Drahtstärke 4,5 mm,

    gespannt bei 10 mm Auszug = 60 kg Tragkraft,

    „ „ 30 „ „ = 130 „ „ .

2. Länge ungespannt 130 mm, Durchmesser 30 mm, Drahtstärke 4,5 mm,

    gespannt bei 10 mm Auszug = 70 kg Tragkraft,

    „ „ 30 „ „ = 95 „ „ .

Im übrigen entsprach die Ausrüstung der des Omnibusses mit glatter Decke.

Die Prüfungsfahrt von fast 150 km Länge (Berlin—Potsdam—Werder—Paretz—Spandau—Berlin) über gute und schlechte Straßen in 5 Stunden ergab bei voller Belastung des Wagens (30 = 8 liegende, 20 Mann auf dem Deck und 2 Mann im Innern oder außen auf der hinteren Plattform), daß diese Beförderungsart durchaus allen Anforderungen gerecht wurde.

Nur die vordersten Zugfedern sind noch um einige Millimeter nach vorn zu versetzen, damit die jetzt sämtlich versperrten Lüftungsklappen vorne wieder geöffnet werden können.

Wenn die für jeden Omnibus erforderlichen 18 Lederriemen mit Zugfedern in 5 verschiedenen Ausführungen (gemäß Bild 83 und 85) und 4 eiserne Längsschienen vorrätig gehalten werden, sind an einem Tage mehrere Omnibusse zu Hilfskrankenwagen herzurichten. Hierfür wird in erster Linie die letztere Wagenart in Frage kommen.

Da sich so die Omnibusse für Personenbeförderung im Frieden hervorragend bewährt haben und in dieser Form schnell für die Verwundetenbeförderung herrichten lassen, ist es wichtig, daß die vorgeschlagenen und bewährten **Maße** und Stützpunkte im Kastenbaue genau eingehalten werden. Während es für die Zwecke der Personenbeförderung gänzlich gleichgültig sein kann, ob die Breite des Wagens um einige Zentimeter schwankt, ob die Stärke der Wandungen dicker oder dünner ausfällt, ob Stützpunkte für die Krankentragen angebracht werden oder nicht u. a. m., entstehen bei der Unterbringung der Heereskrankentragen, z. B. durch Verminderung oder Vermehrung der Breite, so erhebliche Schwierigkeiten, daß die erprobten Lagerungen sofort in Frage gestellt werden.

Die Behauptung, daß bei den neuesten Wagen der ABOAG. angeblich die Wandungen nicht kräftig genug seien, um die oberen Tragen aufzunehmen, trifft nicht zu. Es wurde festgestellt, daß die Breitenmaße des Oberbaues bisher bei fast allen Wagen schon aus polizeilichen Gründen beibehalten sind. Wenn auch für eine Verkehrsgesellschaft die Aussicht, im Kriege durch Abgabe solcher Wagen empfindlich geschädigt zu werden, gewiß nicht verlockend ist, so ließen sich dennoch auf dem Wege der Subvention Einfluß auf möglichstes Innehalten der Maße gewinnen und die Kriegsbrauchbarkeit für die Verwundetenbeförderung sicherstellen.

6. Bulgarisches Sanitätsautomobil der Daimler-Werke.

Auch mit dem schon auf S. 29 beschriebenen Bulgarischen Sanitätsautomobil der Daimler Motoren-Gesellschaft (Bild 28, 29, 30) wurden Versuche auf Kriegsbrauchbarkeit angestellt.

Unter der Annahme, daß nach einer Schlacht in der Gegend von Zossen vermehrtes Sanitätspersonal notwendig wurde, sollte der Krankenwagen vom Lazarett Berlin-Tempelhof nach Zehrendorf möglichst schnell Sanitätsunteroffiziere, auf dem Rückwege aber Verwundete befördern.

Das Sanitätsautomobil wurde daher mit Verbandmitteln des Sanitätsdepots und mit Wasser versehen, sowie mit 6 Mann voll belegt, unter denen ich die obere und untere Trage sowohl mit Kopf nach vorne als auch nach hinten liegend erprobte, während von den anderen Personen noch einer auf der 2. Trage untergebracht wurde, die anderen 4 auf den Bänken bequem Platz hatten.

Abfahrt vom Lazarett am 18. März 1913 8⁴⁰ vorm., Ankunft in Zehrendorf 9³⁸ vorm., sodaß der 37,5 km lange und meist ebene Weg auf fast durchweg guter Straße über Lichtenrade, Dallwitz, Gr. Machnow, Dabendorf, Zossen mit durchschnittlicher Stundengeschwindigkeit von 38 km zurückgelegt wurde. Mit der Stoppuhr wurde dabei für 1 km auf ebener Straße 56,2 km Höchstgeschwindigkeit gemessen. Bei dieser Fahrt traten auf schlüpfriger Straße leicht Schleudern und Rutschen des Wagens infolge der Vollgummibereifung der Hinterräder ein. Die Federung war bei der Luftgummibereifung der Vorderräder auf dem Führersitz eine bei weitem bessere als im Wageninnern. Auf der Trage selbst war dieser Unterschied sehr deutlich. Während bei der Lage mit Kopf nach hinten auf der unteren Trage die dauernden Erschütterungen und Zitterbewegungen unangenehm waren, fühlte man sich bei umgekehrter Lage mit Kopf nach vorne und auch bei längerer Fahrt unbelästigt. Auf der oberen Trage sind die kleinschlägigen Erschütterungen im ganzen viel geringer und weniger zu spüren, die seitlichen Pendelungen und Schwankungen dagegen durch Federung der Trage erheblicher; sie waren beim Fahren durch eine Furche (Geschwindigkeit etwa 10—15 km) so ausladend, daß ich mit dem Kopfe gegen die Wagendecke flog, weil die Befestigung der Trage am Vorderende durch den Bügel vergessen war. Diese Befestigung in den U-Schienen ist also unbedingt notwendig. Sie ist wohl praktisch, erzeugt ·aber in dieser Form (Bügel, der durch schlüsselartigen Stift befestigt ist) einen klappernden Lärm, indem die locker sitzenden Bügel mit Stift und Kette aneinander schlagen, sodaß schon die Nerven des Gesunden darunter zu leiden haben. Die am heruntergelassenen Sitzbrette befindlichen Bolzen (ohne Mutter) zogen sich bei längerer Fahrt heraus. Dadurch wurden auch das Seitenbrett gelockert und der Lärm vermehrt.

Die Verständigung vom Wageninnern aus durch das nach vorne schlagende Fenster und den fast 40 cm tiefen Spalt durch die Verbandmittelräume hindurch gelang nur schwer. Die Luft im vollbesetzten Wagen, mit heruntergelassenen und befestigten Segeltuchvorhängen, war bei kühlem Wetter gut.

An der Trage fehlen Schnallenbänder zur Befestigung des Verwundeten. Es können daher beim Einladen und Einschieben der belegten Tragen gesunde und verwundete Gliedmaßen, die über die Rahmenbreite hinausragen, leicht verletzt werden. Der hintere Segeltuchvorhang hängt, aufgerollt, so niedrig, daß der Kopf des Liegenden beim Ein- und Ausladen der oberen Trage anstößt. Ebenso belästigt das zurückgeschlagene Verdeck über dem Führersitz am Hinterkopf.

Aus dem ‚gefüllten Wasserbehälter drängt sich durch das Luftloch im Verschlusse dauernd Wasser heraus. Das Einfüllrohr für den Benzinbehälter liegt im Streufelde der Hinterräder und so unter ihrem Schutzrahmen, daß beim Öffnen des Verschlusses das Innenrohr selbst häufig verschmutzt wird.

Bei großer Tourenzahl ist das singende Geräusch des Lastwagenmotors und des Triebrades wenig angenehm.

Unter der Annahme, daß die großen Landstraßen nach Berlin durch marschierende Truppen eingenommen und für Sanitätsformationen nicht zu benutzen waren, sollte sich das Sanitätsautomobil auf dem Rückwege von Zehrendorf nach Mittenwalde auf Land- und Waldwegen durchschlagen. Das gelang bei dem Gewichte des Wagens und dem betriebssicheren Motor vorzüglich. Selbst auf Sandwegen kam der Wagen bei voller Belegung gut vorwärts und mahlte sich nur zweimal ein. Nachdem die Leichtverwundeten ausgestiegen waren und mitgeholfen hatten, ging es jedoch nach Vorbereitung einer Radspur mit der Schaufelausrüstung glatt wieder vorwärts, sodaß bald über Tetz Mittenwalde erreicht wurde und der Wagen über Brusendorf, Selchow, Klein- und Groß-Ziethen, Buckow, Mariendorf nach $2^1/_2$ stündiger Fahrt 1^{30} in Tempelhof eintraf.

Die zweite Versuchsfahrt am 19. März 1913 galt der Prüfung des Wagens auf verschiedener Straßenpflasterung und bei Steigungen. Dabei bewährte sich der Motor überall. Fast immer konnten selbst mit dem 4. Gange alle Steigungen in und um Berlin genommen werden.

Auf Asphalt und Holz war die Fahrt natürlich am angenehmsten; bei Kleinpflaster (Döberitzer Heerstraße) war das Geräusch noch erträglich. Bei dem immerhin verhältnismäßig guten Kopfsteinpflaster der Hauptverkehrswege in der Umgebung von Berlin war das Geklapper, namentlich der Metallteile der Tragen stark.

Die dritte Versuchsfahrt am 20. März diente der Beleuchtungsfrage und wurde deshalb von abends 7—9 Uhr über Zehlendorf, Wannsee, Pichelsberg, Döberitzer Heerstraße ausgeführt. Die Azetylen- und Petroleumbeleuchtung vorne genügte allen Ansprüchen; hinten dagegen versagten die Petroleumlampen infolge der Erschütterungen bei Vollgummibereifung. Auch das anhaltende Geklapper im Innern des Wagens wurde in der Einsamkeit und Dunkelheit vermehrt unangenehm empfunden. Der Betriebsstoffverbrauch an Benzin auf dieser Fahrt bei 45 km betrug 20 l.

Weiter ist dieser Wagen bei der Transportübung des Kraftfahrbataillons vom 7.—26. Juli 1913 im Thüringer Wald erprobt worden, bei der insgesamt 988 km gefahren und tägliche Messungen des mitgeführten Wassers aufgezeichnet wurden, wie die Übersicht (S. 73) wiedergibt.

Fahrtergebnisse:

I. Der Wagen der Daimler-Motoren-Gesellschaft von der Art des 1 t-Lastkraftwagens ist im allgemeinen durchaus kriegsbrauchbar. Er überwand auch alle schlechten Wege mindestens ebenso glatt wie ein pferdebespannter Wagen.

Unter Beibehaltung der sicherlich weit widerstandsfähigeren Vollgummibereifung an den Hinterrädern würde dem Schleudern des Wagens auf schlüpfriger Straße oder Asphalt durch Zwillingsbereifung oder Keilnuten nach Art derer der Kraftomnibusse erfolgreich entgegengewirkt werden. Für Verwundete wäre jedoch auch an den Hinterrädern Luftgummibereifung mit leicht auswechselbaren Felgen zu wünschen.

Die Benzineinfüllöffnung ist an eine schmutzsichere Stelle zu verlegen.

Der beim Fahren entstehende ganz erhebliche Lärm muß durch bessere Sicherung der Bolzen, Ersatz der eiseren Tragenbügel durch hölzerne oder andere Mittel vermindert werden. Auch könnten die Tragen durch Wegfall der Rollen vereinfacht und widerstandsfähiger gemacht werden. Bei ihrer guten Federung ist eine sichere Befestigung vorn und hinten in den Gleitschienen unbedingt erforderlich. Zum sicheren und schnelleren Einsetzen der Tragenfüße beim Einladen sind die U-Schienen im Anfangsteile trichterförmig zu erweitern.

Wärme des Wassers im Bulgarischen Sanitätsautomobil.

Tag	Luft		Wasser		gefahren	Wärme-
	morgens 6—8	abends 6—8	morgens 6—8	abends 6—8	km	anstieg
7. 7. 1913	—	—	13⁰	—	98	—
8. 7. 1913	—	—	10⁰	—	95	—
9. 7. 1913	—	—.	14⁰	—	65	—
10. 7. 1913	—	—	18ᶜ	—	50	—
11. 7. 1913	—	—	18,50	20⁰	—	+ 1,50
12. 7. 1913	—	—	17⁰	19⁰	—	+ 2⁰
13. 7. 1913						
14. 7. 1913	—	—	16⁰	19⁰	86	+ 3⁰
15. 7. 1913	—	—	18⁰	21⁰	103	+ 3⁰
16. 7. 1913	—	—	10⁰	14⁰	95	+ 4⁰
17. 7. 1913	—	—	13⁰	18⁰	—	+ 5⁰
18. 7. 1913	—	—	14⁰	17⁰	—	+ 3⁰
19. 7. 1913	—	—	11⁰	16⁰	—	+ 5⁰
20. 7. 1913						
21. 7. 1913	11⁰	14⁰	12⁰	12,50	—	+ 0,50
22. 7. 1913	13⁰	14⁰	12⁰	13⁰	—	+ 1⁰
23. 7. 1913	12⁰	13⁰	13⁰	13⁰	—	+ 0⁰
24. 7. 1913	17⁰	18⁰	13⁰	20⁰	114	+ 7⁰
25. 7. 1913	15⁰	20⁰	17⁰	18⁰	142	+ 1⁰
26. 7. 1913	18⁰	24⁰	16⁰	22⁰	140	+ 6⁰

Zusammen 988 km

Die Wasserwärme war demnach abhängig:

1. von der Wärme der Außenluft,
2. von der vom Motor entwickelten Wärme.

Die geringste Wärmezunahme bei ruhendem Motor war + 0⁰, die größte bei laufendem Motor + 7⁰. Trotzdem blieb der Geschmack gut und angenehm.

Wird Vollgummibereifung an den Hinterrädern aus wirtschaftlichen Gründen beibehalten, so sollte die übliche Lagerung mit dem Gesichtspunkte, daß der verletzte Teil nach der zugänglichsten Seite zu liegen kommt, verlassen und dahin geändert werden, daß der verletzte Teil möglichst nahe der Luftgummibereifung gelagert wird, zumal die Federung aller Kraftwagen infolge der Lage zwischen den beiden Achsen vorne besser ist als hinten: Kopf- und Armverletzung mit Kopf nach vorn, Beinverletzung mit den Füßen nach vorne.

Das nach vorn klappende und nur von vorne zu öffnende Fenster ist durch ein Schiebefenster zu ersetzen, auch ist die Verständigung vom Wageninnern aus durch ein Sprachrohr zu vervollkommnen.

Das Luftloch im Verschlusse des Wasserbehälters ist durch ein Ventil wasserdicht zu machen.

II. Die Krankentragen dieses Wagens können durch die längere Veledatrage nicht ersetzt werden.

Die Krankentrage des Heeres mit einzuschiebenden Holmen paßt der Länge nach in die unteren Stände, der Breite nach jedoch nicht. Die U-Schienen müssen um einige Zentimeter von einander entfernt werden, wenn die Tragefüße darin gleiten sollen.

III. Zur vollständigen Erschöpfung der Versuche erschien es notwendig, die Frage zu prüfen, ob der Wagenkasten des Sanitätsautomobils auf das Untergestell im Lande weit verbreiteter Personenwagen aufzusetzen wäre. Das Kraftfahrbataillon ließ deshalb Versuche mit Personenkraftwagen verschiedener Firmen vornehmen, die jedoch keinen Erfolg hatten. Die karossable Länge dieser Fahrzeuge war bedeutend kleiner als 2750 mm, die für den Aufbau dieses Sanitätsautomobils erforderlich sind. Infolge Kröpfung seiner Längsträger müssen ferner hohe Leisten aufgelegt werden; auch wäre die Höhe des Führersitzes entsprechend zu ändern.

7. Personenwagen.

a) Ohne Wagenkasten (Karosserie).

Wenn also auch der Kasten des Bulgarischen Sanitätsautomobils auf das Untergestell der Personenwagen des Kraftfahrbataillons und der meisten bürgerlichen Kraftwagen nicht ohne größere Umänderungen aufzusetzen ist, so erscheint dennoch die Bereitstellung lediglich der fertigen Krankenwagenkästen für den Mobilmachungsfall erwägenswert. Schon seit 1907 hat auf Rat des Generalarztes Dr. Gerstacker der Badische Landesverein vom Roten Kreuz derartige Versuche angestellt, indem nach dem Muster des Heereskrankenwagens 95 Kästen gebaut und auf den Rahmen von Personenwagen der Süddeutschen Automobilfabrik Gaggenau aufgesetzt wurden (Bild 86).

In einem solchen Behelfskrankenwagen konnten außer dem Führer und Begleiter auf dem Vordersitze 2 sitzende Kranke und innen 4 liegende Kranke bequem untergebracht werden. In dem Unterkasten, der unter dem eigentlichen Transportkasten zur Erhöhung über den Radstand lag, wurden Gepäck, Ausrüstung, Gewehre der Kranken aufgehoben. Für die Wasserfässer war der schmale Raum unter dem vorderen Verwundetensitze vorgesehen.

Maße: Der Wagenaufsatz zur Aufnahme von vier Krankentragen neuer Art mit einschiebbaren Holmen, je 2 übereinander, 2,10 m lang, 1,40 m hoch, 1,30 m breit innen im Lichten. Die Bodenfläche ist über die Vorderwand verlängert zur Anbringung eines 30 cm breiten Sitzes für Leichtverwundete im ganzen 2,60 m lang. Rahmengestell aus 8—10 cm starken Hölzern. Je 3 Pfosten auf jeder Längsaußenseite und in der mittleren offenen Scheidewand. Je 3 Längsholme unter dem Dach oben, in der Mitte längs (davon der mittelste doppelt), unten längs, außerdem 3 Querschwellen unten und 3 Querholme oben. Das Dach mit 10 cm Wölbung, mit 8 Gewölberippen einschließlich des Vorder- und Hinterabschlusses, auf beiden Längsseiten je 10 cm Überstand, unter den Dachrändern außen Eisenstangen zum Aufschieben der Zuggardinen, überall noch Schnallen zum Festmachen der Vorhänge. Die hinteren Klapptüren und die unteren Längsbretter je 30 cm hoch. (Die Klapptür für die oberen beiden Tragen fehlt in der Zeichnung.) Die Tragen werden auf ihren Füßen auf Schienen eingeschoben. Für das untere Paar Tragen sind die Schienen auf dem Wagenboden aufgeschraubt, sogenannte U-Eisen, 40 auf 26 mm. Für das obere Paar Tragen werden diese U-Schienen auf seitlichen Einschnitten der Längsholme befestigt, oder man bringt auf diese Einschnitte Winkeleisen von je 5 cm Blattseite an. In der Mitte zwei Längsholme, eine für jede Trage besonders. Beim Anbringen dieser Schienen gibt das Maß der Krankentragen von 57,5 cm die Bedingung des Zwischenraumes. Vorrichtungen zum Aufhängen der oberen Tragen an der Wagendecke sind nicht zu empfehlen. Die Wagendecke darf nicht belastet werden.

Sind solche Kastenaufsätze kriegsbrauchbar? Würde es zweckmäßig sein, sie bereits im Frieden in großer Anzahl zu beschaffen, um im mobilen Verhältnis eine ausreichende Anzahl Wagen zur Verwundetenbeförderung zur Verfügung zu haben?

Zweifellos würden dadurch eigentliche Kriegskrankenwagen überflüssig und so nicht nur die erheblichen Anschaffungskosten, sondern auch die schwierige und kostspielige Verwaltung erspart werden. Vor allem aber würden solche Wagen nicht wie die besonderen Kriegskrankenwagen veralten und die fast ständig ruhenden Motoren nicht unbrauchbar werden. Wenn es daher möglich wäre, kriegsbrauchbare Lagerungsvorrichtungen herzustellen, die im Mobilmachungsfalle leicht und betriebssicher auf den Rahmen von Personenwagen gesetzt werden könnten, so würden solche Wagen selbst eigentlichen Kriegskrankenwagen vorzuziehen sein.

Bei den am 1. Januar 1912 in Deutschland schon vorhandenen 63162 Personen- und 6894 Lastkraftwagen werden nun Wagenunterbaue in Genüge der Heeressanitätsverwaltung zur Verfügung sein; insbesondere eignen sich die im öffentlichen Verkehre stehenden Personen- und leichten Lastkraftwagen wegen der Luftbereifung hervorragend zum Transport, nicht aber die fertigen Kastenaufsätze der oben erwähnten Art. Denn abgesehen von der schwierigen Unterbringung solcher geräumigen Aufbauten sind sie über Jahre hinaus schwer in Stand zu halten und gegen unsanfte Behandlung sehr empfindlich. Allen diesen Anforderungen genügen aber Lagerungsvorrichtungen aus Mannesmannrohr, das sich sowohl bei zahlreichen Versuchen in Friedenszeiten, als auch besonders im letzten Balkankriege in mehr oder minder großer Ähnlichkeit mit der Linxweilerschen Vorrichtung bewährt hat.

Wie Bild 87 zeigt, läßt sich die für Eisenbahnwagen bereitgehaltene Linxweilersche Vorrichtung auf den meisten Personenkraftwagen nicht verwenden, weil sie so lang ist, daß ihre Mitte bereits hinter die Hinterachse zu liegen kommt, und daher die Betriebssicherheit solcher Wagen nicht gewährleistet ist. Auch ist die Vorrichtung bei engster Aneinanderstellung der beiden Gestellhälften so breit, daß sich die äußeren, seitlichen Verbindungstangen außerhalb der Räder befinden. Es fehlt weiter ein allseitiges Schutzdach, das imstande ist, die Verwundeten gegen die erhebliche Abkühlung während der Fahrt und gegen die Unbilden der Witterung zu sichern. Diese Anforderungen müssen aber erfüllt sein, wenn wir auf eigentliche Kriegskrankenwagen verzichten wollen.

Die erste bei der Übungskommission des Kraftfahrbataillons angefertigte Lagerungsvorrichtung (Bild 88) für Personen- und Lastkraftwagen von mindestens 9 PS. bestand aus (Skizze 89):

1. dem hölzernen Führersitze,
2. der hölzernen Unterlage,
3. dem eisernen Tragengestelle,
4. dem Schutzdach aus Segeltuch.

1. Ein Führersitz ist nur dann erforderlich, wenn der abzunehmende Wagenkasten mit dem Führersitz fest verbunden ist.

2. Die hölzerne Unterlage soll möglichst tief gelagert sein. Sie ruht auf 4 Querbalken, die auf dem Wagenunterbaue befestigt sind, und hat jederseits einen Ausschnitt für die Hinterräder. Dieser Ausschnitt muß so groß sein, daß die Antriebsketten der Hinterräder frei liegen. Maße und Form dieser Unterlage ergeben sich aus Skizze 89.

Eine abgeschlossene Unterlage für die eiserne Lagerungsvorrichtung könnte überflüssig erscheinen. Sie ist notwendig nicht für die Festigkeit des Gerüstes, wohl aber zur Abwehr von Schmutz, Staub und Rauch und zum Ein- und Ausladen der Verwundeten.

3. Die eigentliche Lagerungsvorrichtung bestand aus Mannesmannrohr von verschiedener Stärke und Länge. 3×2 Säulen (Skizze 89 *c* und *d*), von denen die beiden mittleren 100 mm höher sind, um das Segeltuch dachförmig seitlich abfallen zu lassen, sind die Stützen des Gestelles, zwischen denen je 2 Tragen übereinander federnd aufgehängt sind. Die Säulen ruhen in Querträgern von U-Eisen (65 mm hoch und 42 mm breit) (*l*), die mit Eisenklammern auf der Holzunterlage befestigt sind. Die 6 Rohrsäulen werden durch Schieberriegel in den Querträgern gehalten, sind oben verbunden durch Rohre, die zugleich dem Segeltuch als Stützgerüste dienen (*e*), seitlich durch 3×2 scherenförmige, mit Bajonettverschluß gesicherte Streben (*h*). So hat das Gerüst in sich eine ausgezeichnete Festigkeit und ist imstande, auch der starken Federung und der mit den oberen Tragen

unverhältnismäßig hoch angreifenden Belastung vollständig Genüge zu leisten.

Die Tragen werden aufgehängt teilweise wie bei Linxweilers Vorrichtung durch Querrohre (*g*), die auf den in den Rohrsäulen befindlichen Spiralfedern liegen. In der mittleren Säule ist jedoch eine besonders starke Feder notwendig, weil auf ihr beide Tragen in Form eines T-Stückes ruhen. Über dessen seitliche Enden werden die hohen Querträger in der Mitte gesteckt, während sie sich seitlich mit ihren knopfförmigen Verdickungen unmittelbar auf die Federn stützen. Diese Lagerungsvorrichtung ist 350 mm schmäler (Breite 1420 mm) und 200 mm kürzer (Länge 2030 mm) als die für Eisenbahnwagen bereit gehaltene Linxweilersche Vorrichtung. Sie läßt sich daher auf alle neuzeitigen Kraftdroschken von 9 Steuer-PS. aufwärts mit Leichtigkeit aufbauen.

4. Schutz gegen Witterungsunbilden, gegen Rauch und Staub, gegen Einsicht gewährt ein Segeltuchüberzug, der nur vorne einen durch Schnallen verschließbaren Schlitz hat und im ganzen über die Lagerungsvorrichtung gestülpt wird. Auch an der hölzernen Unterlage wird er mit Schnallen festgehalten und straff gezogen. Licht erhält das Innere durch je zwei amerikanische Fenster vorne und hinten, von denen die vorderen aufzuklappen sind und so zugleich zur Lüftung und Verständigung mit dem Begleit- und Fahrpersonale dienen. Aufbau der Lagerungsvorrichtung und Einladen von 4 Liegenden nehmen durchschnittlich 27 Minuten in Anspruch.

Nach mancherlei Veränderungen und größeren Versuchsfahrten, besonders auch über schlechte Wege, und mit großer Geschwindigkeit hat sich diese für Personen- und leichte Lastkraftwagen gebaute Lagerungsvorrichtung als durchaus kriegsbrauchbar erwiesen, indem sie allen Anforderungen an Sicherheit, Festigkeit und Dauerhaftigkeit, Ausnützung der Wagen für liegende Verwundete weitestgehend Rechnung trägt, auch unbenutzt zu Friedenszeiten wenig Raum und Erhaltungskosten beansprucht.

Auf Grund unserer Erfahrungen hat jetzt die Firma Linxweiler ein Muster für Kraftwagen hergestellt (Bild 90 und 91), das sich von dem in K.T.O. Ziffer 168 und Bild 46a beschriebenen durch folgende Punkte unterscheidet.

Die mittleren Rohrsäulen zweier Gestelle sind in einem Luftabstande von 1,5 cm miteinander durch Schellen oben und unten fest verbunden. Infolgedessen hat das Gerüst einen solchen Halt, daß die innern Kreuzdoppelstreben wegfallen konnten. An Stelle der vier Kreuzdoppelstreben sind nur zwei an den Außenseiten nötig. Durch ein Hinaufrücken dieser Verstrebungen nach oben ist eine noch größere Standfestigkeit erreicht, ebenso durch eine mittlere Längsstange, die die mittleren Doppelrohrsäulen oben verbindet.

Länge der Rohrsäulen . . . . . . 123 cm (132,5 cm)[1]
„ „ Kreuzdoppelstreben . . 230 cm (220 cm)
„ „ Längsstangen . . . . 205 cm (225 cm)
„ „ Querstangen . . . . 138 cm (2 × 77 cm)
„ „ Querstück . . . . . 66 cm (76 cm)
„ „ Schlaufen für die Tragen 15 cm (19 cm).

Die Breite des jetzigen Doppelgestells ist um 30 cm, die Länge um 20 cm und die Breite jeder Hälfte um 10 cm geringer.

Das Wesentliche dieser Lagerungsvorrichtung ist der eiserne Rahmen. Er besteht aus zwei 209 cm langen ⊃-förmig hochgestellten Längsschienen mit der offenen Seite nach innen, die 32 cm vom vorderen Ende bajonettförmig nach unten um 1,5 cm abgebogen sind. Vorn und hinten sind sie durch zwei 130 cm lange, 8 cm breite U-förmig nach oben offenen Eisenschienen verbunden, in denen die verstellbaren, 148 cm langen Bodenschwellen der Linxweiler'schen Lagerungsvorrichtung ruhen. Die Längsschienen liegen auf zwei 110 cm langen Querstücken mit einem 37 cm langen und 1,8 cm breiten Querschlitz an den Enden. In ihnen läuft ein 14 cm langer Riegel, der bis unter die Oberseite des ⊃-förmigen Wagenrahmens geschoben und hier mit Schrauben festgestellt wird. Der Schlitz ermöglicht gleichzeitig ein Verstellen der Längsschienen und Querstücke gegeneinander, so daß der Rahmen auf jeden Wagen über 9 P.S. paßt. An der Oberseite der Längsschienen sind außerdem zwei Querbretter mit Schrauben befestigt, auf denen Längsbretter als Abschluß des Gestells nach unten genagelt werden.

An den vorderen Rohraußensäulen, 49 cm von der Bodenschwelle entfernt, werden mit Hilfe von Schellen zwei U-förmig gebogene Flacheisen angebracht, auf denen das 30 cm breite und 146 cm lange Führersitzbrett liegt. Nach unten ist es auf der vorderen Bodenschwelle durch 47 cm lange und 1,2 starke, bewegliche Eisenstangen gestützt. 77 cm über der Bodenschwelle wird als Rückenlehne für den Führer ein 10 cm breites und 146 cm langes Brett von oben in zwei an den Außensäulen befestigte Schellen eingehängt. Der Boden unter dem Führersitz ist gegen den Unterbau durch Querbretter abgedeckt, die durch Ausschnitte an den vorspringenden Schrauben festgehalten werden.

---

1) Die eingeklammerten Zahlen sind die Maße bei dem Linxweiler'schen Gestell für Eisenbahnwagen.

Die ganze Lagerungsvorrichtung wird durch Segelleinwand vor Staub und Regen geschützt (Bild 92). Sie überragt das Gestell nach vorne als Schutzdach für den Führersitz um 100 cm. Die Segelleinwand wird oben durch 3 205 cm lange Längsstangen gestützt, die auf 16 cm langen Eisenzapfen in den oben offenen T-Stücken der Querstangen ruhen. Die Stützen für das Führerschutzdach bestehen aus leichten Hohlstangen und sind mit den Längsstangen des Gestells durch T-Stücke und übergreifende Muffen verbunden. Die mittlere Längsstange liegt um 15 cm höher als die Seitenlängsstangen.

Die ganze Segelleinwand wird an den vier Außenseiten durch Schnallen und Druckknöpfe geschlossen. Sie hat an den Seiten je eins und vorne und hinten je zwei Fenster aus amerikanischen Glas, von denen das linke vordere und linke seitliche zur Lüftung und Verständigung geöffnet werden kann.

Das Eisengestell wird in derselben Weise wie das für Eisenbahnwagen auseinandergenommen, verpackt und durch Holz- und Eisenklammern zusammengehalten.

Das Zeltdach wird paketartig zusammengelegt.

Die hölzernen Bretter vorrätig zu halten, dürfte sich erübrigen, da sie im Bedarfsfalle fast überall leicht zu beschaffen sind.

Aufbau der gesamten Lagerungsvorrichtung und Einladen der Liegenden dauern zusammen 15 Minuten.

Eine ähnliche Lagerungsvorrichtung nach Foucher wurde im September 1913 von Dr. Bernardie einer Kommission von französischen und fremden Delegierten unter großem Beifalle vorgeführt (53). Sie besteht aus einem festen eisernen Rahmen mit Schutzdach, der leicht und schnell auf jeden Kraftwagenunterbau aufgesetzt werden kann. In dem Rahmen werden 6 bereit gehaltene Tragbahren untergebracht, und zwar so, daß je 3 an den Seiten übereinander liegen (Bild 93), während die Mitte für den Zugang zu den Verwundeten freibleibt.

Das Einladen der 6 Scheinverwundeten dauerte 4 Minuten.
  „   Abladen   „ 6   „   „   2,5 „
  „   Abnehmen der Lagerungsvorrichtung, Verpacken in zwei leicht fortzuschaffende
      Teile . . . . 12 „
  „   Wiederaufstellen . . . . 18 „
  „   Abnehmen des Hilfsrahmens . . . . . 7 „
  „   Wiederaufsetzen . . . . , . . 8 „

b) Unter Beibehalt des Wagenkastens.

Auch trotz der beschränkten Anzahl liegender Verwundeter, die Personenkraftwagen zu fassen vermögen, werden diese besonders im Felde ein hervorragendes Transportmittel für die Heeressanitätsverwaltung bilden. Namentlich wenn man die Verwundetenbeförderung im Balkankriege berücksichtigt, in dem die Verwundeten auf den einfachsten Ochsenkarren tagelang ohne jede Strohschüttung zubringen mußten, wird man die ausgezeichnet gefederten Personenkraftwagen bei der Verwundetenbeförderung zu würdigen wissen.

Plötzliche Unfälle während des Marsches von Kraftfahrkolonnen ließen es erforderlich erscheinen, einen der stets bei diesen vorhandenen Personenwagen schnell zum Krankenwagen umwandeln zu können (Bild 94 und 95). An einem für diesen Versuch an und für sich ungünstigen älteren Mercedes-Wagen· — alle neueren Wagen eignen sich wegen der größeren karossablen Länge und des niedrigen Oberbaues besser — wurden auf dem linken Vorder- und Hintersitze je 2 Mannesmannrohre (Bild 95 a und b) senkrecht angebracht, die hinten durch die hölzerne Bankunterlage bis auf den Boden des Wagenkastens reichen, vorne in Nuten befestigt und durch Schrägstangen nach hinten gestützt sind (e). In den 4 Rohren stecken durch Spiralen (c) gefederte Gabeln (d), die die Tragebalken aufnehmen und mit Lederschnallen festhalten. Die Trage wird oben und links durch das Schutzdach des Wagens, vorne durch Anknüpfen des rechten seitlichen Schutzes gegen die bei schneller Fahrt an den unteren Gliedmaßen besonders unangenehm empfundene Zugluft, sowie gegen Regen und Einsicht gedeckt.

Fahrversuche haben während der Transportübung des Kraftfahrbataillons 1913 bis zu einer Geschwindigkeit von 70 km und auch bei der Übung am 3. Oktober 1913 stattgefunden. Die Lagerung war durchaus sicher, angenehm und kriegsbrauchbar. Bei Geschwindigkeiten über 50 km treten allerdings stoßende Vor- und Rückwärtsschwankungen auf.

Bei der besseren Federung vorne empfiehlt es sich, das verletzte Glied nach vorne zu lagern.

Die Vorrichtung ist in 5 Minuten aufzubauen und abzunehmen.

Eine beim Baue des Wagens von vornherein vorgesehene Anordnung zur vorübergehenden Unterbringung eines Kranken im Personenkraftwagen befindet sich in dem Gottschalkschen Automobilkrankenwagen der Automobilfabrik Komnick, der vornehmlich praktischen Ärzten gute Dienste leisten wird. Wie aus Bild 96 ersichtlich ist, können hier der eine Vordersitz herausgenommen und dafür eine gepolsterte Krankentrage eingesetzt werden, die sonst im Boden des Wagens eingelassen ist.

Das Ergebnis unserer bisherigen praktischen Versuche ist zugleich mit weiteren Vorschlägen in der nachfolgenden Übersicht kurz zusammengefaßt.

Nr.	Gegenstand.	Erfahrungen auf Grund von Übungen, Versuchen usw.	Vorschlag.
	Lagerung Verwundeter auf Kraftwagen im allgemeinen.	Erschütterungen des Oberbaues sind vorne geringer als hinten, seitliche Schwankungen unten kleiner als oben.	Schwerverletzte Körperteile möglichst nach vorne und unten lagern.
		A. Armeelastzüge.	
1	Versuche mit Armeelastzügen. Krankenträgerunterricht 1913.	Zum Transport auf Feldbahnen verwandte Lagerungsvorrichtungen: a) Hamburger Vorrichtung, b) Grundsche Blattfedern, c) Hunsdieckersche Federn, d) Hohmannsches Krankentragegestell, e) Krankentragegestell des Badischen Landesvereins vom roten Kreuz, f) Linxweilersche Vorrichtung, außerdem: Lagerung der Tragen in gebrauchten Gummischläuchen u. auf den Seitenwänden des Wagenkastens unmittelbar. Als kriegsbrauchbar erwiesen sich bei Lastkraftwagen folgende Vorrichtungen: a) Das Linxweilersche Traggestell aus Eisen (es können aber damit nur 4 Liegende untergebracht werden). b) Die unmittelbare Lagerung der oberen Tragen auf Querbalken, die über die Kastenwände gelegt werden, Lagerung der unteren Tragen auf Sandsäcken. c) Lagerung der oberen Tragen in Hunsdieckerschen Federn. d) Lagerung der Tragen in unbrauchbar gewordenen Gummischläuchen der Kraftwagen. Auf Lastwagen mit über 395 cm Länge des Kastens lassen sich doppelt so viel Krankentragen unterbringen, als auf Lastwagen unter dieser Grenze.	Mindestlänge von 4 m für den Aufsatz der Maschinenwagen von Armeelastzügen fordern.
2	Versuche im Thüringer Wald mit Armeelastzügen (Transportübung 1913 Bad Berka — Olbersleben, 30 km).	Prüfung der 3 letzten Lagerungsarten und der Lagerung auf Stroh durch eine kriegsmäßige Verwundetenbeförderung mit einer Etappenkraftwagenkolonne. Die unmittelbare Lagerung der Tragen auf Querbalken ohne besondere Federung wurde bei längerer Fahrt unangenehmer empfunden als die folgende: Beförderungsart: Federnde Aufhängung in den für Eisenbahnbeförderung planmäßigen Hunsdieckerschen Federn und in unbrauchbar gewordenen Luftgummischläuchen zeigte sich auch bei längerer Fahrt als durchaus kriegsbrauchbar.	Unbrauchbar gewordene Gummischläuche und Querbalken mit eisernen Haken an den Enden in den Etappenkraftwagenparks u. Etappensanitätsdepots niederlegen und nach Bedarf den Kolonnen mitgeben.

Nr.	Gegenstand.	Erfahrungen auf Grund von Übungen, Versuchen usw.	Vorschlag.
		Beförderungszahl: Auf einer Etappenkraftwagenkolonne sind an Verwundeten zu befördern: a) Auf Stroh in einer Lage = 90 Liegende. b) Auf Krankentragen in 2 Lagen übereinander und hintereinander bei Lastkraftwagen von über 395 cm Länge: Maschinenwagen $9 \times 10 = 90$ Liegende, Anhänger (neu) $9 \times 4 = \underline{36}$ „ $= 126$ Liegende, außerdem 36 Sitzende (9×4) auf dem neuen Anhänger. c) Auf Krankentragen in 2 Lagen übereinander bei Lastwagen von unter 395 cm Länge: Maschinenwagen . $9 \times 6 = 54$ Liegende, Anhänger . . . $9 \times 2 = \underline{18}$ „ $= 72$ Liegende, außerdem 72 Sitzende (9×8) auf dem Maschinenwagen. d) Sitzende: $9 \times 20 = 180$ Maschinenwagen, $9 \times 12 = \underline{108}$ Anhänger $= 288$. Ladezeiten: Das Beladen eines Lastzuges mit Scheinverwundeten dauerte durchschnittlich 20 Minuten. Bei größerer Übung und gutem Zusammenarbeiten der Krankenträger und des Kolonnenpersonals (rechtzeitiges Vorziehen, An- und Abkuppeln der Wagen) wird sich eine Etappenkraftwagenkolonne innerhalb von 2 Stunden mit Verwundeten beladen und entladen lassen. Durchschnittsgeschwindigkeit: Mit einer Durchschnittsgeschwindigkeit der Etappenkraftwagenkolonne von 8 bis 12 km in 1 Stunde ist auch bei der Verwundetenbeförderung zu rechnen. Wagenabstand: Der Abstand der einzelnen Lastzüge soll zur Erzielung einer möglichst gleichmäßigen Fahrt mindestens 50 m betragen, wird jedoch bei Staub (Fahrtrichtung mit oder entgegen dem Winde) oft auf 100 m und darüber zu erhöhen sein.	
		B. 3 t-Lastkraftwagen.	
3	Versuche mit einer aus 3 t-Lastkraftwagen, leichten Lastkraftwagen u. Personenwagen zusammengestellten Kolonne. Berlin—Clausdorf—Trebbin — Beelitz — Treuenbrietzen — Belzig — Hagelberg —Beelitz—Potsdam —Berlin 180 km. Am 3. Okt. 1913.	Beförderungsart: a) { 3 Krankentragen oben unmittelbar auf Querbalken, / 3 Krankentragen unten auf sandgefüllten Säcken. b) { 3 Krankentragen oben in Hunsdieckerschen Federn, / 3 Krankentragen unten auf Lagerstroh. c) { 3 Krankentragen in unbrauchbar gewordenen Gummischläuchen, / 3 Krankentragen auf Lagerstroh.	

Nr.	Gegenstand.	Erfahrungen auf Grund von Übungen, Versuchen usw.	Vorschlag.
		Beförderungszahl für eine 3 t-Lastkraftwagenkolonne: In 3 t-Lastkraftwagen lassen sich auf Stroh ohne Tragen oder auf Krankentragen in 2 Schichten übereinander 6 Verwundete befördern, wenn im ersten Falle die 2×3 auf Stroh Liegenden mit den Köpfen nach vorn und hinten gelagert werden, so daß die Beine in der Mitte zum Teil nebeneinander liegen. Oder im anderen Falle die untenliegenden möglichst nach vorn, die obenliegenden möglichst nach hinten, so daß in der Mitte die Beine der Unteren einen Höhenabstand von 50 bis 60 cm von den oberen Tragen haben. Mit der 3 t-Lastkraftwagenkolonne lassen sich demnach befördern 12×6 = 72 Liegende oder 12×20 = 240 Sitzende.	Untereinander gleiche Kastenmaße auch für 3 t-Lastkraftwagen.

C. Leichte Lastkraftwagen.

Nr.	Gegenstand.	Erfahrungen auf Grund von Übungen, Versuchen usw.	Vorschlag.
4	Wie bei 3.	Beförderungsart: a) { 2 Krankentragen oben unmittelbar auf Querbalken; Seitenwände durch aufgesetzte Bretter um 25 cm erhöht, 2 Krankentragen unten auf Sandsäcken. b) { 1 Krankentrage an den Stützen des Schutzdaches in Gummischläuchen, 2 Krankentragen unten auf Sandsäcken. Beförderungszahl mit leichten Lastkraftwagen: Bei den leichten Lastkraftwagen des Kraftfahrbataillons sind wegen der geringeren Kastenbreite und -höhe zu befördern, ohne besondere Maßnahmen: 3 Liegende (2 Tragen auf dem Boden und 1 hängend an den Stützen des Schutzdaches), nach Erhöhung der Seitenwände des Kastens durch aufgesetzte Bretter um 25 cm: 4 Liegende (4 Tragen auf dem Boden, 2 hängend an den Querbalken). Lagerung auf Stroh: Das Strohlager aus Langstroh (2 Bund für den Mann) hat sich für die Gesunden bewährt. Zum Ein- und Ausladen sind aber besondere Rampen, die gut zugänglich sind, nötig. Lagerung auf Tragen: Im allgemeinen ist Beförderung auf Tragen notwendig, da sonst beim Ein- und Ausladen stets eine erneute, schmerzhafte Umlagerung nicht zu vermeiden und Befestigung der verletzten Glieder auf Stroh schwierig ist. Am einfachsten werden die oberen Tragen unmittelbar auf die auf den Kastenseitenwänden ruhenden Querbalken gesetzt und durch schmale Leisten zwischen den Enden der Tragen befestigt.	 Besser ist aber eine nochmalige Federung der oberen Trage durch Hunsdieckersche Federn oder Gummischläuche.

Nr.	Gegenstand.	Erfahrungen auf Grund von Übungen, Versuchen usw.	Vorschlag.
		Beim Durchfahren einer Furche ist eine Trage aus den Hunsdieckerschen Federn herausgesprungen.	Für die Benutzung der Hunsdieckerschen Federn zur Krankenbeförderung auf Kraftwagen ist eine bessere Befestigung der Tragenenden in den Haken notwendig.
		Voll bewährt haben sich die alten unbrauchbar gewordenen Gummischläuche. Trotz Längsrisse von mehr als 20 cm und Löchern von 5 bis 8 cm ist bei der Verwundetenbeförderung über 180 km kein Schlauch weiter gerissen.	
		Bei den unteren Tragen wird die Erschütterung der Tragenenden durch Lagerung auf vollgefüllte Sandsäcke erheblich gemildert.	Bereitstellung von kleinen Sandsäcken in den Etappensanitätsdepots und -kraftwagenparks.
		Beladezeit des Kavallerie- und des leichten Lastkraftwagens durchschnittlich 8 Min. Entladezeit: 4 Min.	

D. Omnibusse.

Nr.	Gegenstand.	Erfahrungen auf Grund von Übungen, Versuchen usw.	Vorschlag.
5	Versuche im Lazarett Berlin-Tempelhof mit Daimler-Omnibus der Allgemein. Berliner Omnibus-Aktien-Gesellschaft 1911.	Erst nach Entfernung der Hinterwand und der Treppe sowie nach Befestigung einer oberen Leiste konnte der Omnibus so ausgenutzt werden, daß bei Querlagerung 2 × 5 Tragen übereinander, insgesamt 10 Tragen bequem Platz fanden.	
6a	Versuche mit NAG.- und Mulag-Omnibus als Krankenwagen für 8 Tragen. Übung am 3. Oktober 1913, 180 km.	Die starken Schwankungen in der Längsrichtung waren bereits am Tage vor der Übung durch federnde Verbindung der Tragen nach vorn und hinten beseitigt. Die Lagerung nimmt in folgender Reihenfolge an Güte zu. Hintere obere, hintere untere, vordere obere, vordere untere Trage. Bei seitlichem Ausweichen und Wenden bestehen besonders hinten oben noch starke Schleuderbewegungen.	Durch Fortfall der jetzigen Gerüste für die Krankentragen, Ersatz der senkrechten Stützen durch Schlaufen ist die Inneneinrichtung zu vereinfachen und für das Ein- und Ausladen zugänglicher zu gestalten. Ersatz der hölzernen Fensterschutzstäbe durch metallene und Verminderung der Anzahl.
6b	Mulag-Omnibus als Krankenwagen für 8 Tragen. Übung am 5. Dezember 1913, 120 km.	Aufhängung der Tragen in gefederten Lederriemen ist durchaus kriegsbrauchbar.	Wie zu 6a.
7	Versuche mit NAG.-Omnibus d. Allgem. Berliner Omnibus-Aktien-Gesellschaft. Februar 1914.	Anstatt der Querlagerung ist Längslagerung von 8 Tragen in gefederten Lederriemen vorzuziehen.	Eiserne Längsschienen, Lederriemen mit Spiralfedern und Spannschlössern sind niederzulegen.

E. Personenwagen.

Nr.	Gegenstand.	Erfahrungen auf Grund von Übungen, Versuchen usw.	Vorschlag.
8	Versuche im Kraftfahrbataillon mit Mercedes-Personenwagen, Juli 1913.	Herstellung einer Lagerungsvorrichtung für eine Krankentrage unter Beibehalt des Wagenkastens mit Hilfe von 4 in sich federnden Rohrsäulen aus Mannesmannrohr.	Die Lagerungsvorrichtung ist bei Unfällen auf dem Übungsplatze des Kraftfahrbataillons oder bei Kolonnenfahrten zur Beförderung von Liegenden zu verwenden (für Feldverhältnisse nicht geeignet).

Nr.	Gegenstand.	Erfahrungen auf Grund von Übungen, Versuchen usw.	Vorschlag.
9	Versuche im Kraftfahrbataillon mit Mercedes-Personenwagen, September 1913.	Für 4 Liegende auf Tragen wurde aus Mannesmannrohr eine Lagerungsvorrichtung mit Schutzdach angefertigt und erprobt, die leicht auseinanderzunehmen und auf Personenwagen über 9 Steuer-PS. nach Abnahme des Wagenkastens und Herstellung einer Unterlage in kurzer Zeit aufzubauen ist. Mit Hilfe einer solchen Lagerungsvorrichtung lassen sich im Kriegsfalle sofort kriegsbrauchbare Krankenkraftwagen aus Personen- und leichten Lastkraftwagen herstellen.	Zusammenlegbare eiserne Tragegestelle für 4 Liegende niederlegen.

F. Eigentliche Krankenwagen.

Nr.	Gegenstand.	Erfahrungen	Vorschlag.
10	Versuche mit dem bulgarischen Sanitätsautomobil 1913 der Daimlerwerke.	Im großen und ganzen kriegsbrauchbar, in Einzelheiten zu verbessern. Nicht ausführbar dagegen ist der Vorschlag, den Kasten auf Personen- und Lastwagen über 10 Steuer-PS. zu setzen, denn er ist zu lang.	S. lfd. Nr. 9.

G. Krankentragen.

Nr.	Gegenstand.	Erfahrungen	Vorschlag.
		Die Untersuchung der benutzten Tragen ergab nach der Übung: Das Tragentuch war bis zur Länge von 25 cm eingerissen (meist an Stelle des Gesäßes): a) bei Tragen älteren Musters ohne einschiebbare Holme an 2 Tragen, b) bei den geänderten Tragen mit einschiebbaren Holmen an 2 Tragen, c) bei keiner Krankentrage 1913. Die Tragen hatten sich in der Mitte durchgebogen zu a) an 1 Trage, b) an 3 Tragen, c) an keiner Trage. Einzelne Teile zerbrochen (meist Querstreben) zu a) an 3 Tragen, b) an 1 Trage, c) an keiner Trage. Bei den Krankentragen 1913 gab wiederholt das Tragentuch soweit nach, daß die Füße, einige Male auch das Gesäß von den Querstäben während der Fahrt gedrückt wurden. Bei den Tragen des Daimler-Sanitätsautomobils hatten sich die das Tragentuch haltenden Strickschlaufen gelockert. Eingerissenes Tuch oder durchgebogene Tragebalken wurden niemals bei der Aufhängung an Gummischläuchen gefunden. Es ist daher auch dieser Umstand ein Beweis für ihre ausgezeichnete Federung.	Die Tragen älteren Musters a) und die geänderten Tragen b) sind für Verwundetenbeförderung auf Kraftwagen nicht mehr zu verwenden.

Erfahrungen der Übungen in Kolonnenformation: Eine große Gefahr bei der Führung von Sanitätskraftwagenformationen liegt in der hohen Geschwindigkeit, die den eigentlichen Krankenkraftwagen, wie den zu Krankenwagen eingerichteten Personen- und leichten Lastkraftwagen zur Verfügung steht. So betrug auch am 3. Oktober 1913 die Durchschnittsleistung der Kolonne bei 180 km und 9 Stunden 25 Minuten 19 km, meistens aber 30—40 km und bei den einzelnen Wagen oft noch mehr. Eine solche Geschwindigkeit muß aber zum Wohle der Verwundeten nachdrücklich bekämpft werden.

Eine gleichmäßig ruhige, langsame, wenn auch längere Beförderung ist einer schnellen, mit vielen Stößen verbundenen stets vorzuziehen. Denn erst von einer gewissen Geschwindigkeit an gibt jede Unebenheit eine Erschütterung, die auch von der besten Federung nicht auszugleichen ist. Bei jeder Wendung, bei jeder geringen Abbiegung aus der geraden Linie, bei jeder Furche, bei jeder Umschaltung erhält der Verwundete dann einen solchen Stoß, daß er mehr geschädigt wird, als durch eine lange Fahrt. Es ist deshalb anzustreben, möglichst mit einem Geschwindigkeitsgange ebene wie bergige Straßen, in und außerhalb von Ortschaften zu fahren. Die Geschwindigkeit von Sanitätskraftwagenformationen soll 30 km nicht überschreiten. Die Durchschnittsgeschwindigkeit wird 15 km sein.

Bei schlechter Straße wird auf weniger als 5 km herunterzugehen sein. Da auf Wegen ohne feste Decke nur mit einer gewissen Geschwindigkeit gefahren werden kann — denn ohne Schwung mahlen sich die Räder ein —, so wird ein Verletzter aus solchem Gelände nur dann schmerz- und stoßfrei befördert werden, wenn der Krankenkraftwagen bis zur festen Straße vorausfährt und der Verletzte bis dahin getragen wird.

Der Abstand von Wagen zu Wagen in der Kolonne sollte im allgemeinen auch bei der Verwundetenbeförderung nicht mehr als 50 m betragen. Nur dann ist es dem begleitenden Sanitätsoffizier oder Sanitätsunteroffizier möglich, auch im Fahren die Verwundeten zu überwachen. Selbst bei starkem Staub ohne Wind oder entgegen oder mit der Windrichtung braucht der Abstand nicht größer als 100 bis 200 m zu sein.

Sämtliche gesunde aktive Mannschaften und Reservisten (liegend oder sitzend auf Wagen) haben die Fahrten bis zu 9 Stunden 25 Minuten und 180 km Länge am Tage ohne Beschwerden überstanden.

E. Übungen der Vereinigungen vom Roten Kreuz.

1. Lastkraftwagen.

An der Beförderung von Kranken und Verwundeten im Etappen- und besonders im Heimatsgebiete wird sich die freiwillige Krankenpflege rege beteiligen. Die freiwillige Krankenpflege soll möglichst Kraftfahrzeuge bereithalten und in ihren Personallisten die für das Etappen- und für das Heimatsgebiet bereiten, abkömmlichen und geeigneten Kraftwagenführer und Mechaniker aufzeichnen. Delegierte der freiwilligen Krankenpflege dürfen anstatt der zuständigen Wagen mit Zugpferden und Pferdewärtern eigene Kraftwagen mit Wagenführern verwenden.

Es wurden bei den Übungen der Vereine Kraftwagen behelfsmäßig mit Einrichtungen versehen.

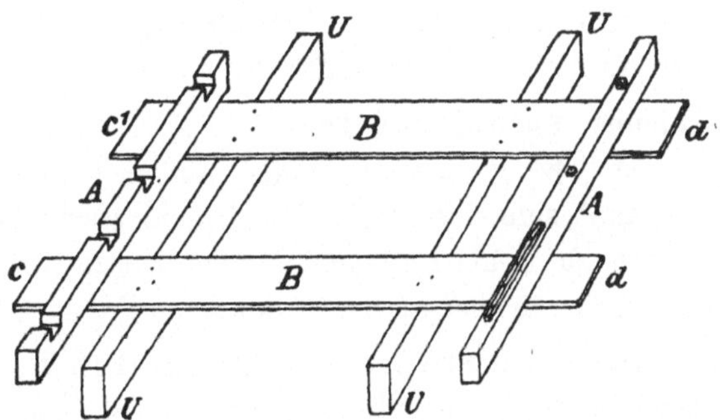

Bild s. Lagerungsvorrichtung auf federnden Brettern nach Kimmle.

Unter vielen anderen sind noch folgende bemerkenswert:
Freiwillige Sanitätskolonne vom Roten Kreuz in Offenbach.
Leichter Lastkraftwagen (Bild 97). Auf dem Boden des Wagenkastens wird die Vorrichtung Brussis für 6 Tragen aufgebaut und durch Bodenspieße und Drahtseile von den 4 Mann einer Trage in 5 Minuten befestigt.

„Ein neues federndes Transportsystem" hat Kimmle (45) kürzlich angegeben als geeignet sowohl für Lastzüge und Lastwagen, als auch für jeden sonstigen Wagen mit breiter Bodenfläche.

Es zeigen Bild s die erzielte Federung, und Bild 98 die auf einem Triebwagen des Lastzuges erprobte Vorrichtung.

In Kreuznach wurde ein Lastkraftwagen mit einer Bodenfläche von 2,50 m Länge und 1,50 m Breite in der Weise hergerichtet, daß der Wagenkasten durch Herabklappen der Seitenwände um 2,20 m verbreitert werden und dann die Grundsche Vorrichtung für 3 Tragen aufnehmen konnte. (Eine solche Verbreiterung erscheint jedoch schon im Friedensverkehr bedenklich!)

Sanitätskolonne Breslau.

Auf Stangenwagen, wie sie die Brauereien vielfach besitzen, wurden mit Hilfe von 2 Stangen in Wagenbreite und 1 Stange in Wagenlänge 4 Tragen in 2 Schichten eingebaut. Gegen Sonne und Regen schützte ein Dach, das unter Verwendung von jungen Baumstämmen gebildet und an den eisernen Stützen befestigt war.

Sanitätskolonne Gelsenkirchen (Bild 99).

Für 8 Liegende und 4 Sitzende wurden große Lastwagen ausgebaut, die sonst zum Fortschaffen von Küchenherden dienten, bei einer Beladungsfläche von 4 m Länge, 1,82 m Breite, 1,66 m Höhe.

Bei der guten Federung dieser Wagen konnten unmittelbar die an den Längsseiten vorhandenen handbreiten Bretter als Unterlagen für je 4 in 2 Schichten quergestellte Tragen benutzt werden, die mit Stricken an den seitlichen eisernen Stäben befestigt wurden.

Sanitätskolonne Antonienhütte.

Lagerung der oberen beiden Tragen auf Seilen, die quer über den Kasten gespannt sind. Wenn bei niedrigem Kastenbau (Bild 62) die unteren Tragen zu wenig Luftraum haben, lassen sich die beiden oberen Tragen durch Sägeböcke leicht höher stellen.

Freiwillige Sanitätskolonne Steglitz, Januar 1913 (Bild 100 u. 101).

Lagerungsvorrichtung aus Tannenhölzern auf einem Armeelastwagen. Auf dem Maschinenwagen wurden 4 Tragen und 8 sitzende Verwundete, auf dem Anhänger 2 Tragen untergebracht.

2. Lagerungsvorrichtungen auf Personenkraftwagen.

Freiwillige Sanitätskolonne Königsberg.

1. Ein Personenwagen, dessen Innenraum 1,60 : 1,20 m groß war, konnte bequem mit 2 Kranken beladen werden. Die Art der einfachen Einrichtung ist aus dem Bild 102 ersichtlich.

2. Ein sehr kleines Personenauto, bei dem außer dem Wagenführer nur noch eine verfügbare Fläche von 0,66 × 1,40 m vorhanden war, wurde dergestalt ausgenutzt, daß eine Lagerstätte für einen Kranken mit angezogenen Beinen geschaffen wurde (Bild 103).

III. Anlagen.

Anlage 1.

Besondere Vertragsbedingungen für die Lieferung von Personenkraftwagen.

A. Allgemeine Anforderungen.

Der Personenkraftwagen muß in jeder Beziehung den Bedingungen der Verordnung über den Verkehr mit Kraftfahrzeugen vom 3. Februar 1910 und den Ausführungsbestimmungen hierzu vom 6. Februar 1910 entsprechen.

B. Militärische Anforderungen.

1. **Wagenform.** Geräumiges Landaulet mit zurückschlagbarem Verdecke, bzw. („Sport") Doppelphaeton mit amerikanischem Verdecke. 6 Sitzplätze (einschließlich für Führer und Begleitmann), davon 2 bequeme Notsitze mit Rücken- und Armlehnen in der Fahrtrichtung.

2. Der tiefste Punkt des Wagens soll mindestens 0,20 m über der Standfläche liegen.

3. Die Vorderräder müssen nach beiden Seiten möglichst weit einschlagen, um kurz wenden zu können.

4. **Luftreifen.** Abnehmbare Felgen oder Räder neuester Bauart.

Abmessungen: Den Vorschriften der Reifenfirma weitgehendst entsprechend, vorn und hinten möglichst gleich. Ein Vorderrad und ein Hinterrad sind über Kreuz mit stärksten Gleitschutzreifen, die anderen Räder mit starken 3-Rillenreifen zu versehen („Type Course").

5. Der Wagen muß auf fester Straße Steigungen und Gefälle bis 1 : 5 bei voller Besetzung und bei niedrigem Benzinbestande sicher befahren können.

6. Der Vorrat an Betriebsstoff und Kühlwasser in den festen Behältern muß mit Sicherheit, auch unter den ungünstigsten Verhältnissen, für mindestens 300 km ausreichen.

C. Technische Anforderungen.

a) Motor und Getriebe.

1. **Vierzylindriger Viertaktmotor** neuesten Musters von mindestens 14 Steuer-PS.

2. Der Motor muß mit **Benzin** gleichmäßig und wirtschaftlich arbeiten. Die dauernde betriebssichere Verwendung von **Benzol** muß möglich sein. Schlammsammler ist einzubauen.

3. Magnetelektrische **Zündung,** Hochspannungszündung mit verstellbarem Zündmoment oder automatischer Zündregelung, Magnet leicht auswechselbar. Außerdem Akkumulatorenzündung erwünscht.

4. **Wasserkühlung.** Die Einfüllöffnung ist mit einem Siebe zu versehen. Schnelles und völliges Ablassen des Wassers muß möglich sein; die Ablaßhähne sind an den tiefsten Punkten der Kühlanlage anzubringen. Die Pumpe soll möglichst durch Zahnräder angetrieben werden. Bei Riemenantrieb des Ventilators soll dies durch flachen Riemen erfolgen. An der hinteren Kühlerwand sind Metallschutzringe oder eine gleichwertige Vorrichtung gegen das Anschlagen der Ventilatorflügel anzubringen.

5. **Benzinbehälter** unter dem Führersitz erwünscht. Bei hinten liegendem Behälter ist ein Schutz gegen Bestoßen anzubringen. Die **Motorhaube** muß verschließbar, unter ihr ein Benzinabstellhahn sein.

6. Eine vom Führersitze zu betätigende **Auspuffklappe**, die dem Motor möglichst nahe liegen muß, ist anzubringen, jedoch zu verschrauben.

7. Das **Rohrende des Auspuffs** darf der Staubentwicklung halber nicht nach unten gebogen sein.

8. Das **Getriebe** muß (vorwärts) vierstufig sein.

9. Die **Kuppelung** soll möglichst eine Lederkonuskuppelung sein.

10. **Schmierung** des Motors: entsprechend dem neuesten Stande der Technik.

11. Ein **Beschleuniger** (Akzelerator) ist einzubauen.

12. An der Spritzwand des Führersitzes ist ein von Hand zu betätigender **Anlasser** oder sonst eine gleichwertige Vorrichtung anzubringen.

b) Fahrzeug.

1. **Betriebsfertiges Gewicht** möglichst gering!

2. **6 bequeme Sitzplätze** einschließlich der zwei Vordersitze für Führer und Begleitmann. Auf dem Führersitz ist, sofern die verlängerte Sporthaube nicht genügend Schutz bietet, eine gut abschließende, lederne Spritzdecke anzubringen.

3. Die **Polsterung** — auch im Inneren des Landaulets — ist aus wetterbeständigem, Glanzleder herzustellen. Ein Klapptisch sowie 2 bis 3 große, verschließbare Aktentaschen sind im Innern anzubringen.

4. An geeigneter Stelle sind ein wasserdichter Behälter für 4 **Säbel** (Höhe etwa 1,10 m) und ein kleinerer zur Unterbringung von **Proviant** verschließbar anzubringen, ferner Stützen für 2 **Karabiner** oder Gewehre vorzusehen. Außerdem ist Platz zur Unterbringung für:

      a) 2 Gepäcksäcke für das Fahrpersonal (Größe je $40\times80\times21$ cm),

      b) Handgepäck (höchstens 75 kg),

      c) 2 Mäntel und 4 Schläuche

zu schaffen. An der Rückwand des Wagens ist eine haltbare und geräumige **Gepäckrafft** anzubringen, ferner **flache Netze** an der Wagendecke, beides nur im Landaulet. Elektrische Innendeckenbeleuchtung mit Akkumulator ist vorzusehen (bei Phaethon Leselampe).

5. Bei Landaulet — ohne geschliffene Scheiben — ist der **Führersitz** fest zu überdachen und davor eine zur oberen Hälfte hochklappbare, zweiteilige **Glasscheibe** anzubringen. **Gepäckgallerie** ist vorzusehen.

Die bewegliche **Glasscheibe** an der Rückwand des Führersitzes ist dreiteilig auszuführen. Der Flügel in der Mitte muß zu öffnen sein, um Befehle aus dem Innern des Wagens an das Fahrpersonal übermitteln zu können. Bei Phaethon vor und hinter dem Führersitze: je eine Windschutzscheibe (abnehmbar).

Höhe des Verdeckes etwa 1,50 m über dem Fußboden des Wagens. Bei Landauletwagenaufsatz sind die Türen, sonst alle Behälter im Wageninnern verschließbar einzurichten.

6. Für höchste Beanspruchung genügend starke, elastische **Federung**. Hinterfedern so lang wie möglich. Stoßdämpfer oder Stoßfänger sind anzubringen.

7. Handliche Anbringung aller **Hebel** und **Pedale**. Der Führer muß das Steuerrad sowie alle Hebel mit angezogenem Pelze bequem handhaben können. Tieftönende, laute Huppe mit Metallschlauch und Schutzkappe. Die Huppe darf nicht auf dem Kotflügel angebracht sein. Die vorderen **Kotflügel** sollen nach der Haube zu geschlossen sein, ebenso die Trittbretter nach dem Getriebe zu.

8. Vor dem Kühler 2 gute helleuchtende Azetylenscheinwerfer mit besonderem Entwickler von mindestens 6 stündiger Brenndauer; an der Spritzwand 2 Petroleumlaternen mit Feststeckvorrichtung für je 2 rote und 2 blaue Vorsteckscheiben, hinten eine Transparent-Nummer-Laterne (für Petroleum) nach Polizeivorschrift. Vor der Ölkontrolle ist eine Handlaterne zur Beleuchtung etwaiger Schaugläser anzubringen, außerdem eine zum Kartenlesen hinreichende Beleuchtung des Wageninnern (bei Doppelphaethonwagenaufsatz eine gut brennende Lampe an der Rückwand des Führersitzes über dem Kartentische). Für die Scheinwerfer, Petroleumlaternen und das Klappverdeck sind Überzüge mitzuliefern.

9. Irgendwelche wesentliche blanke Metallteile dürfen sich am Wagen nicht befinden.

10. Haltbare Lackierung in bläulich-staubgrauer Farbe ohne Absetzungen. Farbenproben können bezogen werden.

11. Ein Kilometerzähler, eine maximale Benzinkontrolluhr und eine zuverlässige Uhr an der Spritzwand sind mitzuliefern. Der Kraftwagen ist ferner mit einem Geschwindigkeitsmesser der Deutschen Tachometerwerke, G. m. b. H., Berlin oder der Tachometerwerke Wilhelm Morell in Leipzig auszurüsten.

12. Eine Handölkanne ist unter der Motorhaube anzubringen.

13. An den Fenstern sind innen Springrollvorhänge aus leichtem Stoffe anzubringen.

14. Der Wagen erhält an beiden Seiten und hinten je einen preußischen heraldischen Adler (Bezugsfirma Troeger & Rücking in Nürnberg).

D. Abnahme.

1. Vor dem Einbau in das Fahrzeug kann der Motor in Gegenwart von besonders beauftragten Offizieren unter Benutzung von Bremsvorrichtungen erprobt werden.

2. Falls der im § 1 des Vertrages festgesetzte Lieferungstermin nicht eingehalten wird, verpflichtet sich die Firma für jede vollendete Woche der Überschreitung eine Verzugsstrafe von $1/_2$ v. H. des Kaufpreises zu zahlen, die vom Kaufpreis in Abzug gebracht wird; doch soll der Gesamtbetrag der Verzugsstrafe 5 v. H. des Kaufpreises nicht übersteigen.

3. Die vorläufige Abnahme findet in der Fabrik statt und besteht in der Prüfung des Wagens und aller mitzuliefernden Teile sowie in den für notwendig gehaltenen Probefahrten, deren Kosten die Fabrik zu tragen hat.

4. Die endgültige Abnahme erfolgt erst, nachdem der Wagen 1500 km Fahrt anstandslos zurückgelegt hat. Verbesserungen, die sich vor Erfüllung vorstehender Bedingungen als notwendig herausstellen, sind vom Lieferanten kostenlos auszuführen.

5. Der volle Kaufpreis wird erst nach endgültiger Abnahme entrichtet, indessen ist nach einwandfreier vorläufiger Abnahme auf Antrag des Lieferanten eine Abschlagszahlung bis $9/_{10}$ des Nennwertes zulässig.

6. Für Material- und Arbeitsfehler und alle hierdurch am Wagen entstandenen Schäden haftet die Fabrik ein halbes Jahr nach der Lieferung.

7. Bei der Ablieferung sind von der Firma beizubringen:
   a) 4 (vier) Typenzeichnungen des Wagens — Blaupausen — (je 2 Schnitt- und Draufsichtzeichnungen);
   b) 4 (vier) Photographien unaufgezogen:
   c) das Nationale des Wagens in dreifacher Ausfertigung, nach besonderem Muster;
   d) das Bremsattest in dreifacher Ausfertigung;

e) Verzeichnis der mitgelieferten Werkzeuge, Zubehör- und Ersatzteile in dreifacher Ausführung;

f) kurze Beschreibung des Wagens und Anleitung zum Betriebe usw. des Wagens in 2 Ausfertigungen;

g) Typenbescheinigung. (Einsendung 14 Tage vorher erwünscht.)

E. Werkzeuge, Zubehör- und Ersatzteile.

Das Fahrzeug ist mit nachstehenden Werkzeugen, Zubehör- und Ersatzteilen auszurüsten, sofern nicht durch besondere Bauart Abweichungen geboten sind. Die Teile sind in wasserdichten, leicht zugänglichen, verschließbaren Fächern oder Taschen derart unterzubringen, daß jeder Gegenstand seinen besonderen Platz hat und festliegt. Alle Werkzeuge sind mit Firma und Motornummer zu stempeln.

a) Werkzeuge.

1. 1 Satz Gabelschlüssel verschiedener Größe,
2. 1 Satz Rohrschlüssel mit Dornen,
3. 2 Achsschlüssel,
4. die Schlüssel für abnehmbare Felgen oder Räder,
5. 1 Schlüssel für Betriebsstoffbehälter,
6. 1 englischer Schraubenschlüssel,
7. 1 Handhammer,
8. 1 Flachmeißel,
9. 1 Kreuzmeißel,
10. 3 Feilen (je 1 Vierkant, rund, halbrund),
11. 1 Kneifzange ⎫
12. 1 Flachzange ⎬ oder eine Universalzange,
13. 1 Rohrzange   ⎭
14. 3 Schraubenzieher verschiedener Größe,
15. 1 Feilkloben,
16. 2 Durchschläge,
17. 1 geeigneter Wagenheber bester Bauart,
18. 3 Montierhebel für die Bereifung (darunter 1 Gabel),
19. 1 Körner,
20. 1 Schaber,

außerdem die zum Wagen etwa erforderlichen besonderen Werkzeuge und Schlüssel, die einzeln aufzuführen sind.

b) Zubehörteile.

1. 1 Wassereimer aus Segeltuch,
2. 1 Einfülltrichter für Brennstoff ⎫
3. 1 großer Trichter für Wasser   ⎬ mit Sieb,
4. 1 Trichter für Öl   ⎭
5. 1 Benzinbehälter (für Vorrat) 20 l,
6. 1 Ölbehälter (für Vorrat) 5 l,
7. 1 Petroleumbehälter 2 l,
8. 2 Spritzkannen (je 1 für Benzin und Petroleum),
9. 1 Ölspritze,
10. 1 Handölkanne unter der Haube,
11. 1 Büchse mit Fett,

12. 1 Büchse mit Schmirgel,

13. 1 Büchse mit Karbid (2 kg),

14. 1 Büchse mit Schrauben, Muttern, Splinten usw.,

15. 1 Reinigungspinsel,

16. 1 Luftpumpe mit Manometer für Luftreifen,

17. 1 großer Luftreifenausbesserungskasten,

18. 1 verschließbarer Verbandkasten aus Holz von $34 \times 11 \times 9$ cm lichter Weite (leer),

19. 2 Scheinwerfer mit Entwickler,

20. 2 Petroleumlaternen,

21. 1 Petroleum-Schlußlaterne,

22. 1 Laterne für Beleuchtung des Ölers,

23. 1 Leselampe,

24. 1 Huppe,

25. 1 zweitönige, laute Fanfarentrompete,

26. Überzüge für Scheinwerfer, Petroleumlaternen, Huppe und Klappverdeck,

27. 2 rote und 2 blaue Vorsteckscheiben für die Petroleumlaternen,

⎫ siehe auch Abschnitt C.

28. Siehe Abschnitt Cb) Ziffer 11.

c) Ersatzteile.

1. 2 Ansaugventile,

2. 2 Auspuffventile,

3. 2 Ansaugventilfedern,

4. 2 Auspuffventilfedern,

⎫ zusammen 4 vollständige Ventile.

5. 1 Satz Lager für Kurbelwellen,

6. 1 Satz Lager für Kolbenstangen,

7. 6 Kolbenringe,

8. 1 m Luftpumpenschlauch,

9. 2 Antriebketten

10. 6 Kettenglieder

11. 6 Kettenbolzen

⎫ bei Kettenübertragung,

12. 1 Satz Steine oder ein Kreuzgelenk bei Kardanantrieb,

13. 1 vollständiger Magnetapparat mit Klauen (in Holzkasten),

14. 4 Zündkerzen,

15. 2 m Zündkabel,

16. 2 Sätze Kühlleitungschlauch,

17. 2 vollständige Ventilatorriemen mit Riemenverbindern,

18. 2 Klemmplatten zum Zusammenhalten der Federn bei Federbrüchen,

19. 1 Mantel mit Gleitschutz, 1 Mantel ohne Gleitschutz („Type Course"),

20. 4 Schläuche,

21. 2 Schutzhüllen für Mäntel,
4 Schutzhüllen für Schläuche,

⎫ kann auch in 1 Stück bestehen,

22. Stauferbüchsen, je 2 Stück von jeder am Wagen vorkommenden Größe,

23. 2 Kompressionshähne,

24. 1 Kuppelungsleder,

25. Packungen und Dichtungen,

26. 1 Schwimmer für Vergaser,

27. 2 Vorratsfelgen oder 2 Räder mit den aufgezogenen Schläuchen und Mänteln.

Zusatzbestimmungen für die Lieferung von Krankenkraftwagen.

1. Alle besonderen Vertragsbestimmungen für Personenkraftwagen gelten sinngemäß für den Krankenwagen.

2. Im Wagen soll bequem Platz für einen Liegenden und für 7 Sitzende sein. (Führer und Begleitmann ausschließlich.)

3. Der Wagen muß alle vorkommenden Steigungen und 50 km Höchstgeschwindigkeit fahren können.

4. Auf ruhigen Gang, weiche Federung mit Stoßdämpfern oder -fängern, gute Lüftung und Desinfektionsmöglichkeit, Schutz gegen die Witterung, namentlich gegen Zugluft, ist der Hauptwert zu legen.

5. Wagenform: Krankenwagen, entsprechend den im Jahre 1909 von Kühlstein, Charlottenburg gelieferten, den Erfahrungen der Neuzeit entsprechend ausgestattet. An der Vorderwand ist ein Sprachrohr (innen abnehmbar) und außer dem Schiebefenster ein Guckloch (feststehend) anzubringen. Auch die Fensterblindtaschen müssen gereinigt werden können (Klappen). Möglichkeit des leichten Ein- und Ausladens von Kranken ist Haupterfordernis.

6. Eine abstellbare Heizung (durch Auspuffgase) ist einzubauen. Die Heizbleche sollen (soweit vorhanden) mit kreisrunden Löchern versehen und leicht abnehmbar, eine Desinfektion des Asbestes der Heizung möglich sein. Hartlötungen und feuerbeständiger Anstrich werden gefordert.

7. Anstrich: Außen marstallbraun, innen hellblaugrau lackiert.

8. Im Wagen muß auch Platz für Sanitätsausrüstung, auf dem Wagen für Ersatzreifen und Krankentrage sein.

Bemerkungen für die Abgabe eines Angebots.

1. Im Angebot ist die Motorenleistung genau anzugeben, ebenso das voraussichtlich betriebsfertige Gewicht des Wagens.

2. Der im Angebot angegebene Preis gilt frei Bestimmungsort und muß alle unter C, D und E aufgeführten Teile, Zeichnungen, Schriftstücke, Werkzeuge, Zubehör- und Ersatzteile einschließen, was ausdrücklich zu bescheinigen ist.

3. Im Angebot ist anzugeben, welche Lieferfrist für die Anfertigung des Wagens beansprucht wird, gerechnet vom Tage des Eingangs der Bestellung bei der Firma. Sollte diese auf die Verpflichtung zur Zahlung einer Verzugsstrafe (D) nicht eingehen, so ist dies im Angebot ausdrücklich zu bemerken.

4. Im Angebot ist anzugeben, von welcher erstklassigen Gummifabrik die Bereifung bezogen wird.

5. Dem Angebote sind beizufügen:

    1 ausgefülltes Nationale,

    1 Photographie eines entsprechenden Wagens,

    1 Chassisskizze mit Maßen.

Besondere Bedingungen für die Lieferung eines elektrischen Krankenkraftwagens.

A. Militärische Anforderungen.

1. Der Krankenwagen soll im Standorte Verwendung finden und innen Platz ür 10 sitzende oder für einen liegenden und 5 sitzende Leute (Kranke und

1 Sanitätssoldat) bieten. Außerdem ist Platz für den Führer und den Begleitmann vorzusehen.

2. Die Durchschnittsgeschwindigkeit soll 20 km, die Höchstgeschwindigkeit 24 km/Std. (Leerfahrt) betragen.

3. Der Wagen muß auf fester Straße Steigungen und Gefälle bis 1 : 9 bei voller Besetzung sicher befahren können.

4. Der Vorrat an Kraft (Aktionsradius) soll auch in schwierigem Gelände für mindestens 60 km ausreichen (beladen).

5. Das Fahrzeug soll äußerlich gefällig aussehen und innen bequem eingerichtet sein. Auf ruhigen Gang, besonders stoßfreies Anfahren, auf die Forderungen der Gesundheitspflege: Lüftung, Reinigung, Desinfektion, Staub-, Sonnen- und Regenschutz, ist besonders Rücksicht zu nehmen.

6. Wagenform: Krankenwagen mit Kastenaufsatz.

7. Spurweite in Grenzen von 1,30 bis 1,50 m (von Mitte zu Mitte Radreifen) nach besonderer Vereinbarung.

8. Radstand in Grenzen von 2,44 bis 3,50 m.

9. Der tiefste Punkt des Kraftwagens soll mindestens 0,23 m über der Standfläche liegen.

10. Die Vorderräder sollen nach beiden Seiten möglichst weit einschlagen, um kurz wenden zu können.

11. Luftreifen: nach Vereinbarung. Ein Vorderrad und beide Hinterräder sind mit einem Gleitschutzreifen zu versehen. 820 × 120 für alle vier Räder auf abnehmbaren Felgen.

12. Reichliches Werkzeug und Ersatzteile für alle der Abnutzung unterworfenen Teile sind mitzugeben (siehe diese).

B. Fahrzeug.

1. In der Form, in dem Material, den Maßen und der Ausstattung muß der Wagenaufsatz dem durch mehrjährige Versuche erprobten Muster des bespannbaren Garnisonkrankenwagens entsprechen, von dem eine Beschreibung den besonderen Bedingungen beigefügt ist.

2. Bequemes Ein- und Ausladen der Kranken ist Haupterfordernis.

3. Für höchste Beanspruchung genügende elastische Federung. Hinterfedern so lang wie möglich. Zwischen Rahmen und Federn sind Gummipuffer als Stoßfänger anzubringen.

4. Gegen die Unbilden der Witterung sind Wagenführer und Begleitmann durch ein weit vorragendes Verdeck zu schützen, das tunlichst so hoch sein soll, daß auch große Leute mit Helm darunter sitzen können.

5. Der Führersitz ist mit Armlehnen zu versehen. Auf dem Führersitz ist eine gut abschließende, lederne Spritzdecke anzubringen. Der Wagenaufsatz muß leicht abnehmbar sein; irgendwelche Rohrleitungen oder Gestänge sind an ihm nicht zu befestigen (Ausnahme vgl. B 7).

6. Die Polsterung ist aus rotem wetterbeständigem Leder herzustellen.

7. Für den Winterbetrieb ist für das Wageninnere eine geruchlose abstellbare Glühstoffheizung durch Auspuffgase vorzusehen. Die Heizbleche sollen mit kreisrunden Löchern versehen und leicht abnehmbar, eine Desinfektion des Asbestes um die Heizung muß möglich sein. Die einzelnen Teile des Heizrohres sind nicht mit Mennig zu verkitten, sondern hart zu verlöten. Der Anstrich des Heizrohres muß feuerbeständig sein. Elektrische Leitung ist erwünscht.

8. Die Bereifung ist von einer erstklassigen Gummifabrik zu beziehen; diese hat für ihre Reifen die gesetzmäßige Bürgschaft zu übernehmen (vgl. A. 11).

9. Handliche Anbringung aller Hebel und Pedale. Lenkung stoßfrei. Der Führer muß das Steuerrad sowie alle Hebel mit angezogenem Pelze bequem handhaben können. Lauttönende Huppe mit Metallschlauch und Schutzkappe auf dem rechten Kotflügel. Außerdem eine zweite einfache Huppe, durch den Begleitmann bedienbar.

10. Vorn 2 gute, helleuchtende elektrische Laternen, an der Spritzwand zwei Petroleumlaternen, hinten eine Transparent-Nummerlaterne nach Polizeivorschrift. Die elektrische Beleuchtung des Wageninnern ist abblendbar einzurichten.

Für die elektrischen Laternen und Petroleumlaternen sind Überzüge aus wasserdichtem Segeltuche mitzuliefern.

11. Haltbare Lackierung außen in marstallbrauner, innen in hellblaugrauer oder hellgrüner Farbe, nach dem der Firma übergebenen Farbenmuster. Außen an beiden Längsseiten der heraldische Adler.

12. Haltbare Fußdecken für den Führersitz und das Wageninnere.

13. Ein Kilometerzähler und eine zuverlässige Uhr an der Spritzwand.

14. Zur Sicherung des Betriebes auf Steigungen ist eine Bergstütze anzubringen.

15. Auf dem Dache des Wagenkastens muß eine Vorrichtung zur bequemen Aufbewahrung der Ersatzfelgen und auch einer Vorratskrankentrage vorgesehen werden.

16. Alle Fenster und Lüftungseinrichtungen müssen zugdicht geschlossen werden können.

C. Abnahme.

1. Die endgültige Abnahme des Kraftwagens erfolgt erst, nachdem er einem Dauerversuche von mindestens 500 km unterworfen worden ist und sich hierbei als völlig gebrauchsfähig und zuverlässig erwiesen hat. Verbesserungen, die sich nach dieser Erprobung als notwendig herausstellen, sind vom Lieferanten kostenlos auszuführen. Für Material- oder Arbeitsfehler haftet die Firma ein halbes Jahr nach der endgültigen Abnahme.

2. Bei der Anlieferung sind von der Firma beizubringen:
  a) 4 (vier) Typenzeichnungen des Kraftwagens (Blaupausen), Schnitt und Draufsicht.
  b) 4 (vier) Photographien (unaufgezogen).
  c) Das Nationale des Kraftwagens in dreifacher Ausfertigung nach besonderem Muster.

3. Falls die im § 1 des Vertrages festgesetzte Lieferfrist nicht eingehalten wird, verpflichtet sich die Firma, für jeden Tag der Überschreitung eine Verzugsstrafe von 20 M. (in Buchstaben: Zwanzig Mark) zu zahlen, die vom Kaufpreis in Abzug zu bringen ist.

D. Werkzeug, Zubehör- und Ersatzteile.

Das Fahrzeug ist mit allen irgend notwendigen Werkzeugen, Zubehörteilen und Ersatzteilen auszurüsten. Ein genaues Verzeichnis ist jedem Angebote beizulegen. Die Teile sind in wasserdichten, leicht zugänglichen, verschließbaren Fächern unterzubringen, derart, daß jeder Gegenstand seinen besonderen Platz hat und festliegt.

Beispiel des Nationales eines Krankenkraftwagens.

(Krankenkraftwagen des Garnisonlazaretts Posen.)

1. Allgemeine Angaben.

1. Fabrik und Herstellungsort: Adam Opel, Rüsselsheim a. Main.
2. Typ und Fabriknummer des Wagens: 2266.
3. Herstellungsjahr: 1908.
4. Jahr und Tag der ersten Benutzung: Anfangs 1909.
5. Anschaffungspreis: 13000 M.

2. Motor.

1. Motortyp: 18/32 PS.
2. Fabriknummer des Motors: 2266.
3. Anzahl der Zylinder: 4.
4. Gewicht des Motors einschl. Schwungrad: 320 kg.
5. Nominelle Leistung: 32 PS.
6. Leistung nach der Steuerformel: 18 PS.
7. Normale Umdrehungszahl (Minute): 1000.
8. Höchste Umdrehungszahl (Minute): 1600.
9. Bremsleistung bei normaler Drehzahl: 30 PS.
10. Bremsleistung bei höchster Drehzahl: 36 PS.
11. Hubhöhe: 120 mm.
12. Zylinderdurchmesser: 112 mm.
13. Verhältnis von Hub zur Bohrung: 1 : 1,07.
14. Hubvolumen: 1,18 ccm.
15. Inhalt des Kompressionsraumes: 0,325 ccm.
16. Kompressionsgrad: 27,5 v. H.
17. Größte Explosionsspannung: 20 Überdr./Atm.
18. Mittlere Kolbengeschwindigkeit: 48 m/sec.
19. Art der Kurbelwellenlager: Rotguß mit Weißmetall.
20. Art der Kolbenstangenlager: Rotguß mit Weißmetall.
21. Brennstoff: Benzin.
22. Verbrauch an Brennstoff für 1 Brems-PS/Stunde: 0,360 l.
23. Art und Fabrik des Vergasers: Spritzvergaser.
24. Art und Fabrik der Zündung: Magnet-Lichtbogen und Akkumulatorenzündung, Fabrik Bosch.
25. Art der Zündverstellung: Durch Hebel vom Steuerrad.
26. Größte Vorzündung: 18 mm.
27. Art der Schmierung der Lager und Zylinder: Baggeröler.
28. Art und Fabrik des Kühlers: Bienenkorbkühler.
29. Inhalt des Kühlwasserbehälters: 10 l.
30. Inhalt der gesamten Kühlwasseranlage: 15 l.
31. Kühlfläche für 1 PS.: 0,4 qm.
32. Sicherung der Motorenlager gegen unbefugtes Ingangsetzen: Durch Steckkontakt.

3. Getriebe.

1. Art der Kuppelung: Konuskuppelung mit Lederbelag.
2. Art des Geschwindigkeitswechsels: Kulissenschaltung.
3. Art der Geschwindigkeiten: 4 Vorwärts-, 1 Rückwärtsgang.
4. Übersetzungsverhältnisse der Wechselräder, Anzahl der Zähne: —
    1. Geschwindigkeit: $19:41 \times 24:36$.
    2. Geschwindigkeit: $27:33 \times 24:36$.
    3. Geschwindigkeit: $32:38 \times 24:36$.
    4. Geschwindigkeit: Direkt.
    Rückwärtsgang: $19:41 \times 24:36$.
5. Geschwindigkeit des Fahrzeuges in der Stunde:
    a) Bei normaler Umdrehungszahl des Motors:
        1. Übersetzung: 15,2 km.
        2. Übersetzung: 24,3 km.
        3. Übersetzung: 36,5 km.
        4. Übersetzung: 48,6 km.
        Rückwärtsgang: 20 km.
    b) Bei beschleunigter Drehzahl:
        1. Übersetzung: 24,3 km.
        2. Übersetzung: 38,8 km.
        3. Übersetzung: 58,4 km.
        4. Übersetzung: 77,7 km.
        Rückwärtsgang: 32 km.
6. Art des Antriebes: Schiebeblocksystem.
7. Schmierung des Getriebes: Dickflüssiges Öl.

4. Wagen.

1. Betriebsfertiges Eigengewicht mit gefüllten Benzin- und Ölbehältern, gefülltem Kühler und mit sämtlichen Werkzeugen, Zubehör und Ersatzteilen: —
2. Achsdruck bei betriebsfertigem Eigengewicht { vorn: — hinten: —
3. Achsstand: 347 cm.
4. Spurweite (von Mitte zu Mitte Bereifung): 143 cm.
5. Tiefster Punkt über dem Erdboden: 28—30 cm.
6. Größte Länge des gesamten Wagens: 537 cm.
7. Größte Breite des gesamten Wagens: 175 cm.
8. Größte Höhe des gesamten Wagens: 295 cm.
9. Art und Fabrik des Wagenaufbaues (Karosserie): Krankentransportkasten (Fabrik Kühlstein).
10. Länge des Wagenaufbaues: 359 cm.
11. Breite des Wagenaufbaues: 147 cm.
12. Eigengewicht des Wagenaufbaues: 1989 kg.
13. Eigengewicht des Wagenuntergestelles (Chassis) mit Bereifung: Etwa 1300 kg.
14. Art des Verdeckes: Festes Dach.
15. Art und Abmessung der Räder: Holzräder.
16. Art und Fabrik der Felgen: Für Wulstreifen.
17. Art der Achslagerung: Kugellager.

18. Art und Abmessung der Bereifung:
    a) Vorderräder: 880 × 120.
    b) Hinterräder: 895 × 135.
19. Art der Rahmenfedern: —
20. Zahl und Art der Bremsen: 2 Bremsen, 1 Hand- und 1 Fußbremse.
21. Brennstoffbehälter faßt: 60 l, reicht für 300 km.
22. Ölbehälter faßt: 5 l, reicht für 250 km.
23. Art und Zahl der Laternen: 4 Petroleum-, 2 Karbidlaternen.
24. Zu überwindende Steigungen bei voller Besetzung: 15 v. H.
25. Anstrich des Wagens: Rotbraun.
26. Art der Heizung des Wageninnern: Durch Auspuffgase.
27. Fassungsraum für liegende und sitzende Kranke: 1 liegende und 10 sitzende Personen.
28. Was für Krankentragen wurden benutzt: —

5. Leistungen.

1. Wie lange im Gebrauch: Seit 6. Mai 1909.

2. Wieviel Kilometer im letzten Jahre gelaufen: 2213 km, vom 1. Oktober 1911 bis 30. September 1912.

3. Wieviel Tage außer Betrieb: Im letzten Jahre an 4 Tagen, außer den vorgeschriebenen Reinigungen.

A. Betriebskosten.

a) Benzin: $\left\{\begin{array}{l} 240\ \text{l zu } 21{,}7\ \text{Pf.} \quad\cdot\quad\cdot \qquad 52{,}08 \\ 698\ \text{l zu } 23\ \text{Pf.} \quad\cdot\quad\cdot\quad\cdot \quad 160{,}54 \end{array}\right\}$ 212,62 $\mathcal{M}$

b) Öl: $\left\{\begin{array}{l} 14\ \text{kg zu } 50\ \text{Pf.} \quad\cdot\quad\cdot\quad\cdot \qquad 7{,}00 \\ 30{,}5\ \text{kg zu } 44\ \text{Pf.} \quad\cdot\quad\cdot\quad 13{,}42 \end{array}\right\}$ 20,42 „

c) Fett: $\left\{\begin{array}{l} 5\ \text{kg zu } 44\ \text{Pf.} \quad\cdot\quad\cdot\quad\cdot \qquad 2{,}20 \\ 10\ \text{kg zu } 50\ \text{Pf.}\quad\cdot\quad\cdot\quad\cdot \qquad 5{,}00 \end{array}\right\}$ 7,20 „

d) Karbid: $\left\{\begin{array}{l} 3\ \text{kg zu } 55\ \text{Pf.} \quad\cdot\quad\cdot\quad\cdot \qquad 1{,}65 \\ 15\ \text{kg zu } 60\ \text{Pf.}\quad\cdot\quad\cdot\quad\cdot \qquad 9{,}00 \end{array}\right\}$ 10,65 „

f) Putzmittel . . . .   46,95 „

               zusammen . . .   297,84 $\mathcal{M}$,

also 1 km = 0,135 $\mathcal{M}$.

B. Instandhaltungskosten.

a) Für Bereifung . . . . 1291,56 $\mathcal{M}$
b) Für die übrigen Teile . . . . 186,60 „

               zusammen . . . 1478,16 $\mathcal{M}$,

also für 1 km = 0,667 $\mathcal{M}$,

demnach Gesamtkosten für 1 Fahrtkilometer 0,803 $\mathcal{M}$.

<u>Anlage 3.</u>

Nationale des Krankenwagens der Fliegertruppe Döberitz.

Allgemeine Angaben.

1. Fabrik und Herstellungsort: Adlerwerke, Frankfurt a. M.
2. Typ und Fabriknummer des Wagens: 12/30 PS., Nr. 4234 A.
3. Herstellungsjahr: 1912.
4. Jahr und Tag der Inbetriebnahme: Anfang Januar 1913 erste Benutzung.
5. Anschaffungspreis: 12000 M.
6. Wagenaufsatzform: Krankenwagen.

Motor.

1. Motortyp: 12/30 PS.
2. Fabriknummer des Motors: 42.
3. Anzahl der Zylinder: 4.
4. Gewicht des Motors einschl. Schwungrad: 195 kg.
5. Nominelle Leistung: 30 PS.
6. Leistung nach der Steuerformel: 12 PS.
7. Normale Drehzahl (Minute): 1500.
8. Höchste Drehzahl (Minute): 2000.
9. Bremsleistung bei normaler Drehzahl: 32 PS.
10. Bremsleistung bei höchster Drehzahl: 36 PS.
11. Hubhöhe: 135 mm.
12. Zylinderdurchmesser: 86 mm.
13. Verhältnis von Hub zur Bohrung: 1 : 1,57.
14. Hubvolumen: 783 ccm.
15. Inhalt des Kompressionsraums: 220 ccm.
16. Kompressionsgrad: 1 : 4,5.
17. Größte Explosionsspannung: 25 Überdr./Atm.
18. Mittlere Kolbengeschwindigkeit: 6,72 m/sec.
19. Art der Kurbelwellenlager: Weißmetall.
20. Art der Kolbenstangenlager: Weißmetall bzw. Phosphorbronze.
21. Brennstoff: Benzin oder Benzol.
22. Verbrauch an Brennstoff für 1 Brems-PS/Stunde: 0,4 l.
23. Art und Fabrik des Vergasers: Adlerwerke.
24. Art und Fabrik der Zündung: Bosch Hochspannungs- und Akkumulatorenzündung.
25. Art der Zündverstellung: Durch Hebel am Handrad.
26. Größte Vorzündung: Etwa 30⁰.
27. Art der Schmierung des Wagens (der Lager und Zylinder): Zirkulationsschmierung durch Zahnradpumpe.
28. Art und Fabrik des Kühlers: Adler-Lamellenkühler.
29. Inhalt des Kühlwasserbehälters: Etwa 9 l.
30. Inhalt der gesamten Kühlwasseranlage: Etwa 15 l.
31. Kühlfläche für 1 PS.: 0,48 qm.
32. Sicherung der Motorenlager gegen unbefugtes Ingangsetzen: Abnehmbarer Schlüssel am Umschalter der Zündung.

Getriebe.

1. Art der Kuppelung: Lederkonus.
2. Art des Geschwindigkeitswechsels: Zahnräder.
3. Art der Geschwindigkeiten: 4 vorwärts, 1 rückwärts.
4. Übersetzungsverhältnisse der Wechselräder, Anzahl der Zähne: —
   1. Geschwindigkeit: $25/39 \times 17/47 = 1 : 2{,}43$.
   2. Geschwindigkeit: $25/39 \times 25/39 = 1 : 4{,}32$.
   3. Geschwindigkeit: $25/39 \times 32/32 = 1 : 5{,}6$.
   4. Geschwindigkeit: Direkt $1 : 1$.
   Rückwärtsgang: $25/39 \times 16{,}24 \times 17/47 = 1 : 6$.
5. Geschwindigkeit des Fahrzeuges in der Stunde:
   a) Bei normaler Umdrehungszahl des Motors:
      1. Übersetzung: 10 km.
      2. Übersetzung: 18 km.
      3. Übersetzung: 28 km.
      4. Übersetzung: 44 km.
      Rückwärtsgang: 7 km.
   b) Bei beschleunigter Drehzahl:
      1. Übersetzung: 12 km.
      2. Übersetzung: 24,5 km.
      3. Übersetzung: 37 km.
      4. Übersetzung: 58 km.
      Rückwärtsgang: 9 km.
6. Art des Antriebes: Zahnräder.
7. Schmierung des Getriebes: Öl.

Wagen.

1. Betriebsfertiges Eigengewicht mit gefüllten Benzin- und Ölbehältern, gefülltem Kühler und mit sämtlichen Werkzeugen, Zubehör und Ersatzteilen: 1000 kg.
2. Achsdruck bei betriebsfertigem Eigengewicht { vorn: 700 kg. hinten: 1100 kg.
3. Achsstand: 325 cm.
4. Spurweite (von Mitte zu Mitte Bereifung): 140 cm.
5. Tiefster Punkt über dem Erdboden: 20 cm.
6. Größte Länge des gesamten Wagens: 520 cm.
7. Größte Breite des gesamten Wagens: 170 cm.
8. Größte Höhe des gesamten Wagens: 235 cm.
9. Art und Fabrik des Wagenbaues (Karosserie): Krankenwagen, Adlerwerke.
10. Länge des Wagenaufbaues: 380 cm.
11. Breite des Wagenaufbaues: 163 cm.
12. Eigengewicht des Wagenaufbaues: Etwa 500 kg.
13. Eigengewicht des Wagenuntergestelles (Chassis) mit Bereifung: 1300 kg.
14. Art des Verdeckes: —
15. Art und Abmessung der Räder: Vorn 815/105 mm, hinten 895/135 mm.
16. Art und Fabrik der Felgen: Abnehmbare Adlerfelge der Adlerwerke.
17. Art der Achslagerung: Kugellager.
18. Art und Abmessung der Bereifung:
    a) Vorderräder: 815/105 mm.
    b) Hinterräder: 895/135 mm.

19. Art der Rahmenfedern: Vorn halb, hinten dreiviertel elliptisch.
20. Zahl und Art der Bremsen: 1 Getriebe-, 1 Hinterradbremse.
21. Brennstoffbehälter faßt 85 l und reicht für etwa 400 km.
22. Ölbehälter faßt 10 l und reicht für etwa 1200 km.
23. Art und Zahl der Laternen: 2 Petroleumlaternen, 2 Acetylen-Scheinwerfer.
24. Zu überwindende Steigungen bei voller Besetzung: 25 v. H. oder 1:4.
25. Anstrich des Wagens: Blau.
26. Art der Heizung des Wageninnern: Durch Auspuffgase.
27. Fassungsraum für liegende und sitzende Kranke: 7 Personen.
28. Was für Krankentragen wurden benutzt: 1 ausziehbare auf Gummirollen.

Leistungen.

1. Wie lange im Gebrauch: —
2. Wieviel Kilometer in den letzten Jahren gelaufen: —
3. Wieviel Tage außer Betrieb: —
4. Aktionsradius: —

Werkzeug für 12/30 PS.-Adler-Wagen.

1 offener Schlüssel 55 × 42 mm.	1 Bürste zum Reinigen.
1 „ „ 38 × 34 mm.	2 Zündkerzen.
1 „ „ 30 × 26 mm.	1 Messer.
1 „ „ 22 × 19 mm.	1 Düsennadel.
1 „ „ 16 × 14 mm.	1 Ersatzschwimmer.
1 „ „ 11 × 8 mm.	1 Wagenheber.
1 Steckschlüssel für Zündkerzen.	1 Spritzkännchen für Petroleum.
1 „ 22 × 19 mm.	1 Blechtrichter mit Sieb.
1 „ 16 × 11 mm.	1 kleiner Blechtrichter für Öl.
2 Knebel für Steckschlüssel.	3 Rollen zu 3 m Eisendraht, 1½, 1 und ½ mm.
1 Schlüssel für Benzinreservoir.	1 feine und 1 grobe Büchse Schmirgel.
1 Engländer.	1 Rolle Isolierband.
4 Hakenschlüssel.	Putzwolle und Lappen.
2 Pneumatikmontierhebel.	4 Stücke Gummischlauch.
1 großer Schraubenzieher.	1 Luftpumpe mit Manometer.
1 kleiner „	12 Gummiflicken.
1 Rohrzange mit Drahtschneider.	2 Tuben Gummilösung.
1 Hammer.	4 Rollen gummiertes Leinen.
1 Meißel.	2 Bogen Glaspapier.
1 Durchschlag.	1 Staubkappenschlüssel.
1 Ahle (Pfriemen).	1 Steckschlüssel für Düse.
1 Nabenzieher für Vorder- und Hinterrad.	1 Schlüssel für Magnetapparat.
1 grobe B. Feile.	2 Schrauben für Kupplungsdemontage.
1 schlichte S. Feile.	1 Feder für Kupplungshälften.
1 grobe Rundfeile.	1 Schlüssel für Ventilstössel.
1 feine Rundfeile.	1 „ „ Ventilverschraubung.
1 Schmierkanne.	1 „ „ Kompressionshähne.
1 Ventil.	1 Ventilfederheber.
1 Ventilfeder.	

Anlage 4.

Verwundetenbeförderung mit

Anzahl der Wagen	Namen	Kasten			Anzahl der Verwundeten				
		Länge	Breite	Höhe	liegend			sitzend	
					Stroh	Tragen	Stroh und Tragen	außer d. Liegenden auf Tragen oder Stroh	nur sitzend
		m	m	m					
1	B	3,76	1,84	0,90	6	6	5+3= 8	8	20
	Anhänger	3,00	1,60	0,60	4	2	4 4	.	12
2	B	3,74	1,83	0,89	„	„	„	„	„
	Anhänger	3,00	1,57	0,60	„	„	„	.	„
3	B	3,62	1,84	0,91	„	„	„	„	„
	Anhänger . . .	3,00	1,57	0,60	„	„	„	.	„
4	B	3,62	1,84	0,91	„	„	„	„	„
	Anhänger	2,98	1,46	0,60	„	„	„	.	„
5	D	3,95	1,84	0,82	„	10	5+5=10	—	„
	Anhänger . . .	3,43	1,78	0,50	„	4	4+2= 6	—	„
6	D	3,96	1,94	0,80	„	„	„	—	„
	Anhänger . . .	3,38	1,80	0,50	„	„	„	—	„
7	N	4,00	1,92	0,58	„	10	5+5=10	—	„
	Anhänger	3,00	1,57	0,58	„	2	4 4	—	„
8	L	3,62	1,87	0,90	„	6	5+3= 8	8	„
	Anhänger	3,00	1,57	0,58	„	2	4 4	.	„
9	S	3,52	1,83	0,90	„	„	„	„	„
	Anhänger	3,00	1,57	0,60	„	„	„	.	„

Anlage 5.

Verwundetenbeförderung mit

Wagen	Namen	Kasten			Anzahl der Verwundeten				
		Länge	Breite	Höhe	liegend auf			sitzend	
					Stroh	Tragen	Stroh und Tragen	außer den Liegenden auf Tragen	nur sitzend
		m	m	m					
1	B	3,60	1,84	0,65	6	6	5+3=8	8	20
2	B	3,30	1,84	0,68	5	6	5+3=8	4	16
3	M	3,45	1,84	0,63	5	6	5+3=8	4	16

*) Wagenuntergestellbreite 0,85—0,90 cm.

einer Etappenkraftwagenkolonne.

| Bünde Stroh | Gerät für Liegende | | | | | | | | Sitzende | Bemerkungen |
| | Tragen | | | Querbalken | Gummiinnen-schläuche | Hunsdieckersche Federhaken | Sandsäcke | Hölzer zur Tragenbefestigung | Sitzbretter | |
	alte	umgeänderte mit einschiebbaren Holmen	zusammen-legbare mit ein-schiebbaren Holmen							
12	6	6	6	2	6	12	8	6	2	
8	2	2	2	.	.	.	6	.	.	
"	"	"	"	"	"	"	"	"	"	
"	"	"	"	.	.	.	"	.	.	
"	"	"	"	"	"	"	"	"	"	
"	"	"	"	.	.	.	"	.	.	
"	"	"	"	"	"	"	"	"	"	
"	"	"	"	.	.	.	"	.	.	
"	—(6)	—(6)	10	4	10	20	12	10	—	
"	. 4	. 4	4	2	4	8	6	4	.	
"	—(6)	—(6)	10	4	10	20	12	10	—	
"	. 4	. 4	4	2	4	8	6	4	.	
"	—(6)	—(6)	10	4	10	20	12	10	—	
"	. 2	. 2	2	.	.	.	6	.	.	
"	6	6	6	2	6	12	8	6	2	
"	2	2	2	.	.	.	6	.	.	
"	"	"	"	"	"	"	"	"	"	
"	"	"	"	.	.	.	"	.	.	

einer 3 t-Lastkraftwagenkolonne*).

| Stroh | Gerät zur Lagerung oder zum Sitzen | | | | | | | | Sitzbretter | Bemerkungen |
	(alte) cm lang	abgeänderte mit einschiebbaren Holmen	zusammenleg-bar (einschl. Holmen)	Querbalken	Gummiinnen-schläuche	Hunsdieckersche Federhaken	Sandsäcke	Tragen: Be-festigungsbretter		
12		6		2	6	12	8	6	5	
.		6		2	6	12	8	6	5	
.		6		2	6	12	8	6	5	

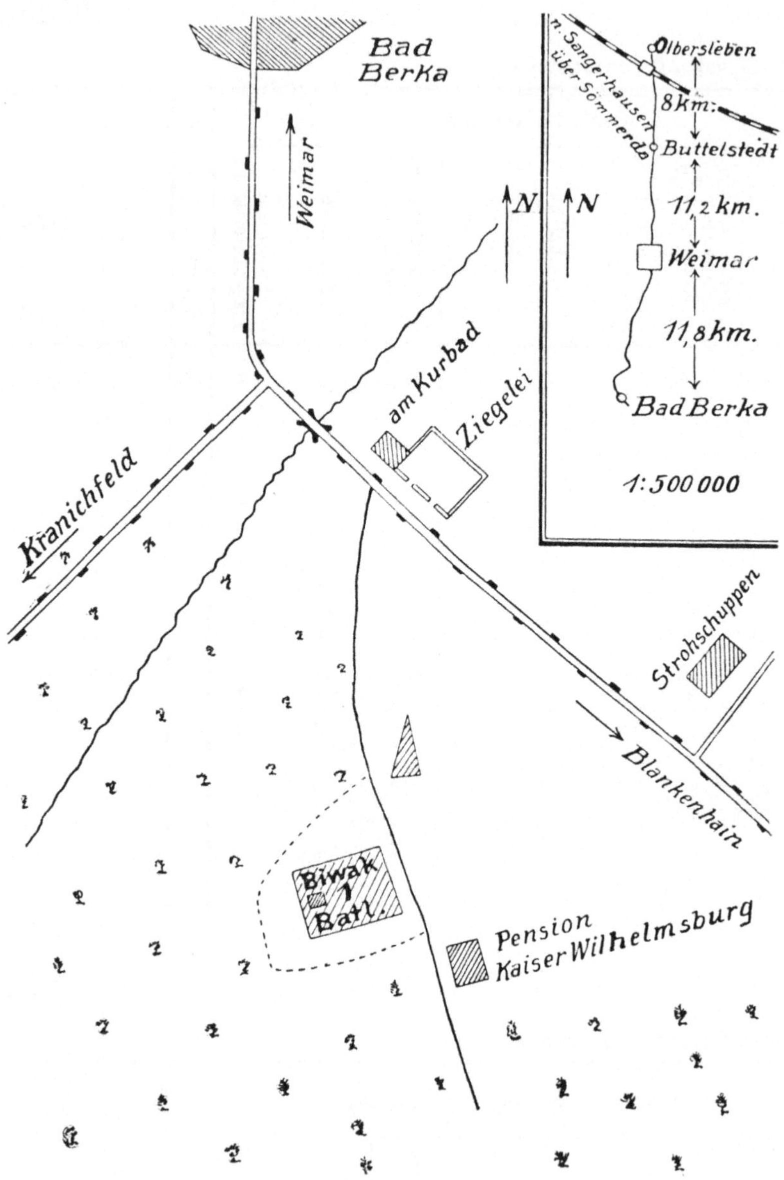
Bad
Berka
Weimar
N N
am Kurbad
Ziegelei
Kranichfeld
n. Sangerhausen
über Sömmerda
Olbersleben
8 km.
Buttelstedt
11,2 km.
Weimar
11,8 km.
Bad Berka
1:500000
Strohschuppen
Blankenhain
Biwak
1
Batl.
Pension
Kaiser Wilhelmsburg

Anlage 7.

Absender: Etappen-Inspektion, Anlage 2.

Aufgegeben:

O r t.	Datum.	Zeit.
Sangerhausen	14. Juli	7^{30} Uhr nachm.

An Kommandeur der Kraftfahrtruppen.

Von Feldlazarett VII in Berka sind 15. Juli vormittags gegen 150 Verwundete über Weimar nach Bahnhof Olbersleben durch Etappen-Kraftwagenkolonnen zu befördern. Anweisung erteilt Chefarzt des Feldlazaretts Berka.

Durch Radfahrer.

H.
Generalleutnant.

Anlage 8.

SS. Telegramm.

E. H. O. Sangerhausen, 14. Juli 1913.
8 Uhr abends.

An E. K. K. 35

in Berka.

Am 15. Juli, bei Rückfahrt von Berka, Verwundete nach Bahnhof Olbersleben nach Anordnung des Feldlazaretts VII befördern.

Gr.,
Kdr. d. Kr. Tr.

Anlage 9.

E. H. O. Sangerhausen, 14. Juli 1915.

Ubersicht über den Verlauf der Sanitätsübung am 15. Juli 1913.

8^{30} Abholen der 150 Mann des Regiments 94 durch 4 Armeelastzüge von der Kaserne in Weimar.

9^{45} Ankunft in Berka.

10^{0} Beginn des Einladens der Verwundeten in die Etappenkraftwagenkolonne Nr. 35.

etwa 12^{0} Abmarsch nach Weimar.

1^{15} Eintreffen in Weimar (Kaserne).

1^{15}—2^{0} Mittagessen des Kommandos einschließlich Fahrpersonal nach besonderer Vereinbarung.

2^{0} Abmarsch von Weimar über Buttelstedt nach Olbersleben.

4^{0} Ankunft in Olbersleben. Beginn des Überladens in einen Hilfslazarettzug.

4^{45} Rückbeförderung der 150 Mann nach Weimar auf Armeelastzügen.

6^{0} Ankunft daselbst (Kaserne).

<u>**Anlage 10.**</u>

Kastenmaße leichter Lastkraftwagen.

	N a m e n	Kasten			Wagenunter-gestellbreite	Bemerkungen		
		Länge	Breite	Höhe				
		cm	cm	cm	cm	t	PS	
1	A.	262	182	70	0,82	1,0	10/28	} vorne Luft-gummi-bereifung
2	D.	240	105	70	0,85	1,5	22	
3	St..	280	175	.	0.85	2,0	10/28	
4	D.	375	185	95	0,75	—	—	
5	A.	395	176	—	0,50	1,5	10/28	

IV. Quellenübersicht.

1. G. Körting, Automobile im Krankentransportwesen mit besonderer Berücksichtigung der Kriegsverhältnisse. Allgem. Automobilztg. 1906. Nr. 48. S. 43 und Nr. 49. S. 46. Das Rote Kreuz. 1907. S. 167.

2. L'automobilisme aux armées. Pour sauver les blessés et assurer la victoire. Le Matin. 20. décembre 1906. Besprochen von Körting, Krankenbeförderung in Paris. Das Rote Kreuz. 1907. S. 68.

3. Kriegs-Sanitätsordnung nebst Anlagen, 27. Januar 1907.

4. Dienstvorschrift für die freiwillige Krankenpflege, 13. März 1907.

5. Krankenträgerordnung, 15. Mai 1907.

6. Dienstanweisung für die Delegierten der freiwilligen Krankenpflege, 22. Oktober 1907.

7. Georg Schmidt, Fortschritte der Krankenbeförderung im Kriegs- und Friedensdienste. Deutsche militärärztl. Zeitschr. 1907. S. 625.

8. Militär-Wochenblatt. 1907. Nr. 128. S. 3927.

9. La France militaire. 1908. Nr. 7403. S. 2.

10. Unter dem Roten Kreuz. XIX. Jahrg. Nr. 7. Juli 1908. S. 88.

11. Der Motorwagen. XI. Jahrg. Heft 20. 20. Juli 1908. S. 555.

12. Dienstanweisung für Bagagen, Kolonnen und Trains (Bag. Kol. Tr.), 22. August 1908.

13. A. Gieseler, Ein Universalsystem zur Lagerung und zum Transport von Verwundeten (System Brussis). Das Rote Kreuz. 1909. S. 235; Automobilwelt. 1908. Nr. 7403. S. 2.

14. Will und Pietrzyck, Über Improvisation von Kraftfahrzeugen. Das Rote Kreuz. 1909. S. 290.

15. Freiwillige Sanitätskolonne vom Roten Kreuz „München" (e. V.). Bericht für das Jahr 1909. Selbstverlag.

16. Neue Einrichtung zu schwebendem Transport von Kranken für bespannbare Sanitätswagen und Sanitätsautos mit Hebevorrichtung. (Nach A. Heinen.) Das Rote Kreuz. 1909. S. 63.

17. Automobil-Krankentransport beim Roten Kreuz. Auszug aus den Mitteilungen, 1907, Nr. 8 des Gesamtvorstandes des Badischen Landesvereins vom Roten Kreuz. Das Rote Kreuz. 1909. S. 175.

18. Der Krankentransport des Verbandes für erste Hilfe, E. V. Bericht über die Betriebsjahre 1908—1909. Berlin 1910.

19. Technische Rundschau, Wochenbeilage zum Berliner Tageblatt. 1. Juni 1910. Nr. 22. S. 335.

20. James, Adaption of motor omnibus and scotch hagcarst for carriage of wounded men. Journal of the Royal Army Medical Corps. 1910. Vol. XV. S. 69.

21. Georg Schmidt, Kraftwagen im Heeressanitätsdienste. Berliner klin. Wochenschrift. 1910. Nr. 24.

22. Das Automobil im Dienste des Heeres. Der Motorwagen. 1907. S. 923; 1908. S. 555; 10. März 1910.

23. L., Personen- und Lastkraftwagen im Sanitätsdienste. Mil. Wochenbl. 1911. Nr. 63. S. 1451.

24. Georg Schmidt, Personen- und Lastkraftwagen im Sanitätsdienste. Mil. Wochenbl. 1911. Nr. 86.

25. Der italienisch-türkische Krieg. Mil. Wochenbl. 1912.

26. La voiture automobile chirurgicale (Boulant). Omnia 1912. Nr. 340. S. 10.

27. T. v. P., Verwendung von Automobilen bei russischen Manövern. Kriegstechn. Zeitschr. 1912. S. 70.

28. Der Krankentransport des Verbandes für erste Hilfe. Bericht über die Betriebsjahre 1910—1911. Berlin 1912.

29. Der Personenkraftwagen des Heeres (P. K. d. H.). 18. 5. 1912. D. V. E. Nr. 428.

30. James, Adaption of motor taxicab „chassis for the carriage of wounded". 1912. Vol. XIX. Nr. 4.

31. Harvey, The motor cleaving wagon. Journal of the Royal Medical Corps. 1912. Vol. XVI. Nr. 4.

32. Koppen, Technischer Leitfaden für die Kraftfahrtruppen. Berlin 1912.

33. La France militaire. Nr. 8687. 17. Oktober 1912;

34. La Franc militaire. Nr. 8731. 7. dez. 1912; nach Referat von G. Schmidt. Deutsche med. Wochenschr. 1913. S. 2096.

35. E. Reymond, La Recherche des Chasses. Le Figaro. 13. Oktober 1912.

36. Romberg, Das militärische Verkehrswesen der Gegenwart. Berlin 1913. S. 9. Mittler & Sohn.

37. Koerting, Die Krankenpflege im Balkankriege. Mil. Wochenbl. 1913. Nr. 95/96.

38. Sanitäts-Flugmaschinen. Deutsche Luftfahrer-Zeitschr. 6. August 1913. S. 393.

39. v. Reick, Der Sanitätsdienst zwischen Gefechtsbeginn und Hauptverbandplatzerrichtung. Deutsche mil.-ärztl. Zeitschr. 1913. H. 15. S. 579.

40. Clairmont, Kriegschirurgische Erfahrungen. Wiener klin. Wochenschr. 1913. H. 16.

41. Socin, Beobachtungen über den serbischen Sanitätsdienst. Deutsche mil.-ärztl. Zeitschr. 1913. S. 559.

42. Hufnagel, Krafträder im Feldsanitätsdienst. Deutsche mil.-ärztl. Zeitschr. 1913. S. 130.

43. Körting, Verlustgrößen. Deutsche mil.-ärztl. Zeitschr. 1913. S. 625.

44. Fortschritte auf dem Gebiete der Röntgenstrahlen. Archiv u. Atlas der normalen u. pathologischen Anatomie in typischen Röntgenbildern. Ergänzungsband: Schjerning, Thoele, Voss, Die Schußverletzungen. 2. Aufl. Bearbeitet von Franz und Örtel. 1913. S. 21.

45. Kimmle, Ein neues federndes Transportsystem (Behelfsvorrichtung). Das Rote Kreuz. 1913. 31. Jahrg. Nr. 21.

46. W., Luftschiff-, Flug- und Kraftfahrwesen in Rußland im Monat Mai. IV. internationale Automobilausstellung. Mil. Wochenbl. 1913. Nr. 92. S. 2083.

47. Schneider, Generalarzt u. Korpsarzt des XX. A.-K. in Nancy, Considérations pratiques sur le fonctionnement du Service de santé en campagne. Bulletin des Conférences de l'école régionale d'instruction des officiers de la réserve et de l'armée territoriale de la 20e région. 1913. 6e année. Nr. 7.

48. Aushebungsbestimmungen. Deutsches Offizierblatt. 1913. Nr. 23. Militärsanitätsautomobile. Armeeblatt. Wien 1913. Nr. 12.

49. Automobilwelt. Flugwelt. XI. Jahrg. Nr. 154/155. S. 1. 24. Dezember 1913.

50. Kraftfahrtruppen im Felde (Kr. i. F.). D. V. E. Nr. 435. Entwurf vom 27. März 1913.

51. Busquet, De la radiologie dans les armées en campagne. La Presse médicale. No. 102. 13. décembre 1913.

52. Consergue, La guerre des balkans. Organisation et fonctionnement du service de santé des armées coalisées. Arch. de méd. et de pharm. milit. 1913. Août, Septembre. Tome LXII. Nr. 8, 9. S. 113, 142, 166, 170.

53. L'évacuation des blessés en temps de guerre. Excelsior. 24. September 1913.

54. Timofejew, Ueber die sanitätstaktische Bedeutung der Automobile. Wojewno-Medicinsky. Journal. Dezember 1913. H. 12. S. 602.

55. Hirtz, La radiographie en campagne. Bull. et mém. de la soc. de radiol. méd. de France. 50. Jahrg. Nr. 52. S. 41.

56. Boisson, Le transport des blessés par voitures automobiles aménagées. Le Caducée. 1913. Nr. 1. S. 5.

57. Julliot, Avions et croix-rouge. Ibidem. 1913. Nr. 8. S. 109.

58. Dupon, De l'utilisation des automobiles en temps de guerre pour le transport des blessés. Ibidem. 1913. No. 11. S. 149.

59. Mil.-pol. Korrespondenz. 11. Jahrg. Nr. 8. 21. Februar 1914.

60. Laurent, Notes sur la guerre balkanique. Le scalpel et siège médical. 66me année. 8e mars 1914. Nr. 36.

61. Dreyer, Kriegschirurgische Ergebnisse aus dem Balkankrieg 1912/13. Deutsche med. Wochenschr. 1914. Nr. 14. S. 701.

62. Donegan, Sanitätsflieger in England. (Nach Adam.) Deutsche mil.-ärztl. Zeitschr. 43. Jahrg. Heft 7. 5. April 1914. S. 278.

63. Peltzer, Militärärztliche Kriegserinnerungen an 1866 und 1870/71. Berlin 1914. A. Hirschwald.

64. Frank, P., Das Sanitätsautomobil in Friedenszeiten. Allgem. Automobilzeitg. 1914. Nr. 17. S. 9.

65. Koerting, G., Kraftwagen im Sanitätsdienste des Heeres. Ebenda. Nr. 18.

66. Joseph, Bedeutung und Nutzen des Kranken- und Sanitätsautomils. Ebenda. Nr. 18.

67. Matsko, Das Automobil im Krankentransportwesen. Ebenda. Nr. 18.

68. Goldammer, Kriegsärztliche Erfahrungen aus dem griechisch-türkischen und griechisch-bulgarischen Kriege 1912/13. Beiträge zur klinischen Chirurgie. 1914. S. 26.

69. Dupont, Emile, Les applications des rayons de Roentgen dans l'armée. 38e année. Vol. II. Tome I. Janv.-Fév. 1914. S. 83.

Abbildungen.

Bild 1 bis 103.

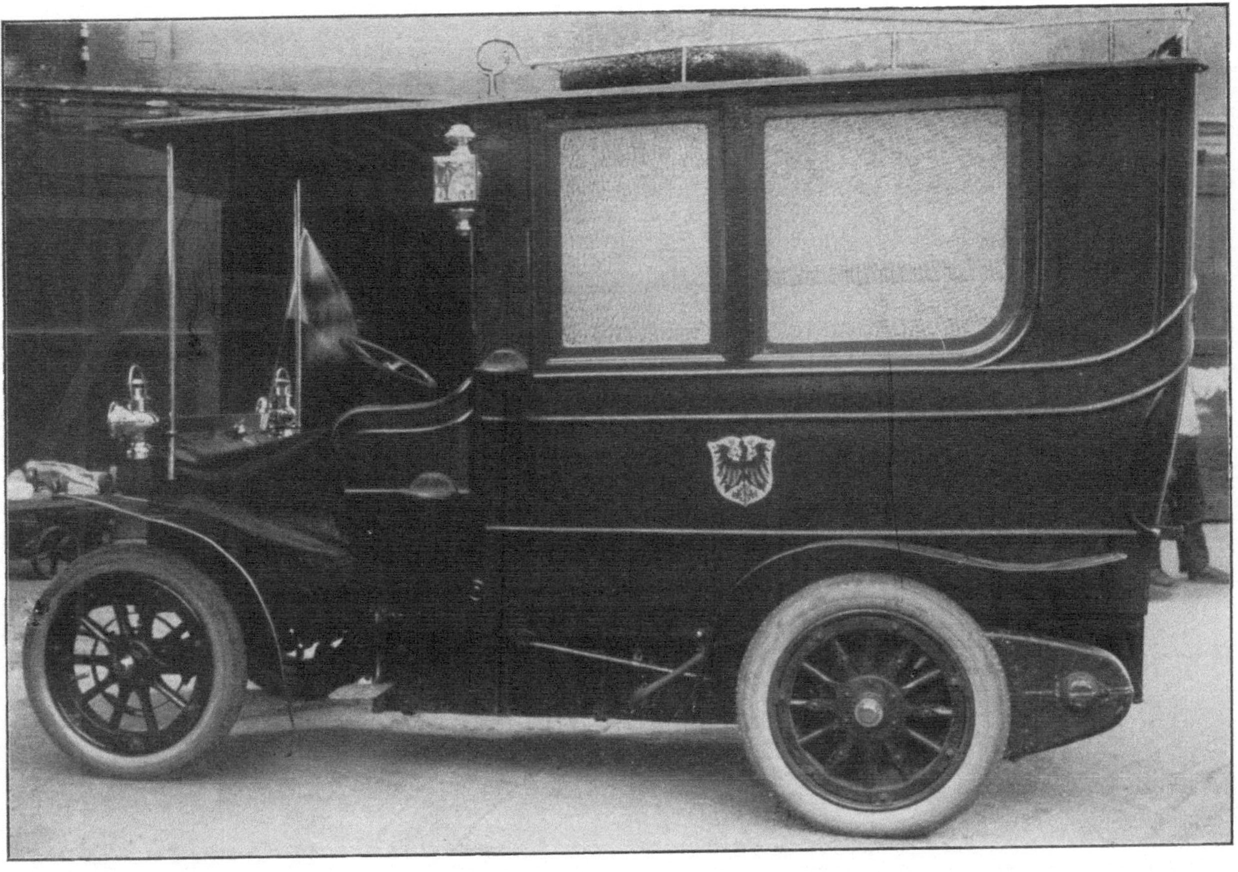

Bild 1. Elektrischer Krankenkraftwagen des Garnisonlazaretts, früher Straßburg, jetzt Berlin, Scharnhorststraße 14. (Bergmann-Elektrizitätswerke, Rosenthal). Außenansicht.

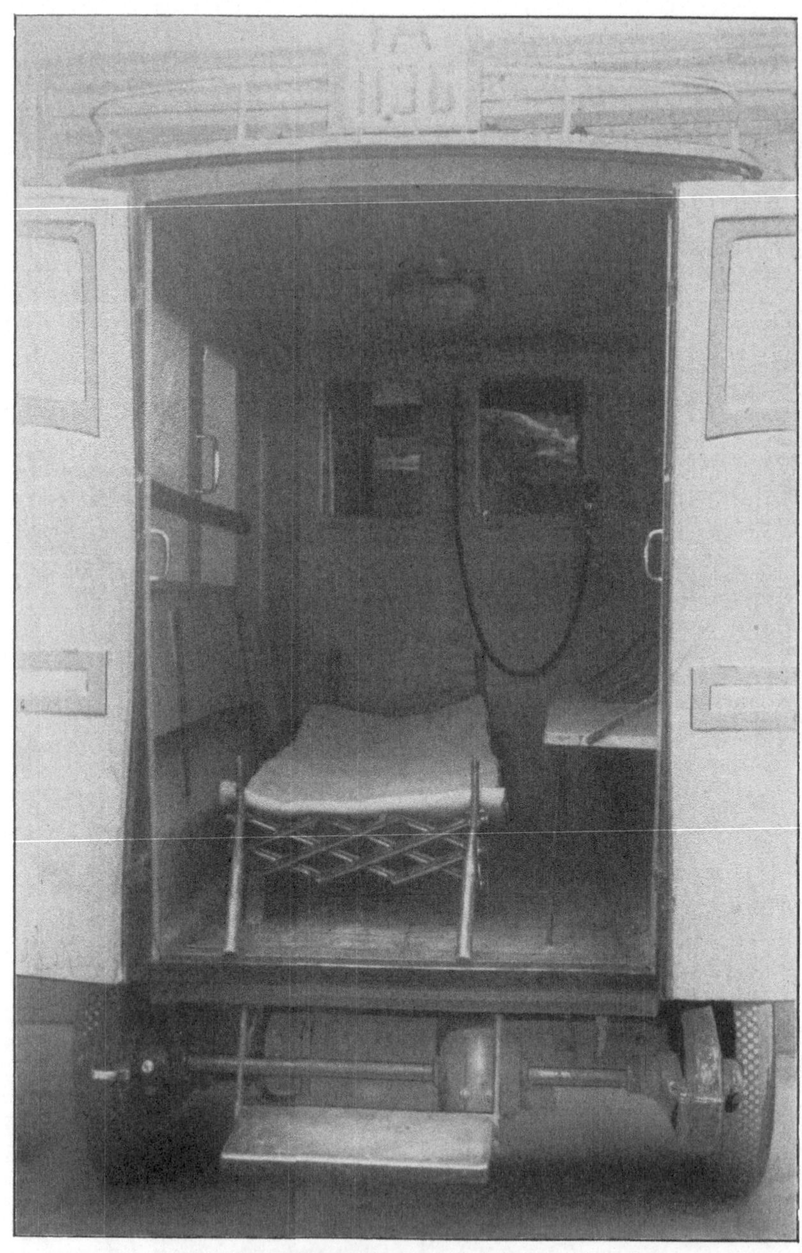

Bild 2. Elektrischer Krankenkraftwagen des Garnisonlazaretts, früher Straßburg, jetzt Berlin, Scharnhorststraße 14 (Bergmann-Elektrizitätswerke, Rosenthal). Innenansicht.

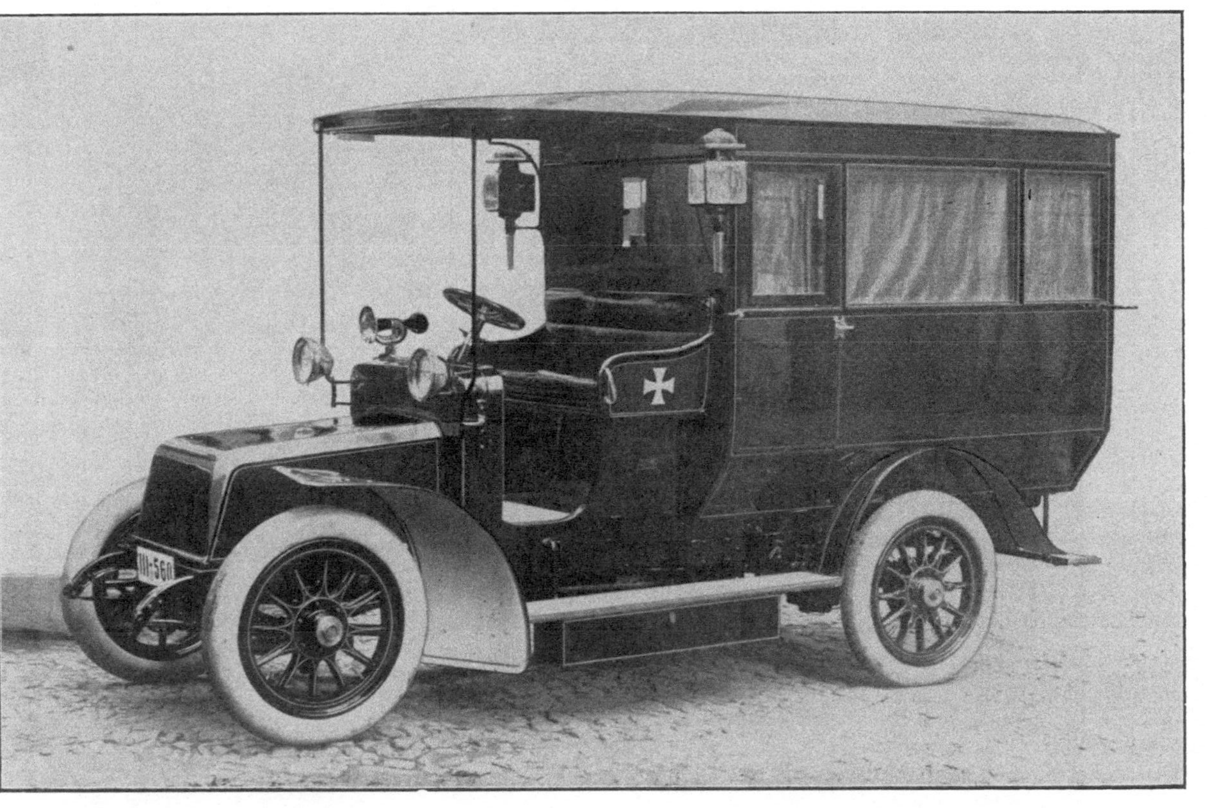

Bild 3. Protos-Krankenkraftwagen. Elektrischer Antrieb durch die Hinterräder. Außenansicht.

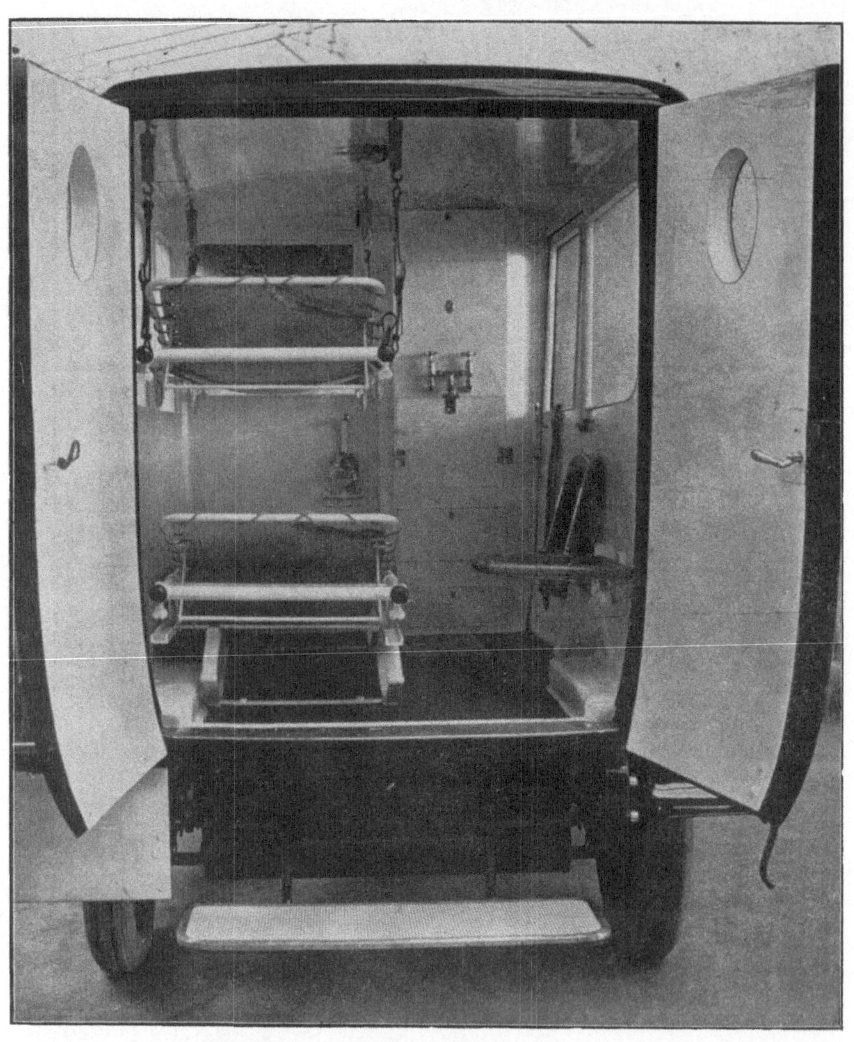

Bild 4. Protos-Krankenkraftwagen. Elektrischer Antrieb durch die Hinterräder.
Innenansicht.

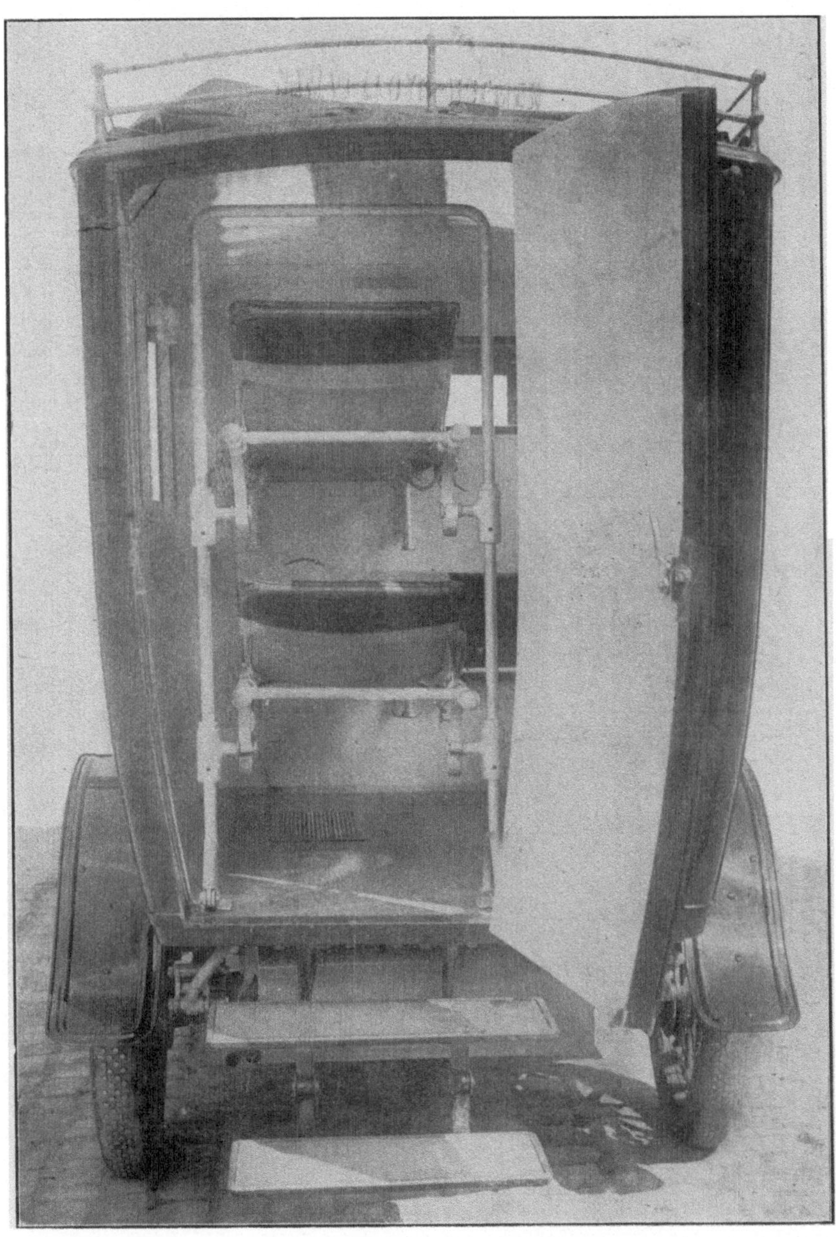

Bild 5. Norddeutsche Automobil- und Motoren-Aktiengesellschaft. Elektrischer Antrieb durch die Vorderräder.

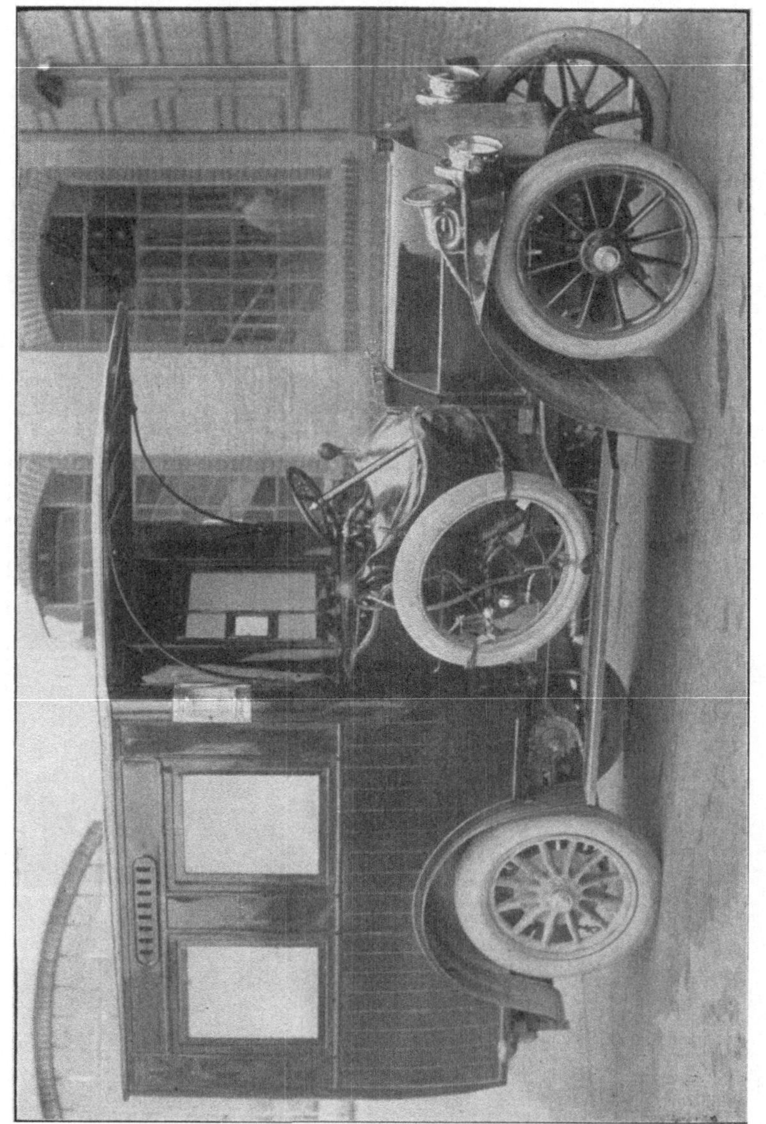

Bild 6. Daimler-Krankenkraftwagen des Garnisonlazaretts I Metz. Außenansicht.

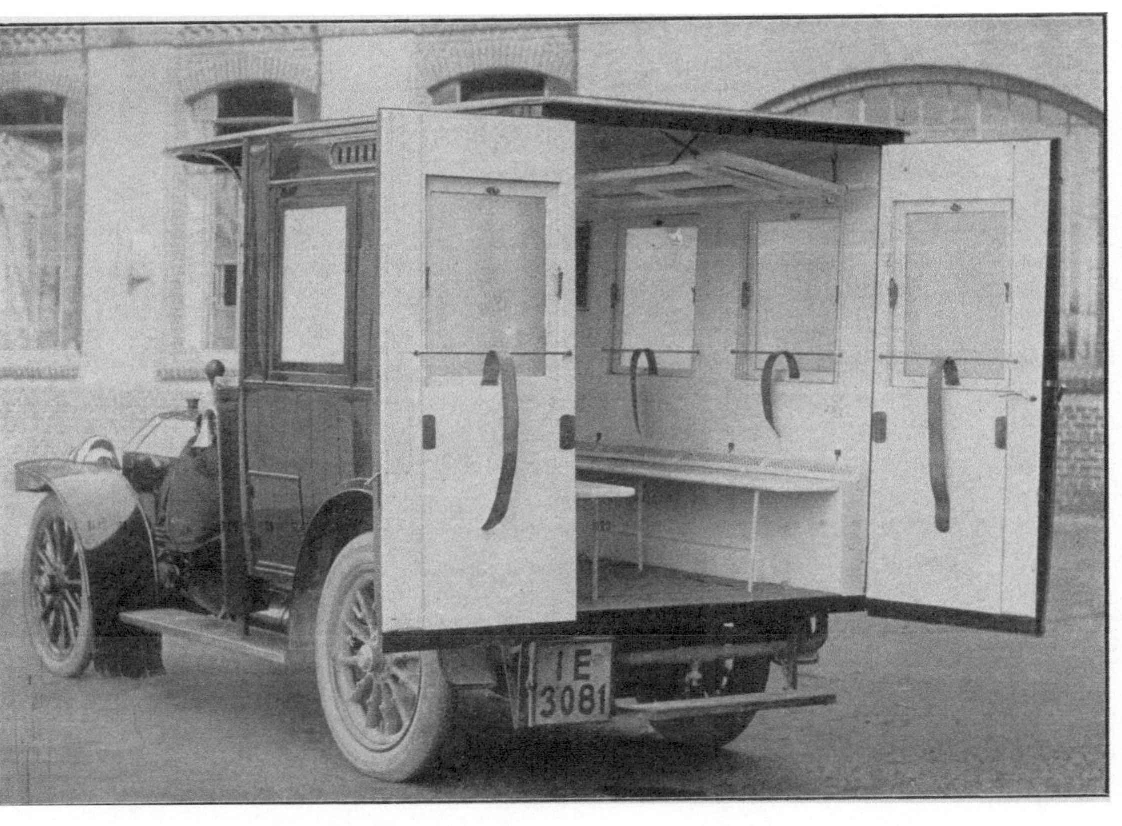

Bild 7. Daimler-Krankenkraftwagen des Garnisonlazaretts I Metz. Innenansicht.

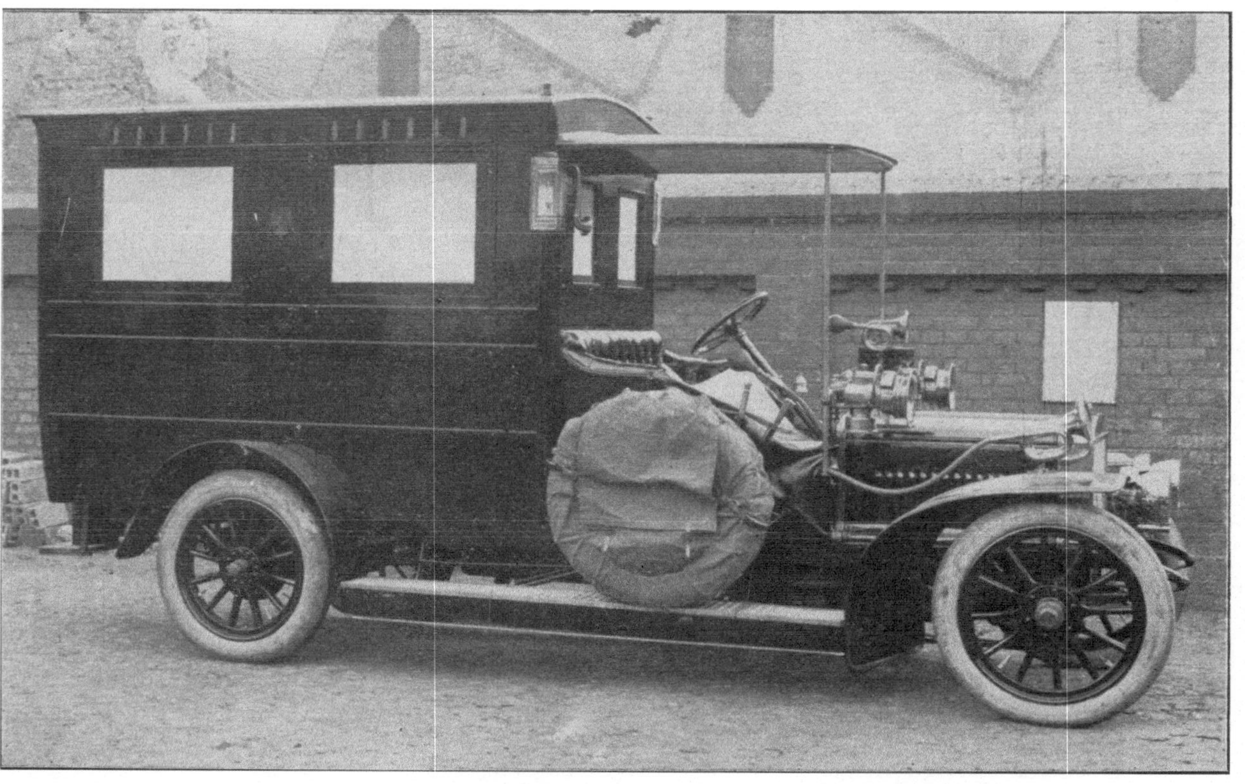

Bild 8. Adler-Krankenkraftwagen des Garnisonlazaretts Berlin-Tempelhof. Außenansicht.

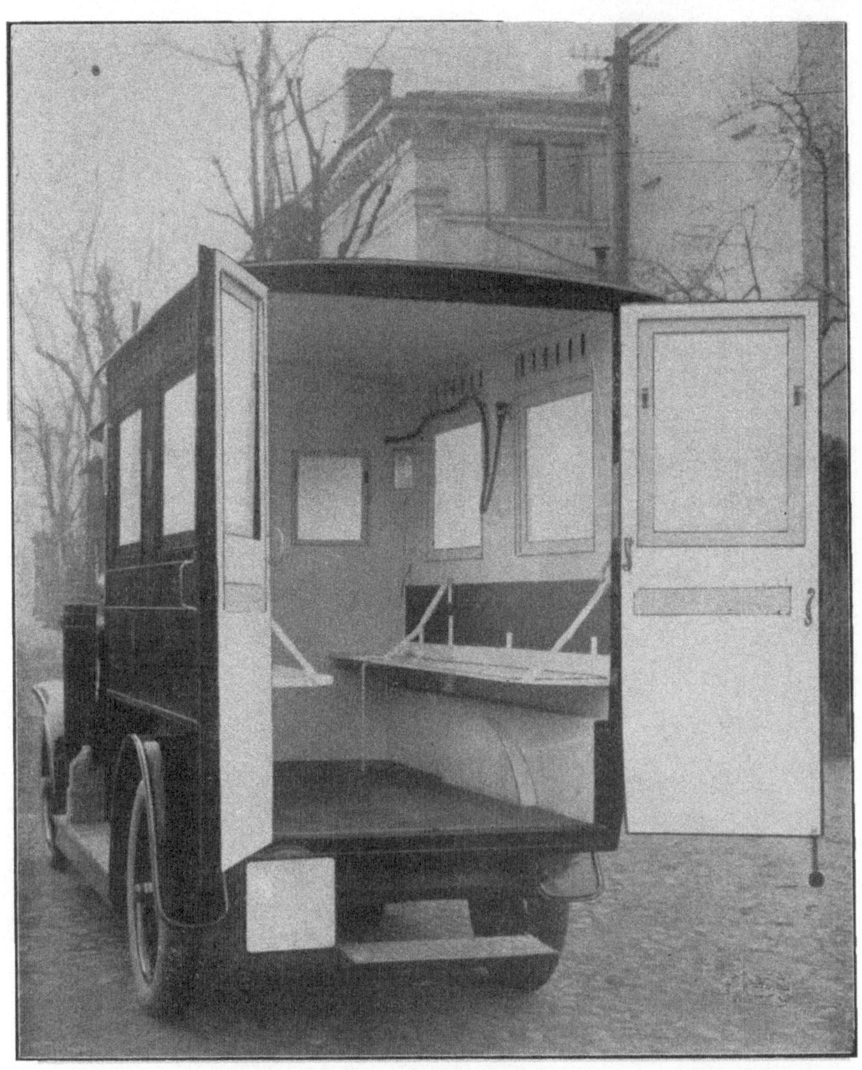

Bild 9. Adler-Krankenkraftwagen des Garnisonlazaretts Berlin-Tempelhof. Innenansicht.

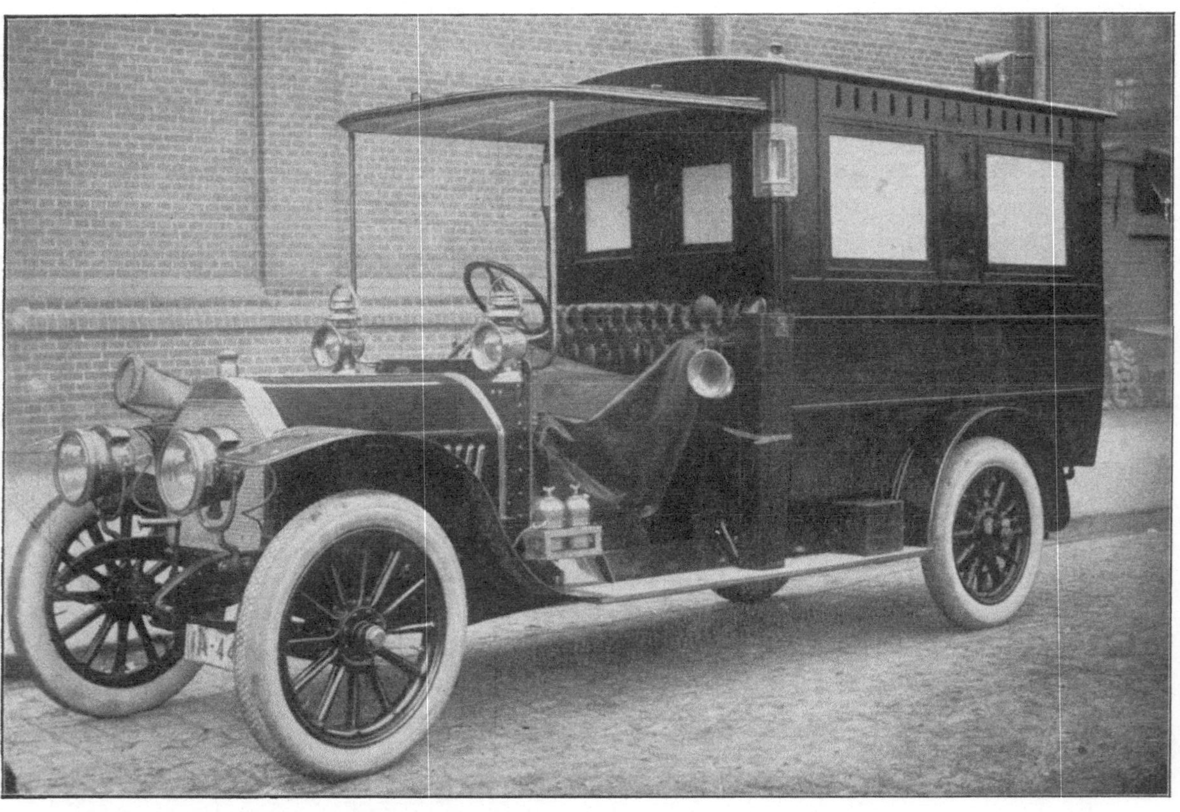

Bild 10. Opel-Krankenkraftwagen des Garnisonlazaretts Posen. Außenansicht.

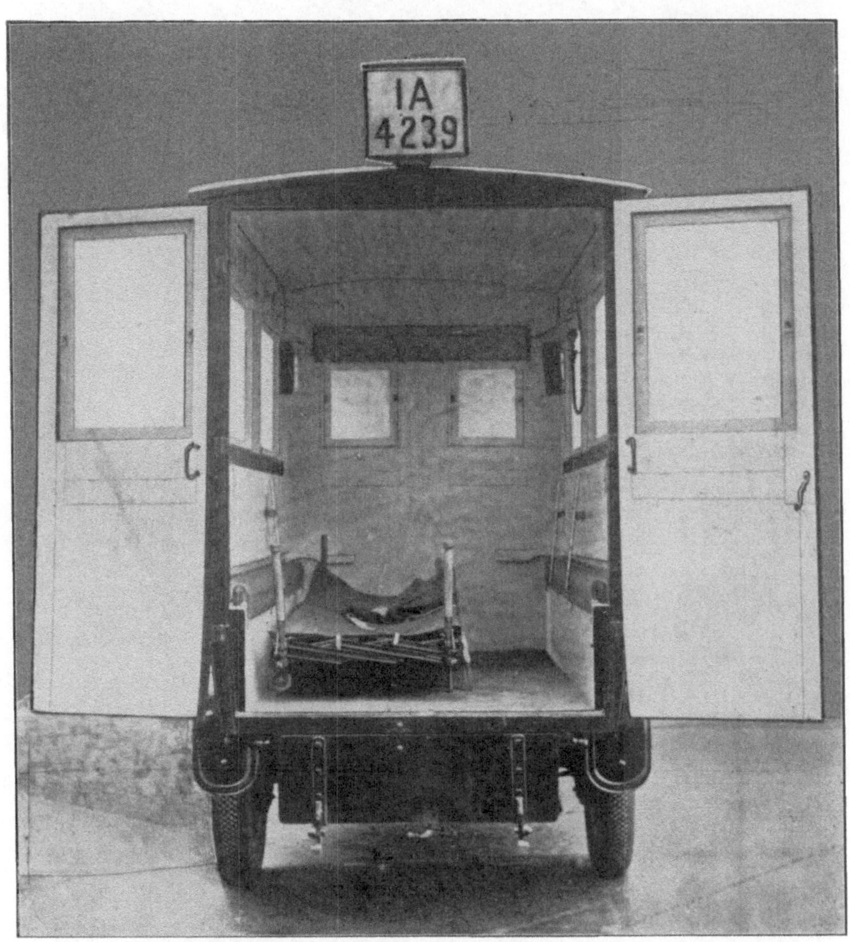

Bild 11. Opel-Krankenkraftwagen des Garnisonlazaretts Posen. Innenansicht.

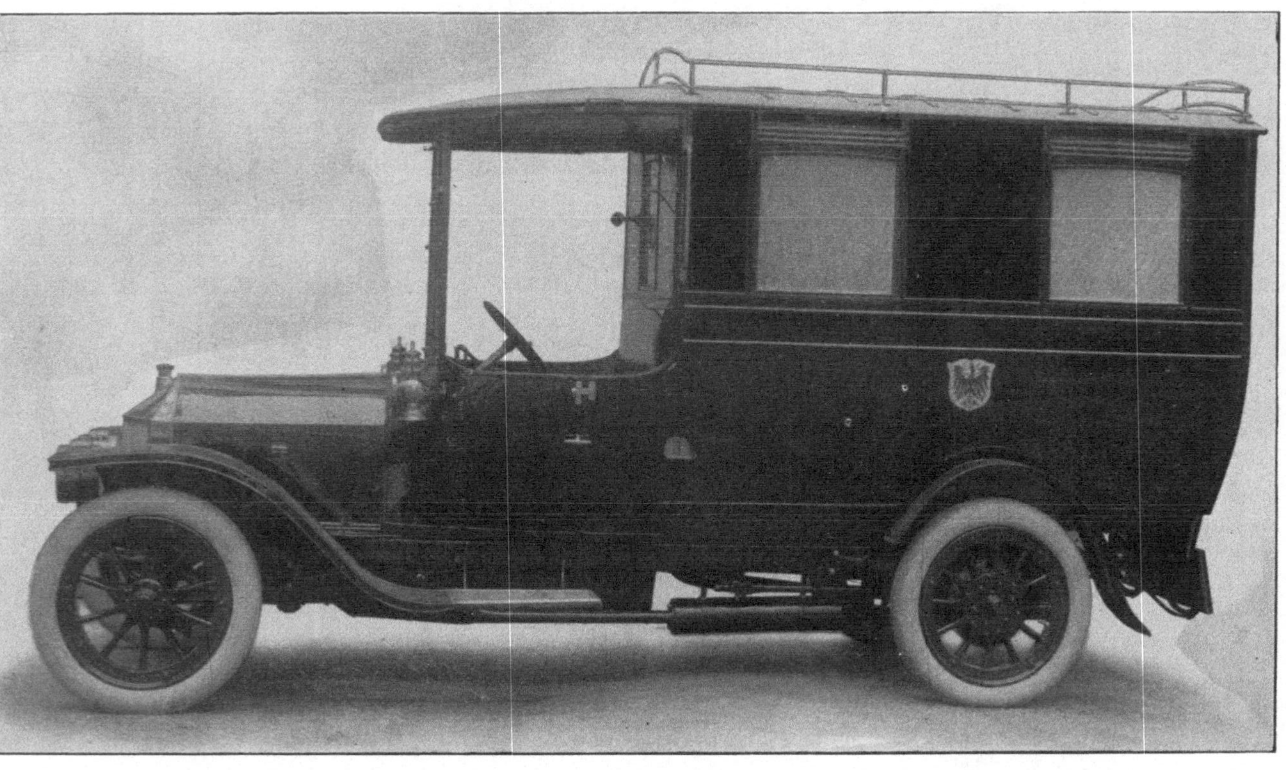

Bild 12. Krankenkraftwagen des Garnisonlazaretts Wünsdorf (Bergmann-Metallurgique). Außenansicht.

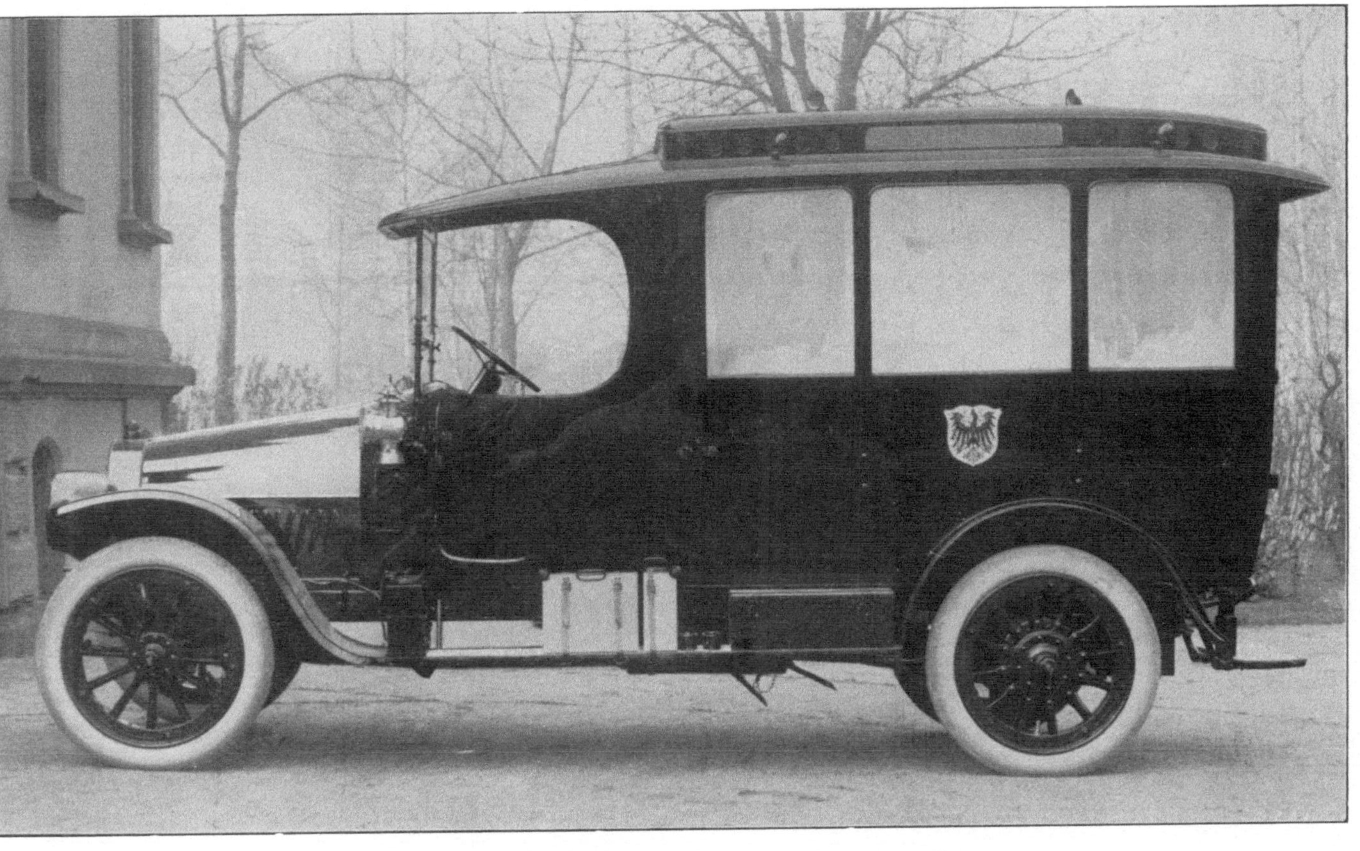

Bild 13. Opel-Krankenkraftwagen des Garnisonlazaretts Mainz.

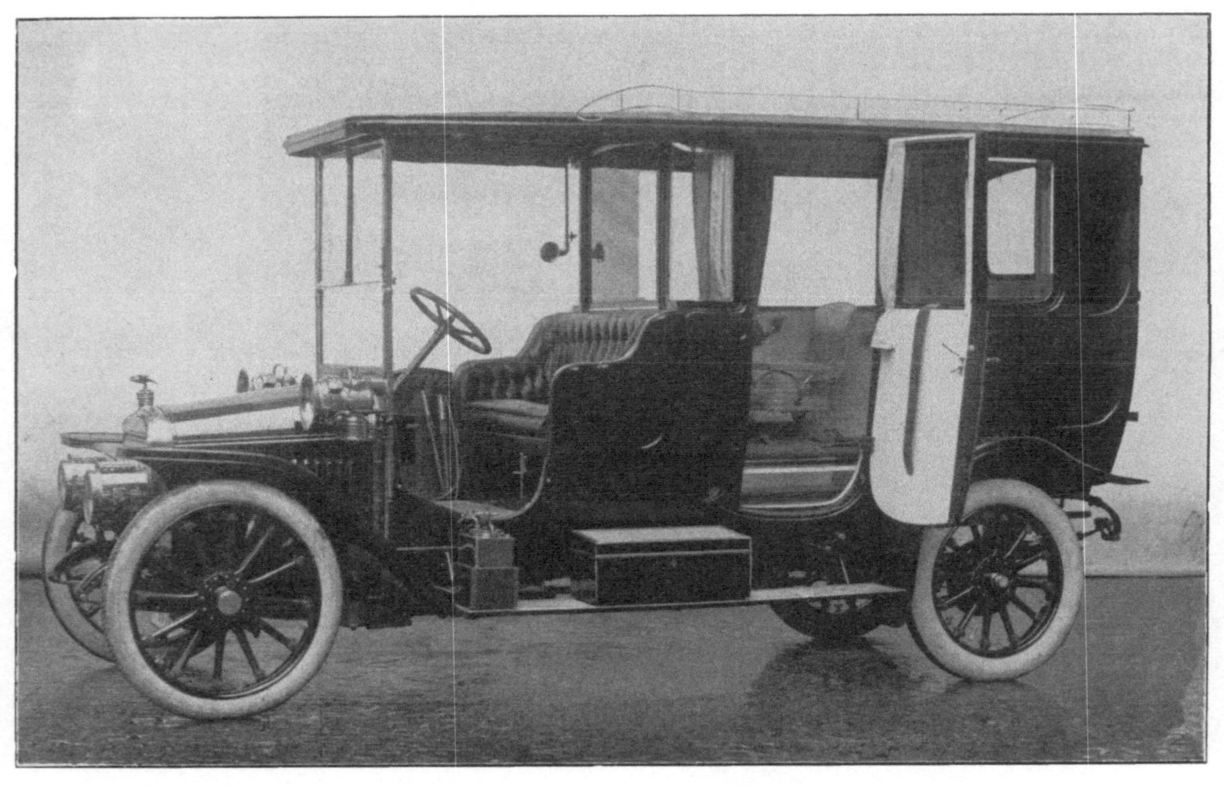

Bild 14. Adler-Krankenkraftwagen der Fliegertruppe in Döberitz. Außenansicht.

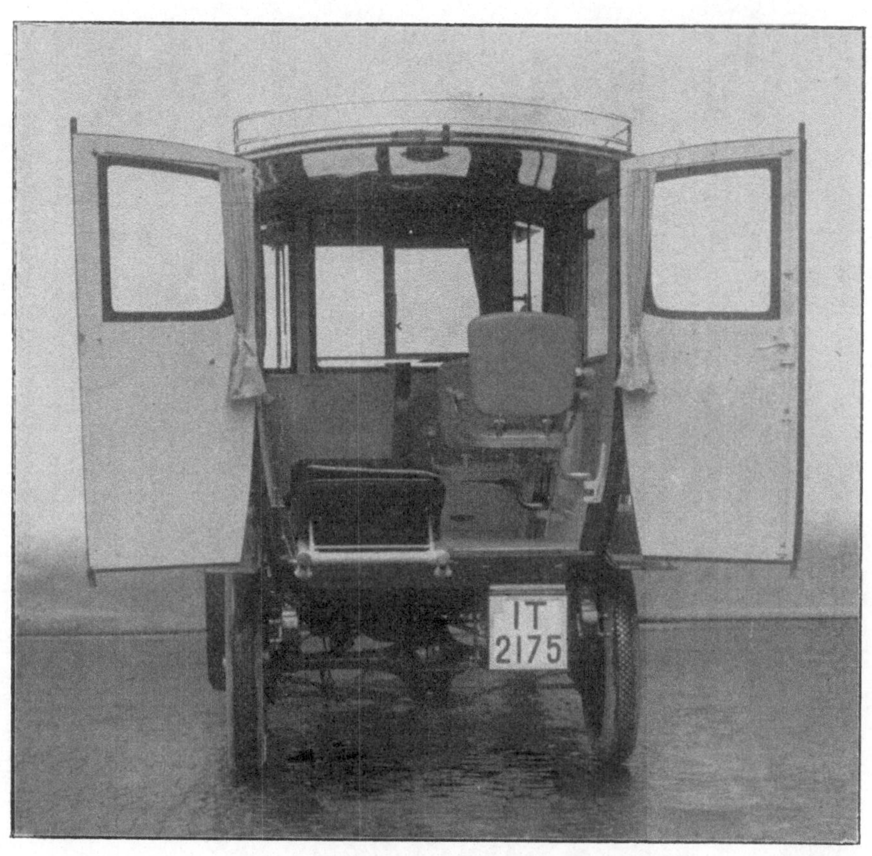

Bild 15. Adler-Krankenkraftwagen der Fliegertruppe in Döberitz. Innenansicht.

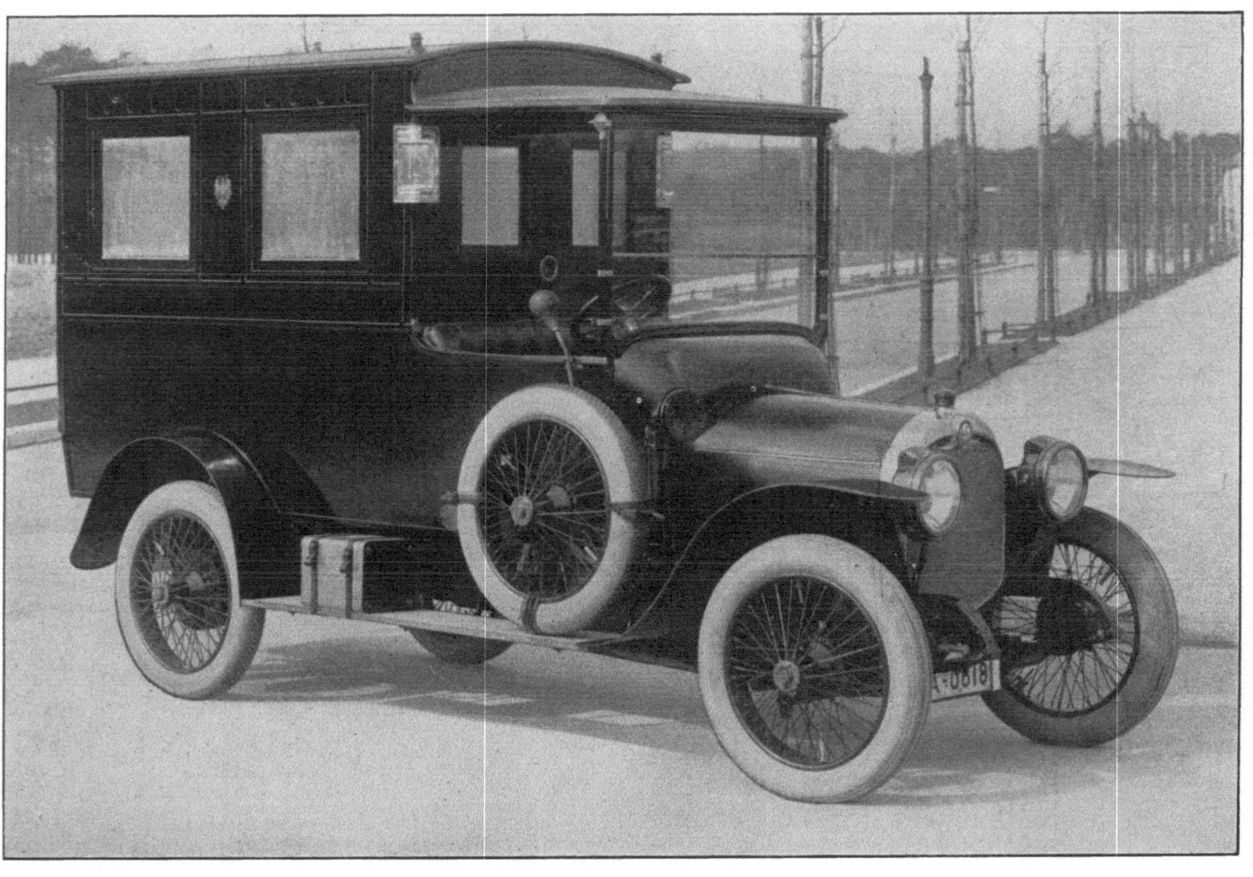

Bild 16. Loeb-Krankenkraftwagen des Garnisonlazaretts Berlin-Tempelhof und Straßburg. Ventillos.

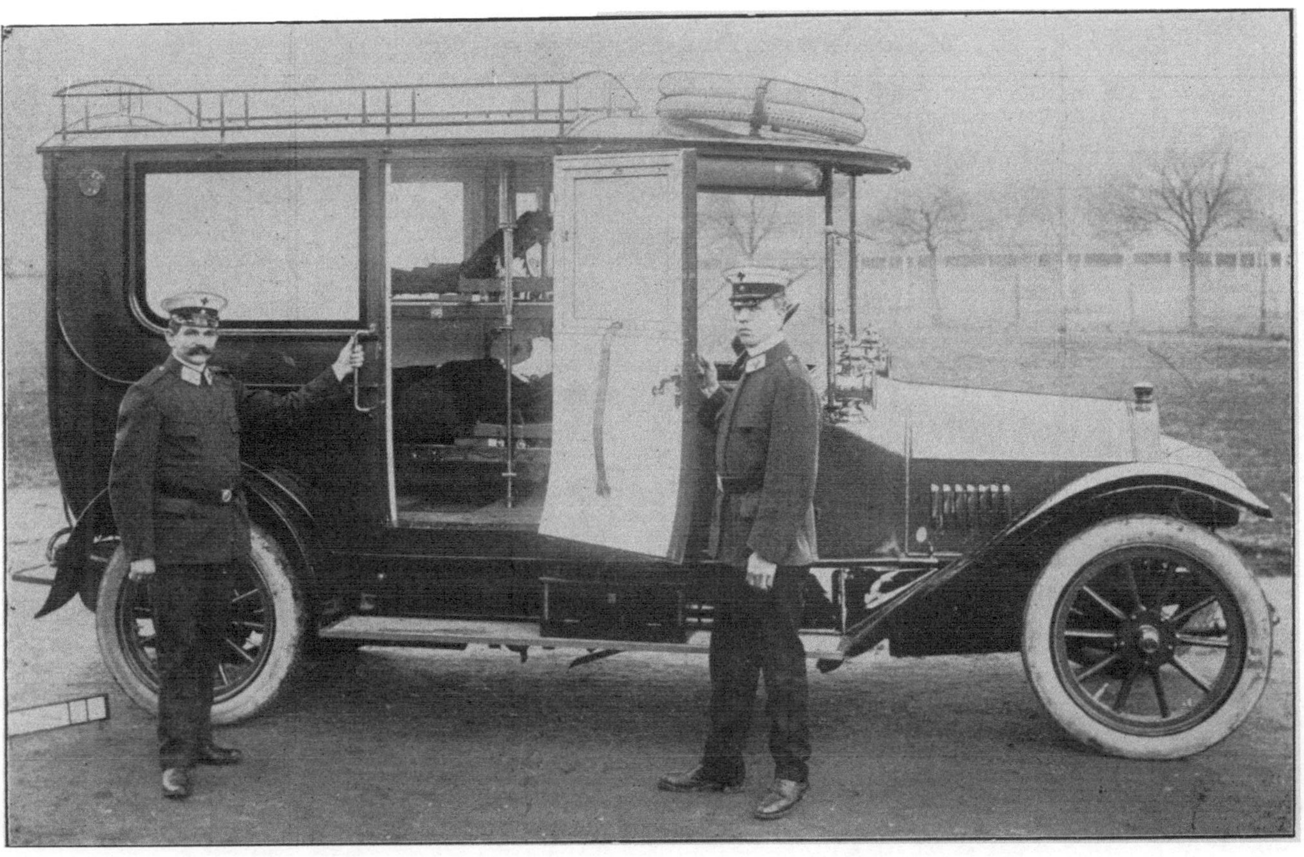

Bild 17. Benz-Krankenkraftwagen (Versuchsabteilung der Verkehrstruppen in München).

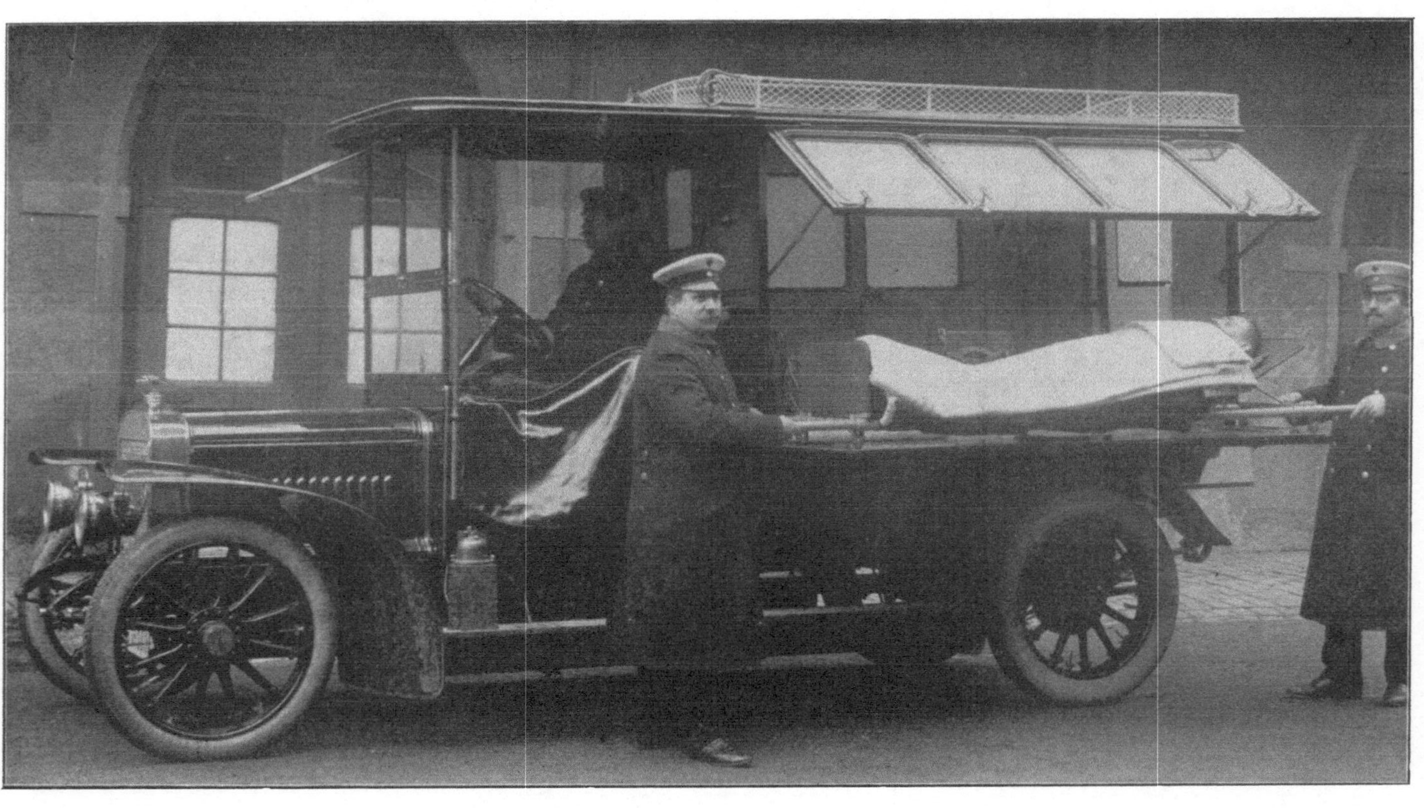

Bild 18. Adler-Krankenkraftwagen. Einladen von der Seite.

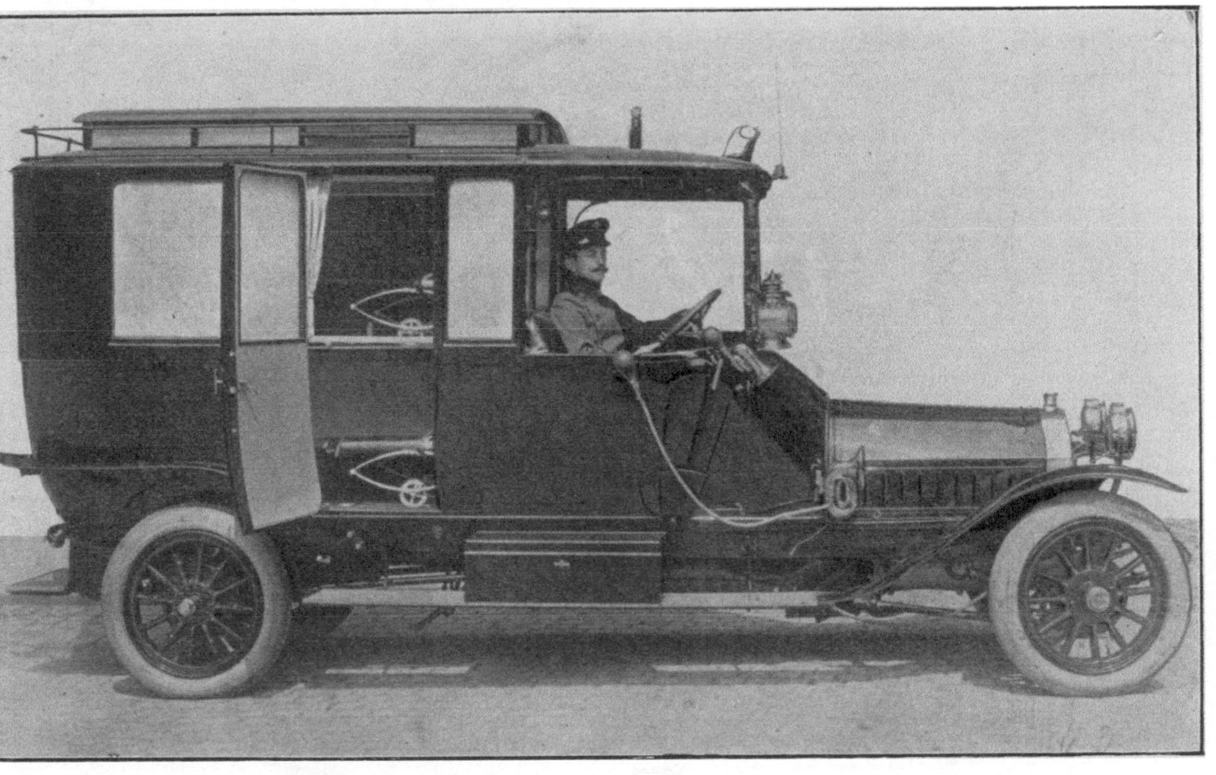

Bild 19. Horch-Krankenkraftwagen. Außenansicht.

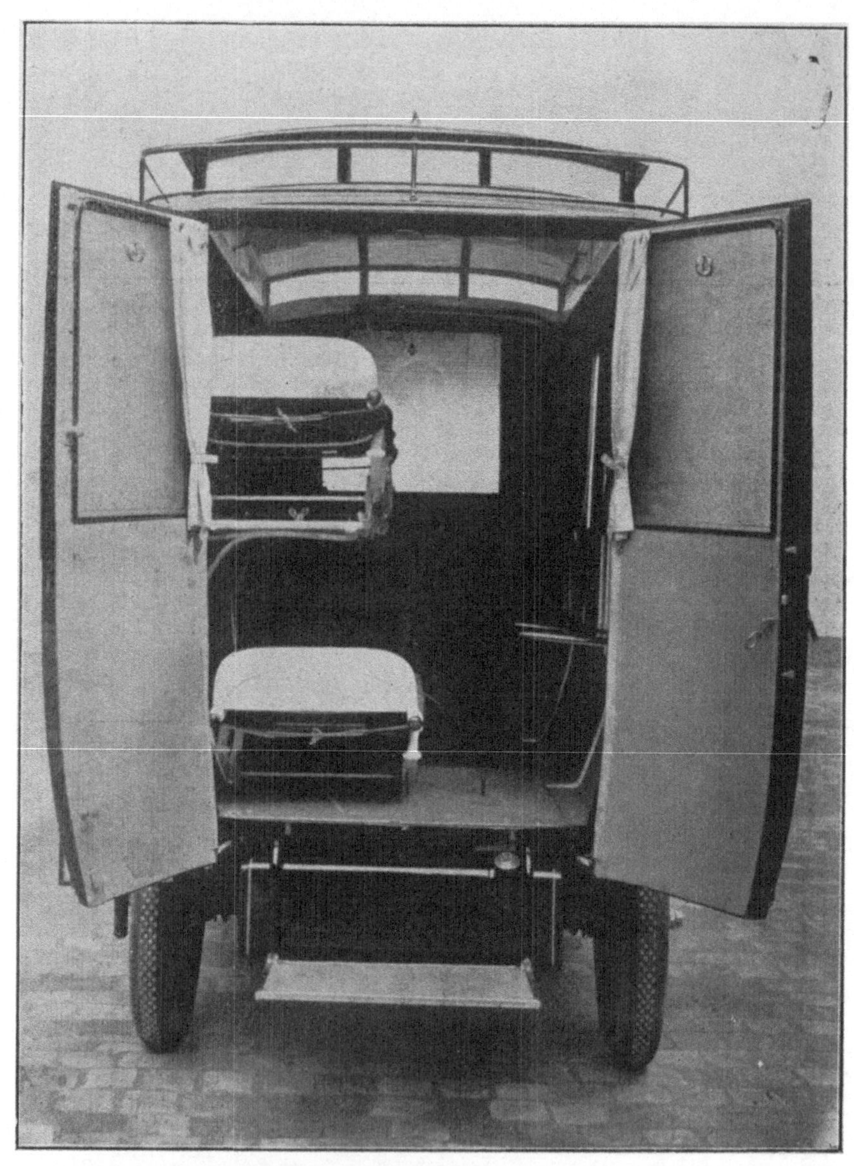

Bild 20. Horch-Krankenkraftwagen. Innenansicht.

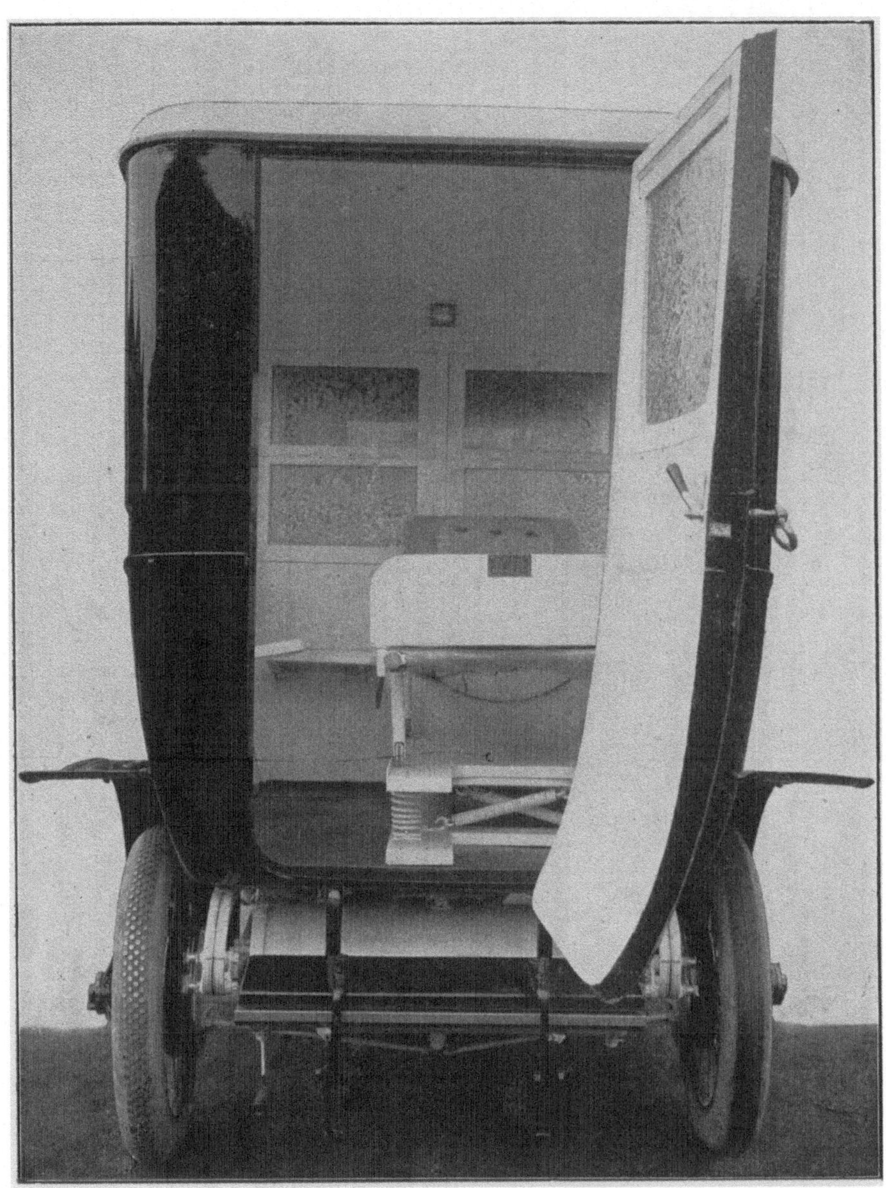

Bild 21. Stoewer-Krankenkraftwagen.

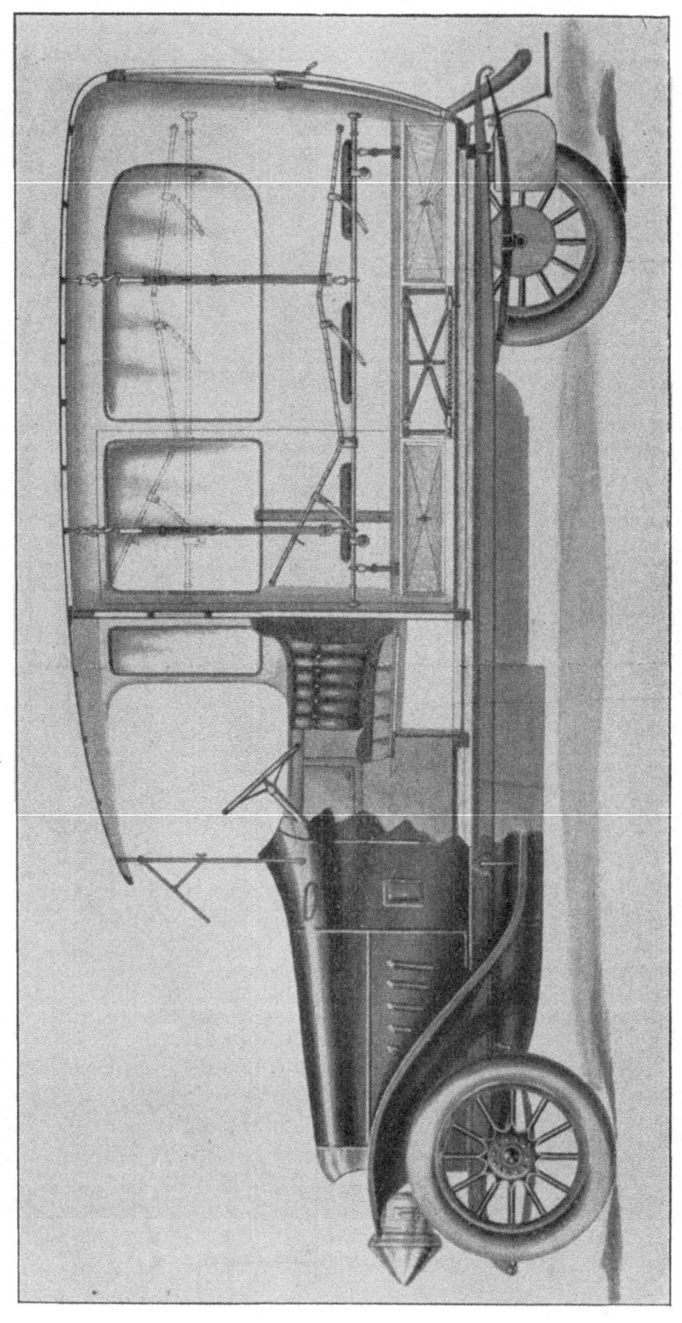

Bild 22. Krankenkraftwagen mit Vorrichtung Heinen. (Schwebender Transport mit Hebevorrichtung, D. R. P. Nr. 215 136.)

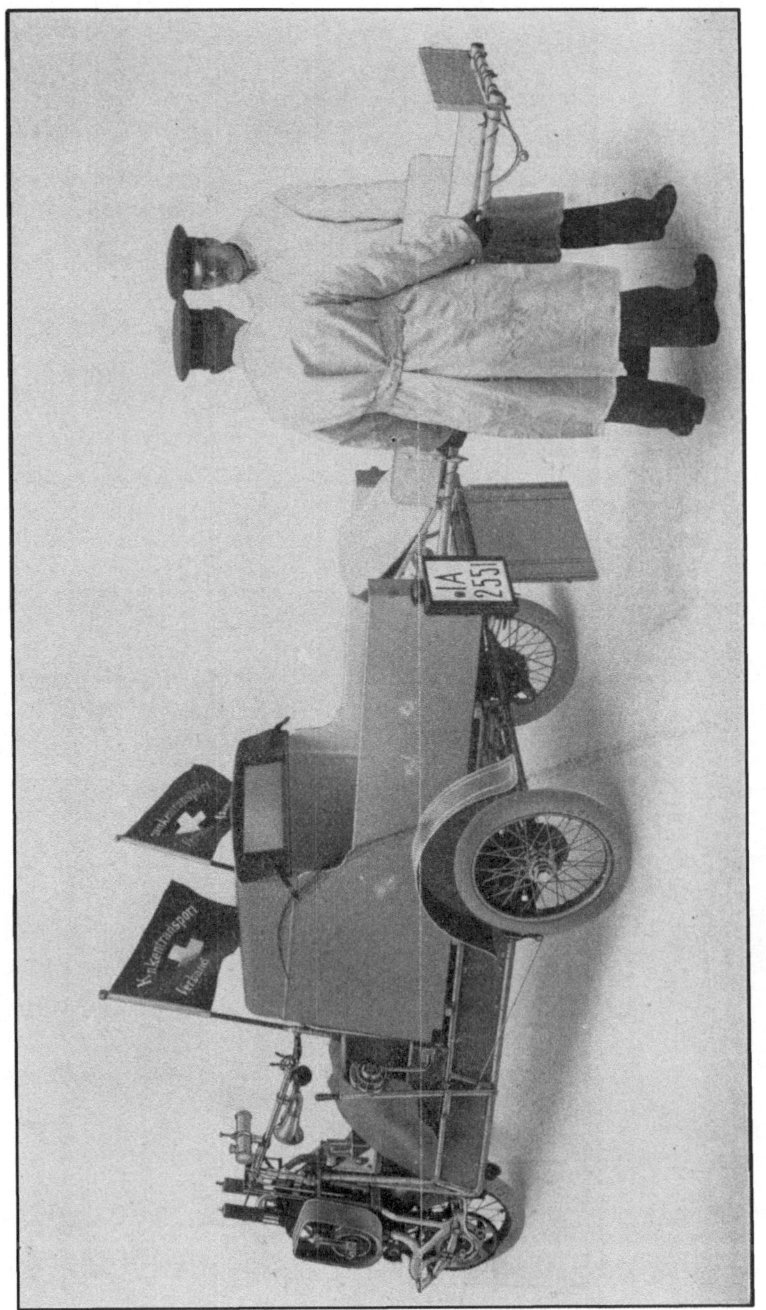

Bild 23. Krankentransport-Zyklonette.

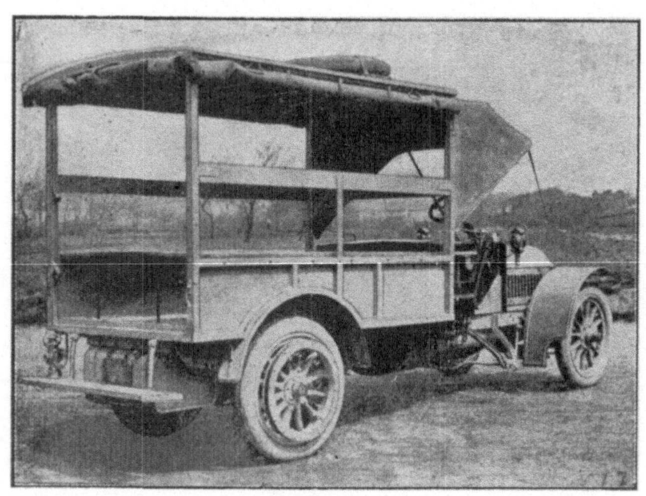

Bild 24. Österreichischer Krankenkraftwagen, zugleich für Verpflegungsnachschub.

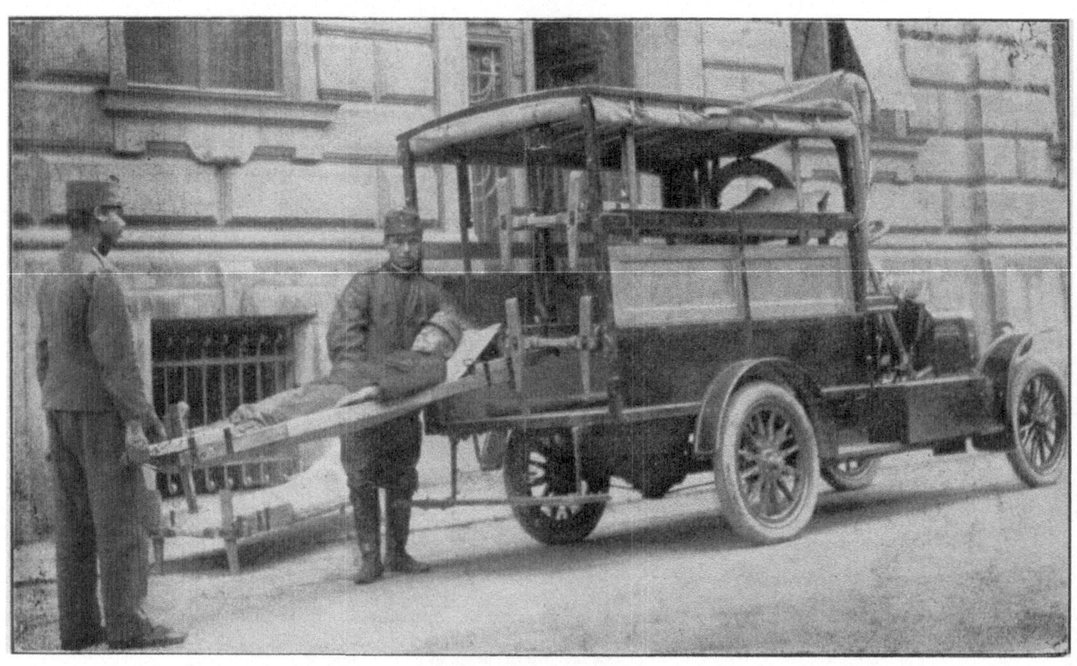

Bild 25. Österreichischer Krankenkraftwagen für Verpflegungsnachschub mit Lagerungsvorrichtung für Kranke.

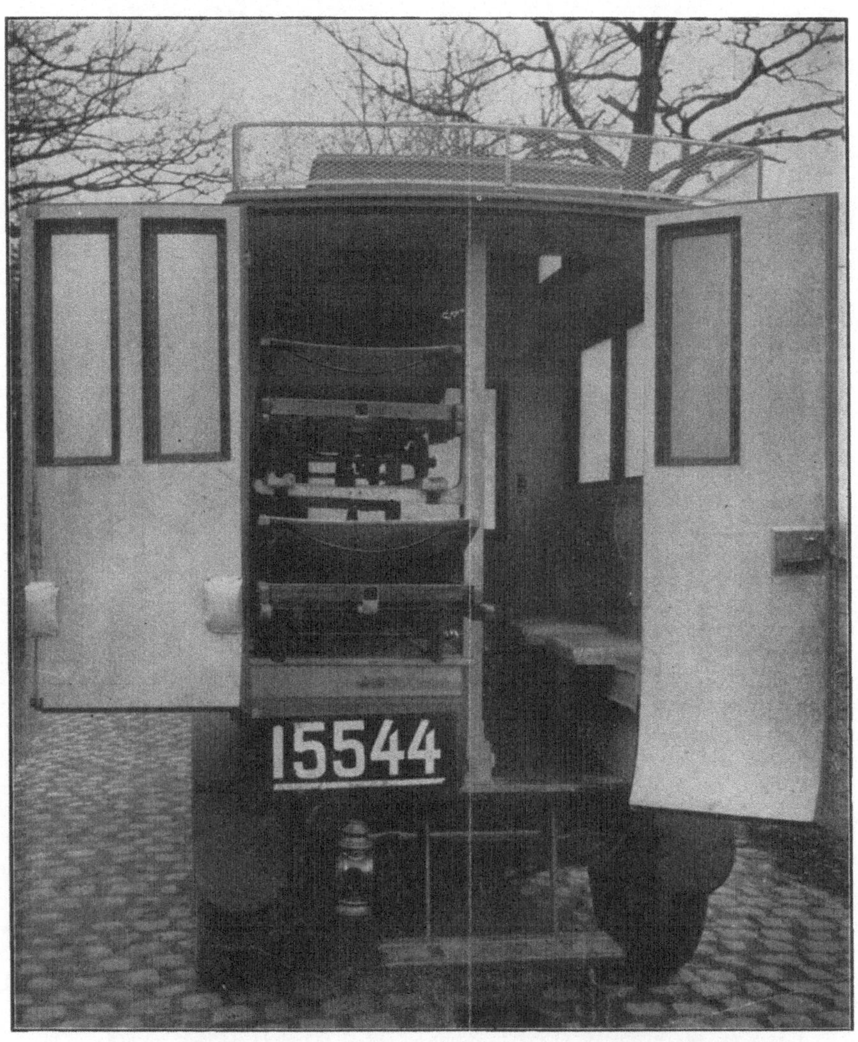

Bild 26. Minerva-Krankenkraftwagen (Belgien).

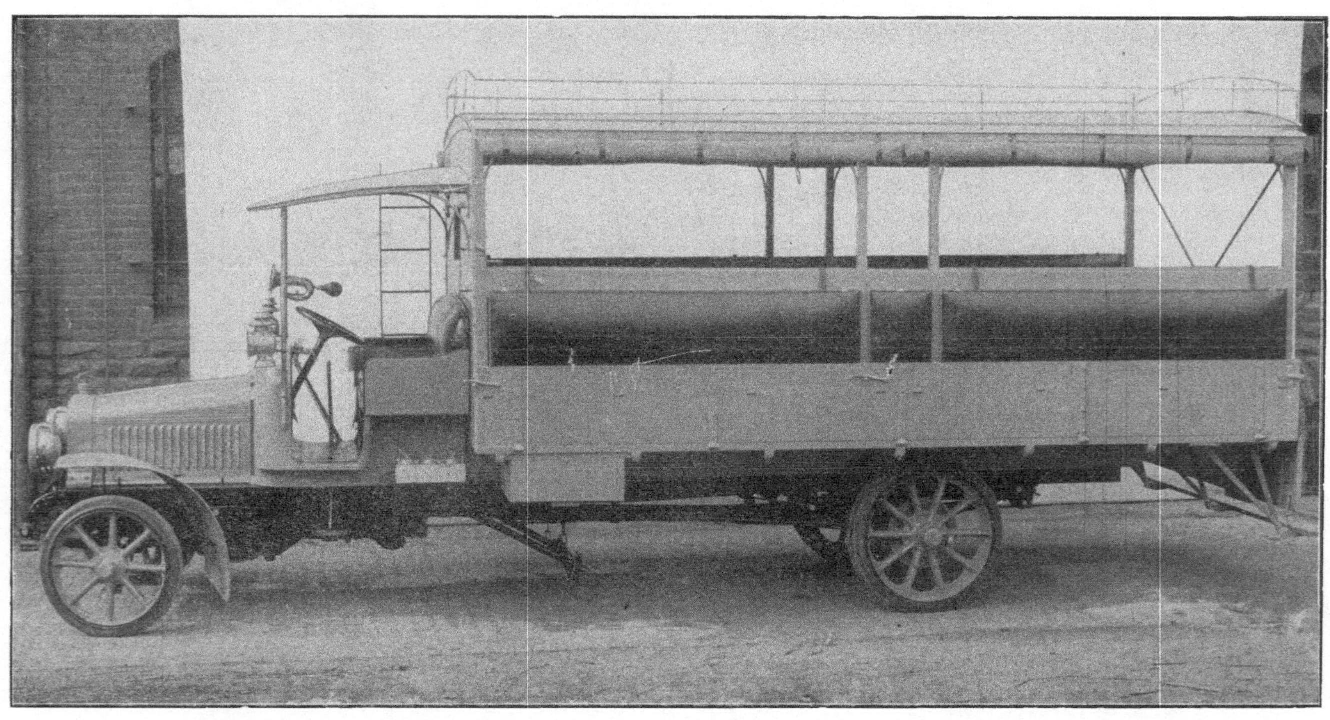

Bild 27. Adler-Krankenkraft- und Munitionstransportwagen (Rußland).

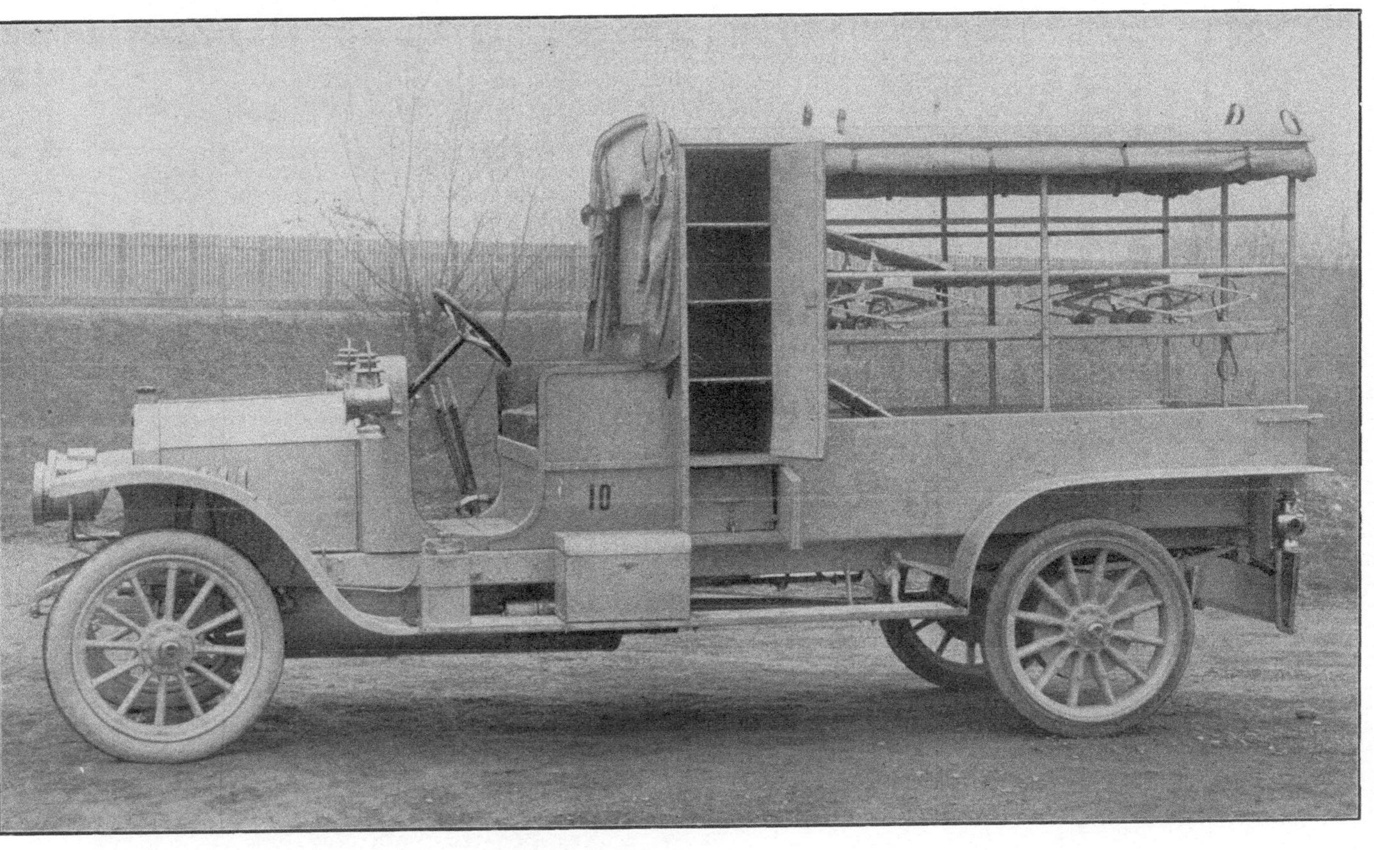

Bild 28. Daimler-Krankenkraftwagen für 4 Tragen (Bulgarien).

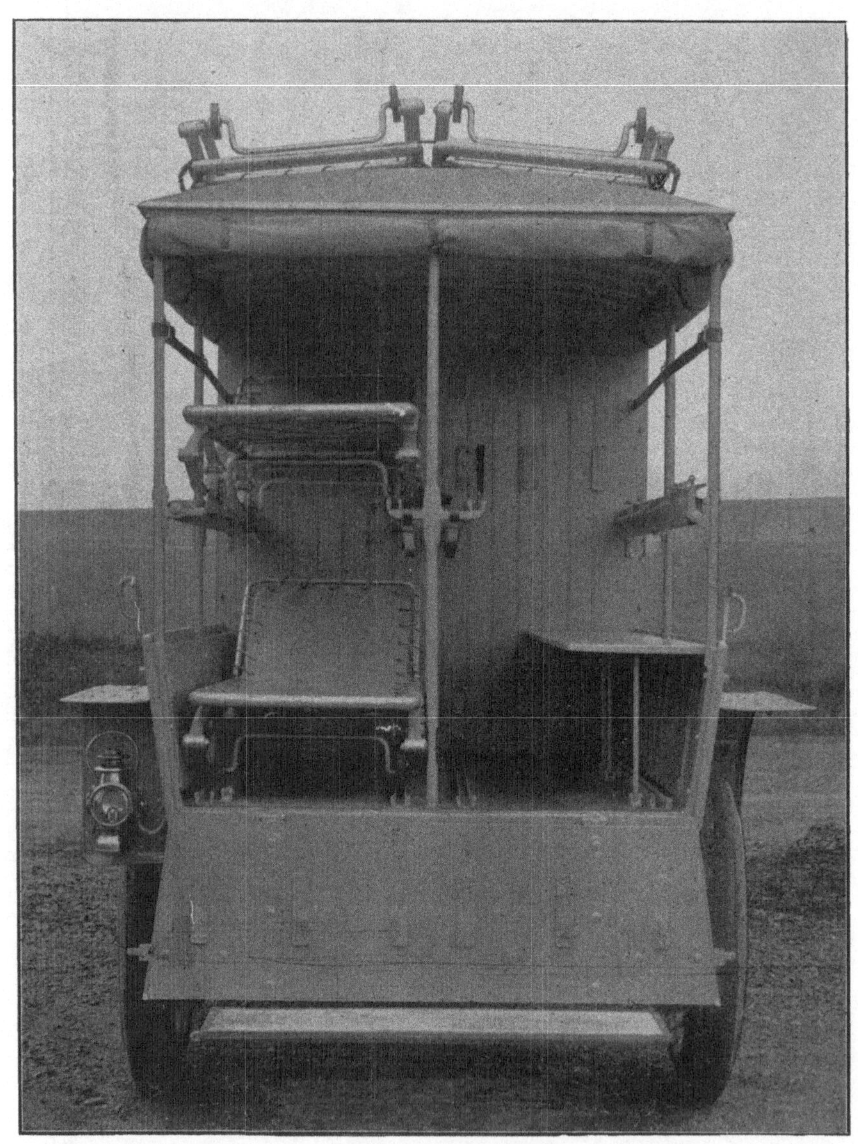

Bild 29. Daimler-Krankenkraftwagen für 2 Liegende und 4 Sitzende, leer.

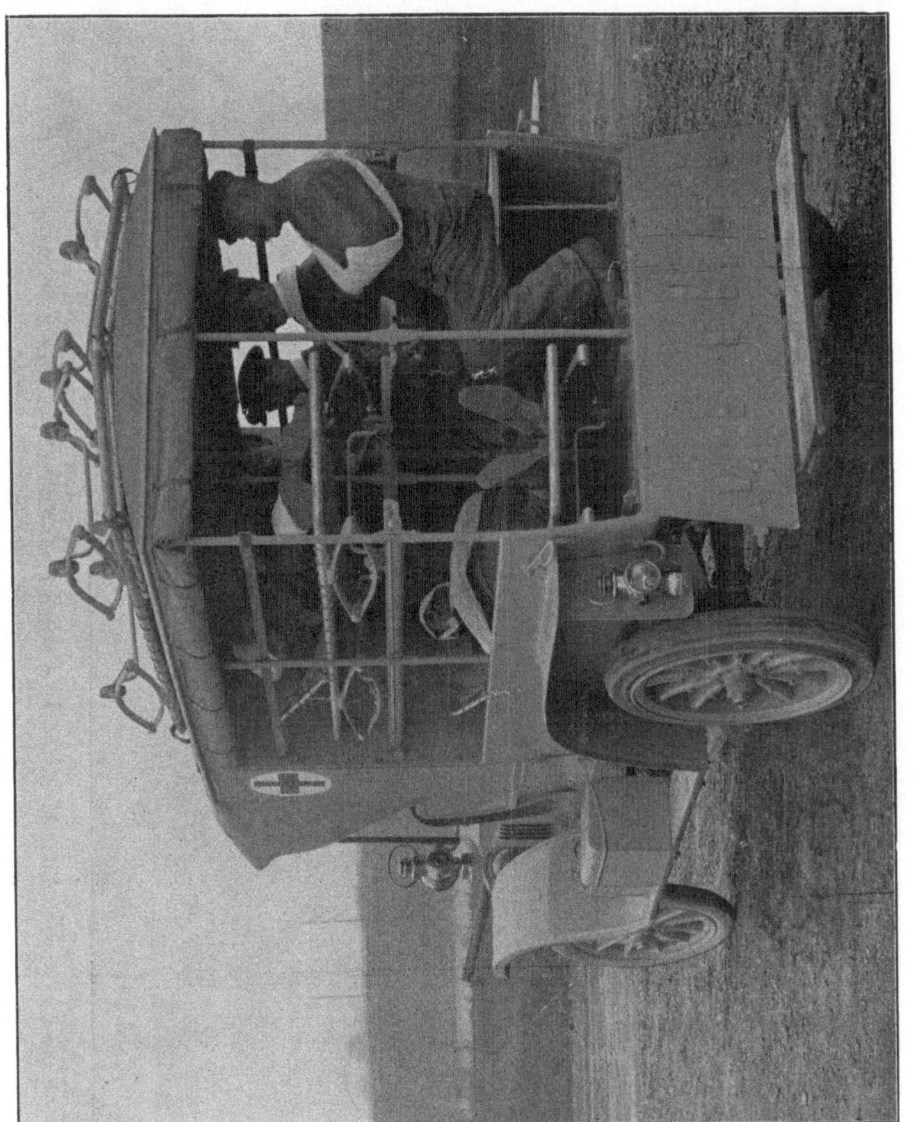

Bild 30. Daimler-Krankenkraftwagen, beladen.

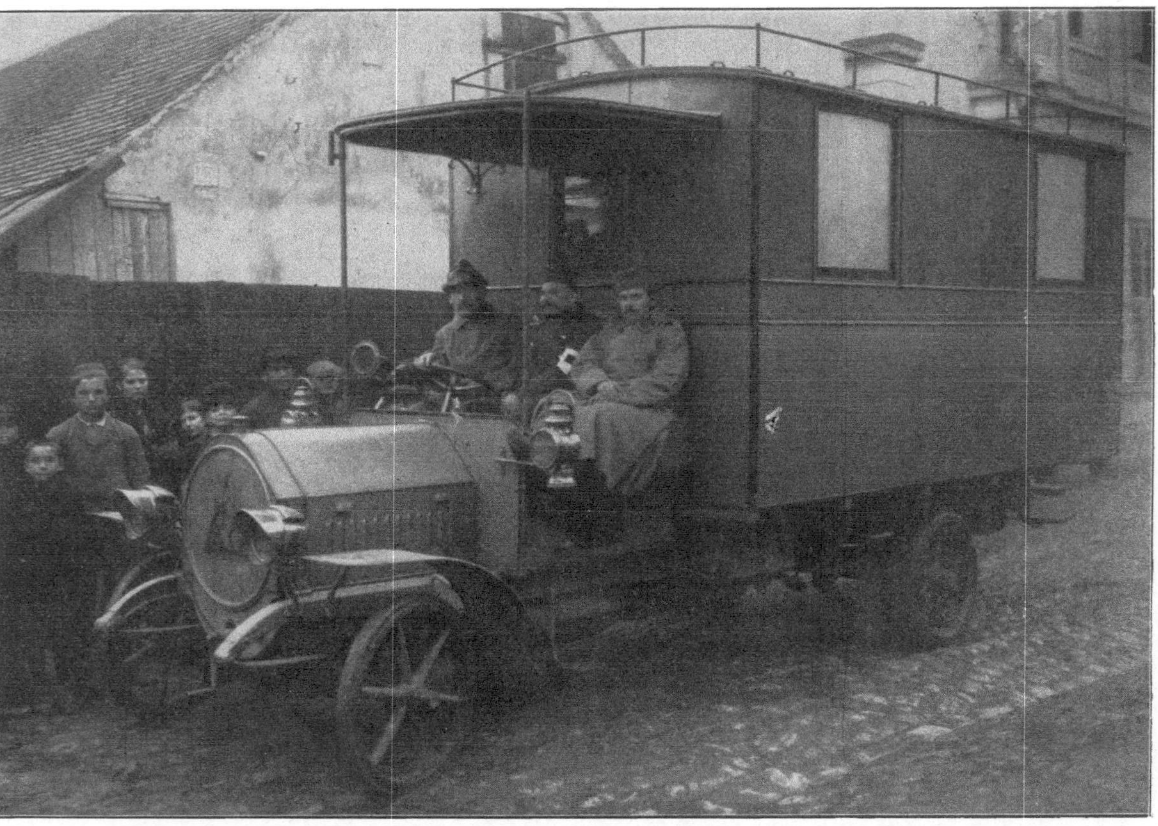

Bild 31. NAG.-Krankenkraftwagen (Serbien). Außenansicht.

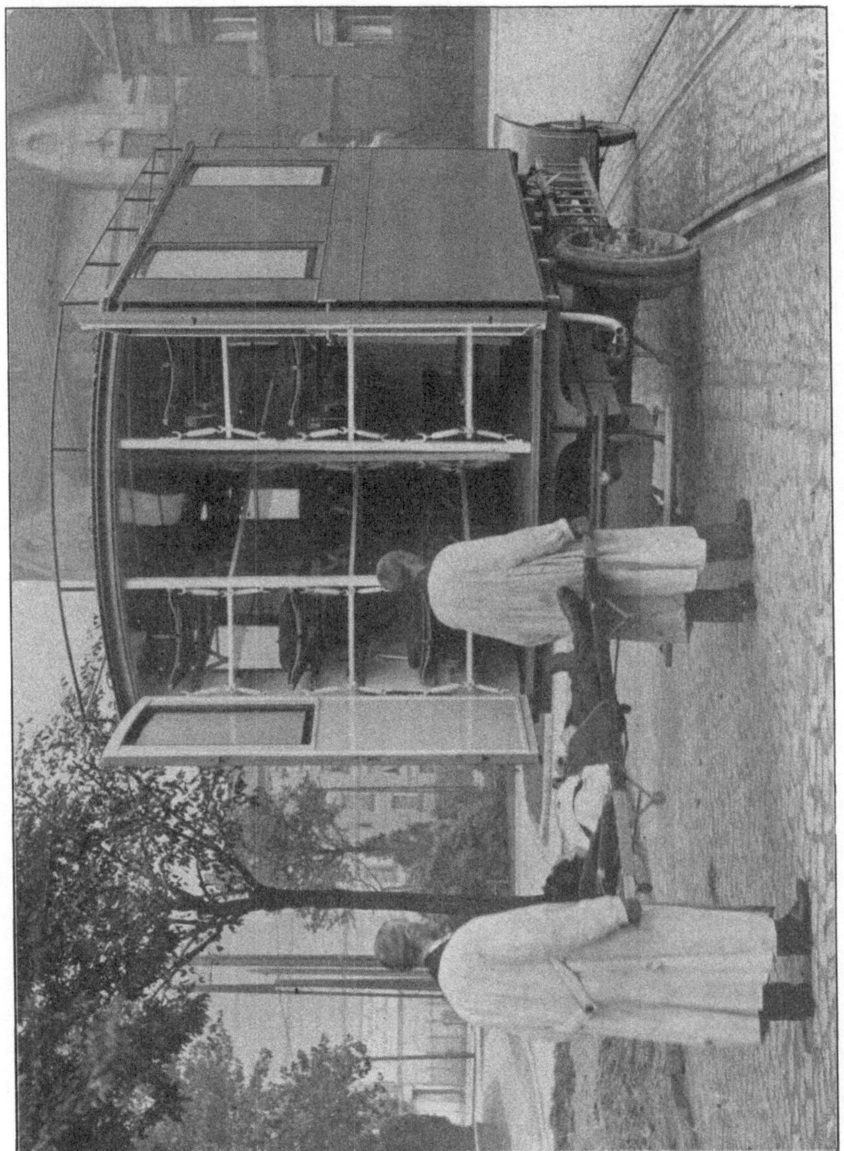

Bild 32. NAG.-Krankenkraftwagen. Innenansicht.

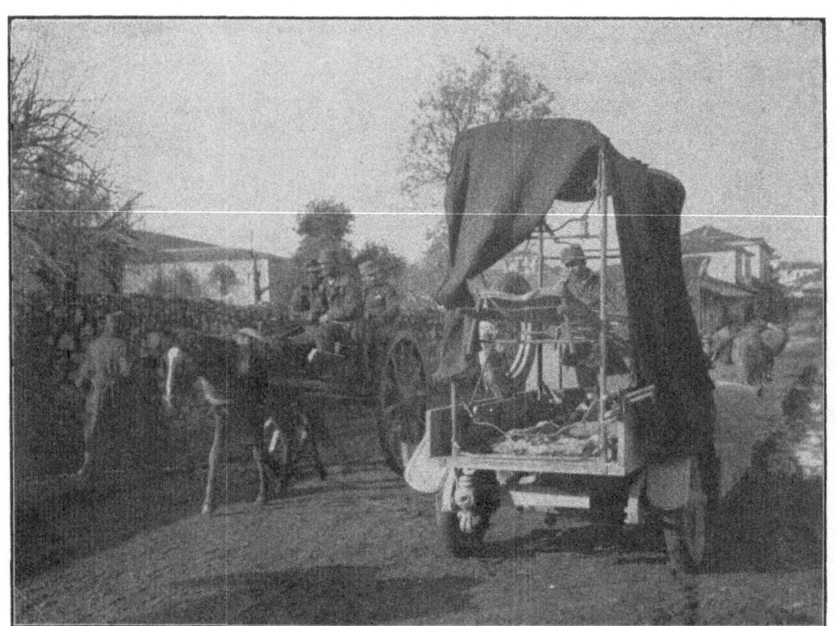

Bild 33.: Griechischer Krankenkraftwagen in Janina, nach Brechot-Despret-Ameline.

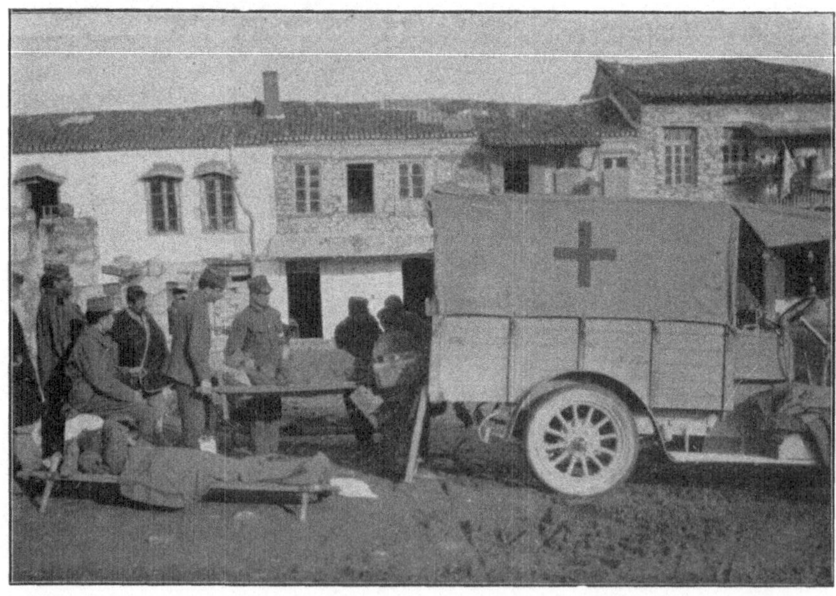

Bild 34. Griechischer Krankenkraftwagen (Lastwagen), behelfsmäßig hergerichtet.

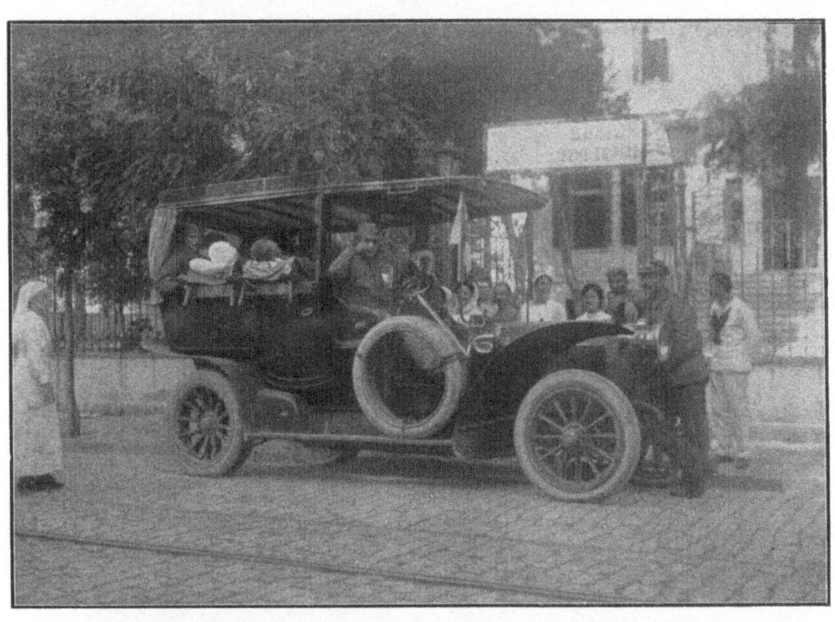

Bild 35. Griechischer Krankenkraftwagen (Personenwagen), behelfsmäßig hergerichtet.

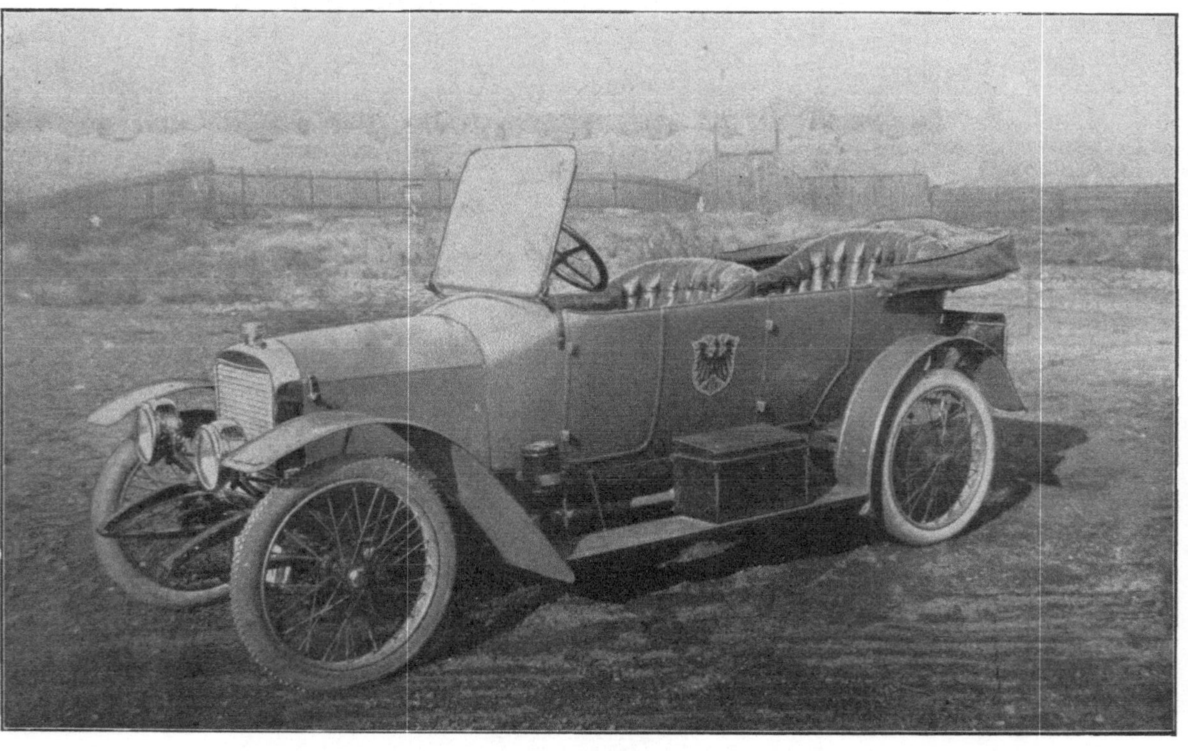

Bild 36. Adler-Kleinauto, Meldewagen.

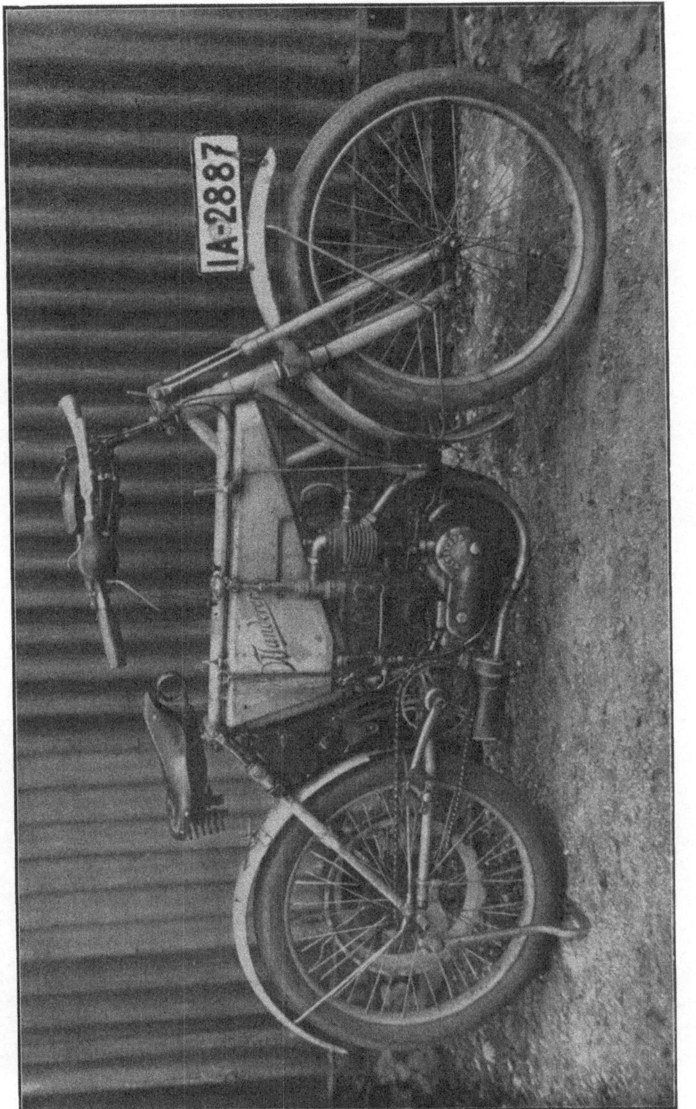

Bild 37. Wanderer-Kraftrad.

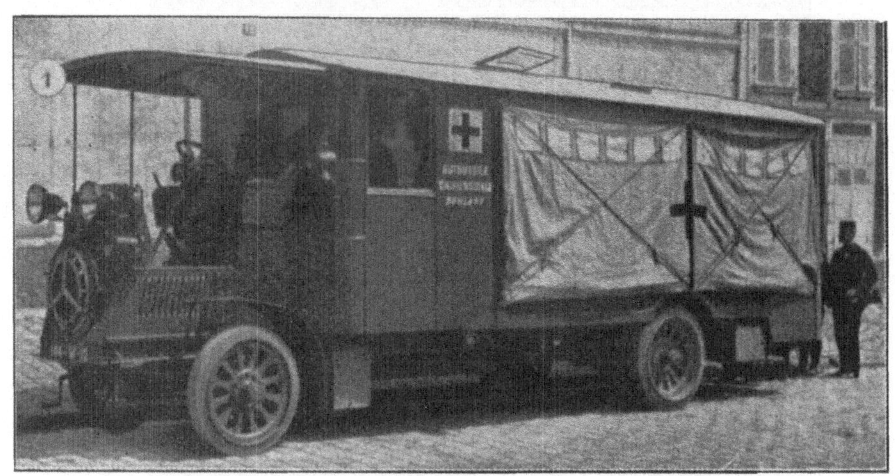

Bild 38. Operationswagen (Boulant) in Frankreich.

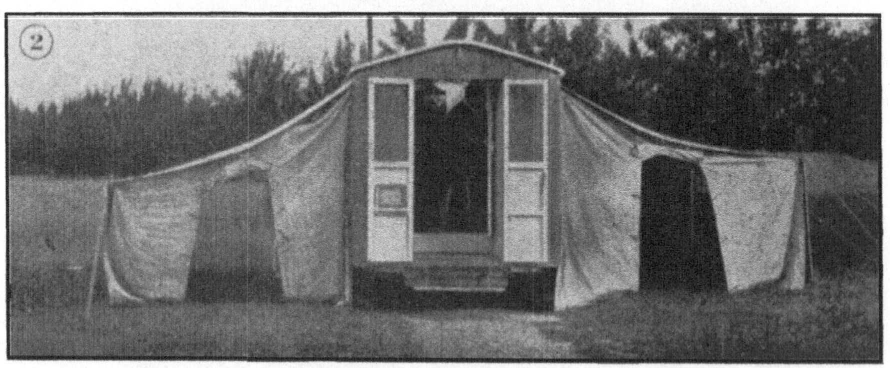

Bild 39. Operationswagen (Boulant) in Frankreich, mit Aufnahmezelten für die
Verwundeten vor und nach der Operation.

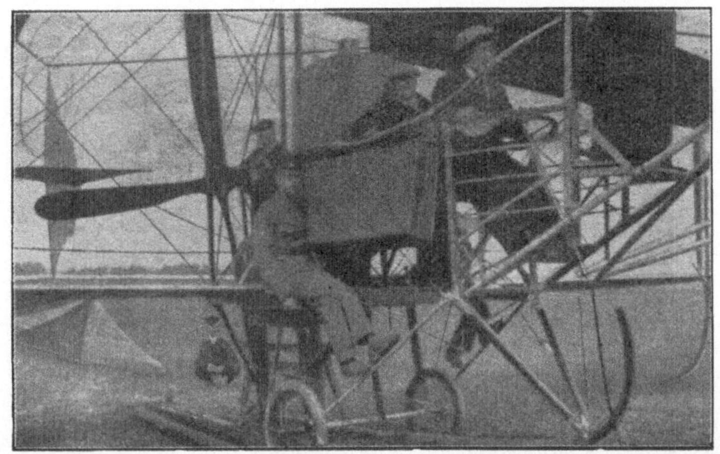

Bild 40. Sanitätsflugzeug für Operationen in England.

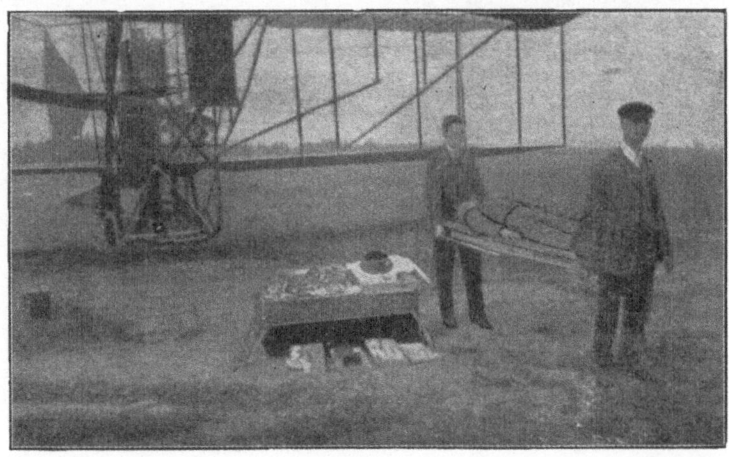

Bild 41. Sanitätsflugzeug für Operationen in England, mit aufgestelltem
Operationsgerät.

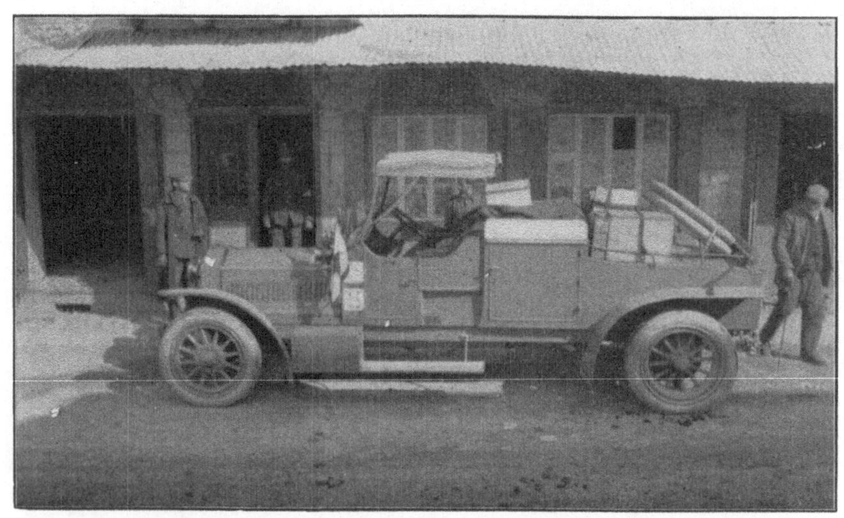

Bild 42. Feldröntgenkraftwagen in Griechenland.

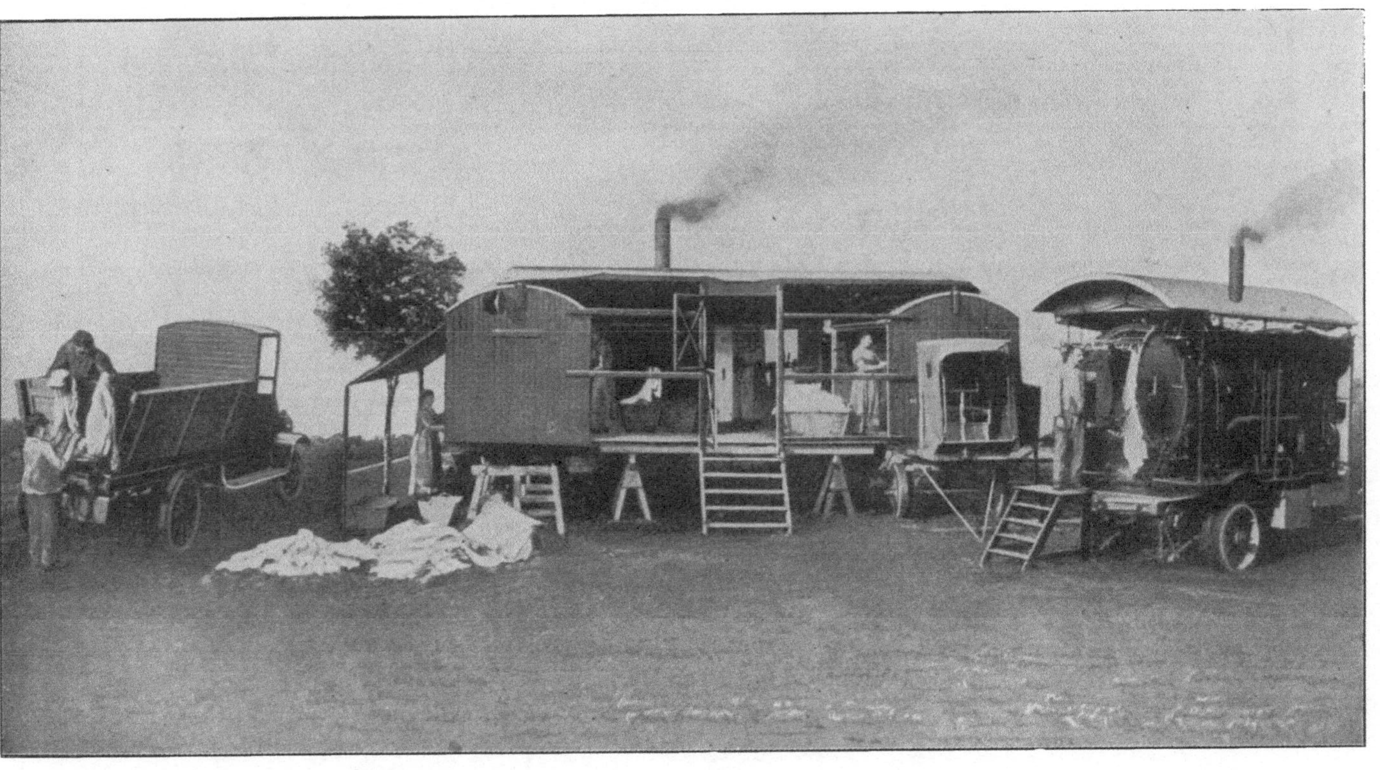

Bild 43. Lazarett-Feldwäscherei- und Desinfektionsanlage (Pönsgen), Übersicht.

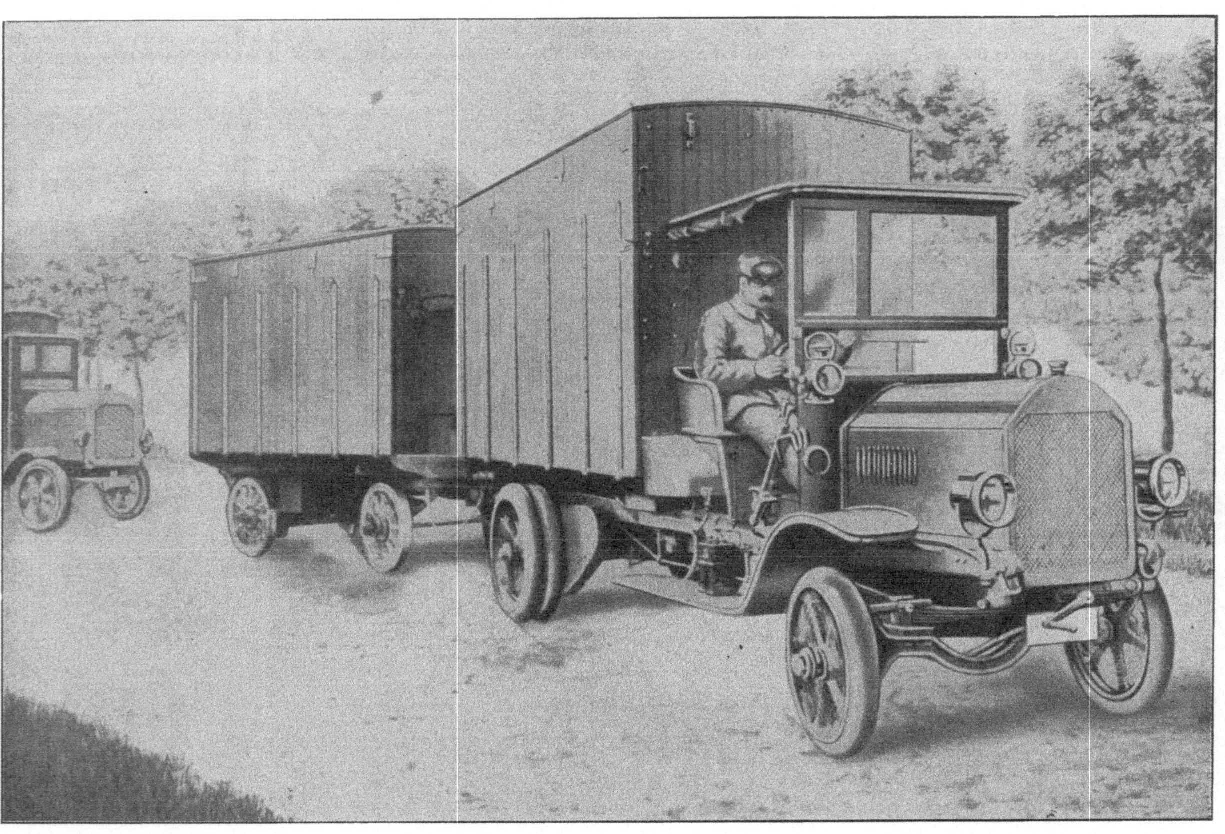

Bild 44. Die Lastkraftwagen auf dem Marsche.

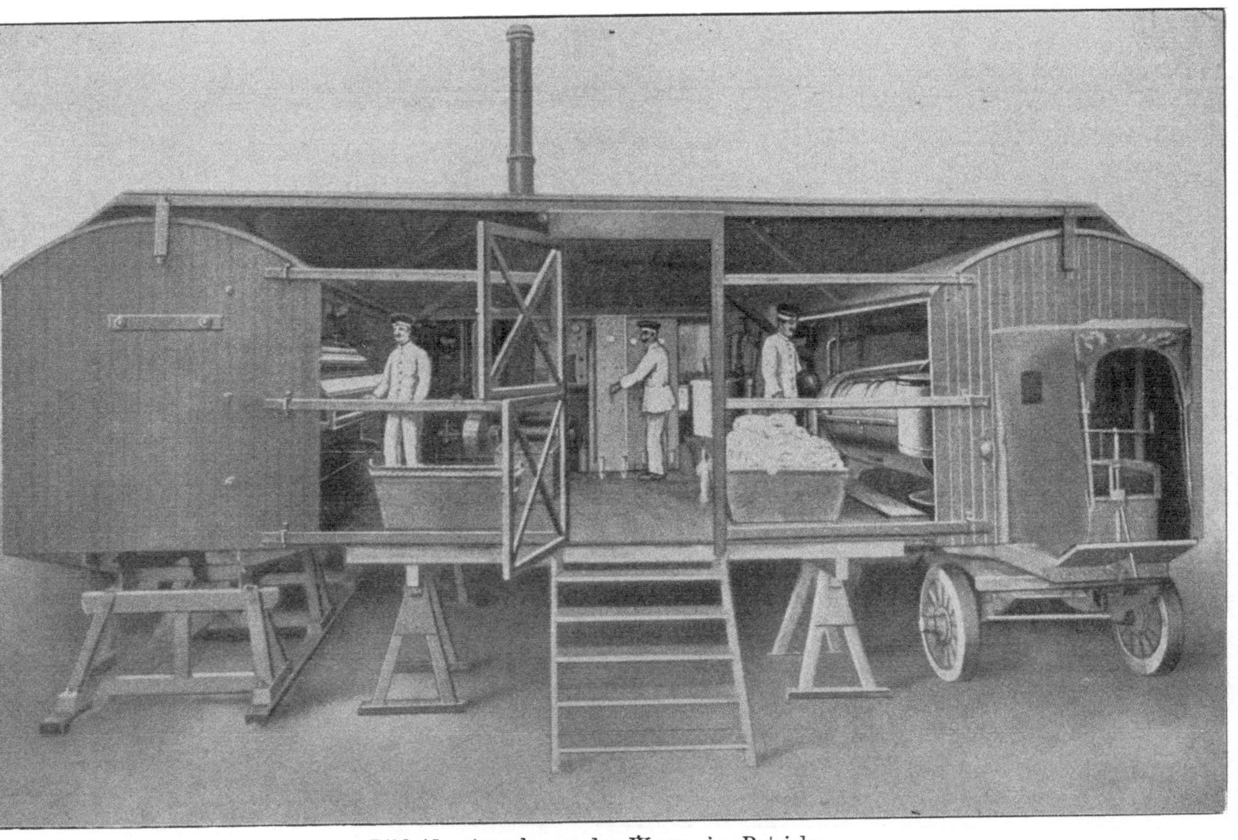

Bild 45. Anordnung der Wagen im Betriebe.

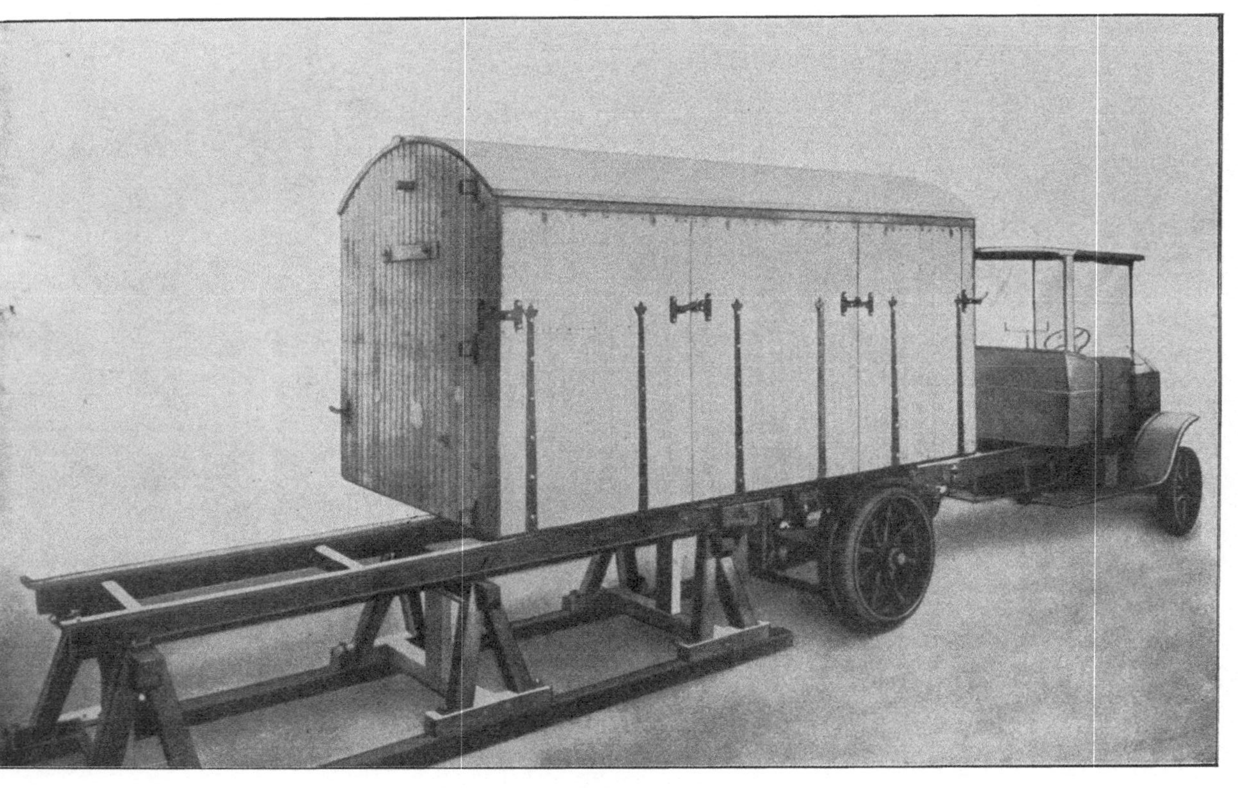

Bild 46.   Abrollen des Mangelaufbaues.

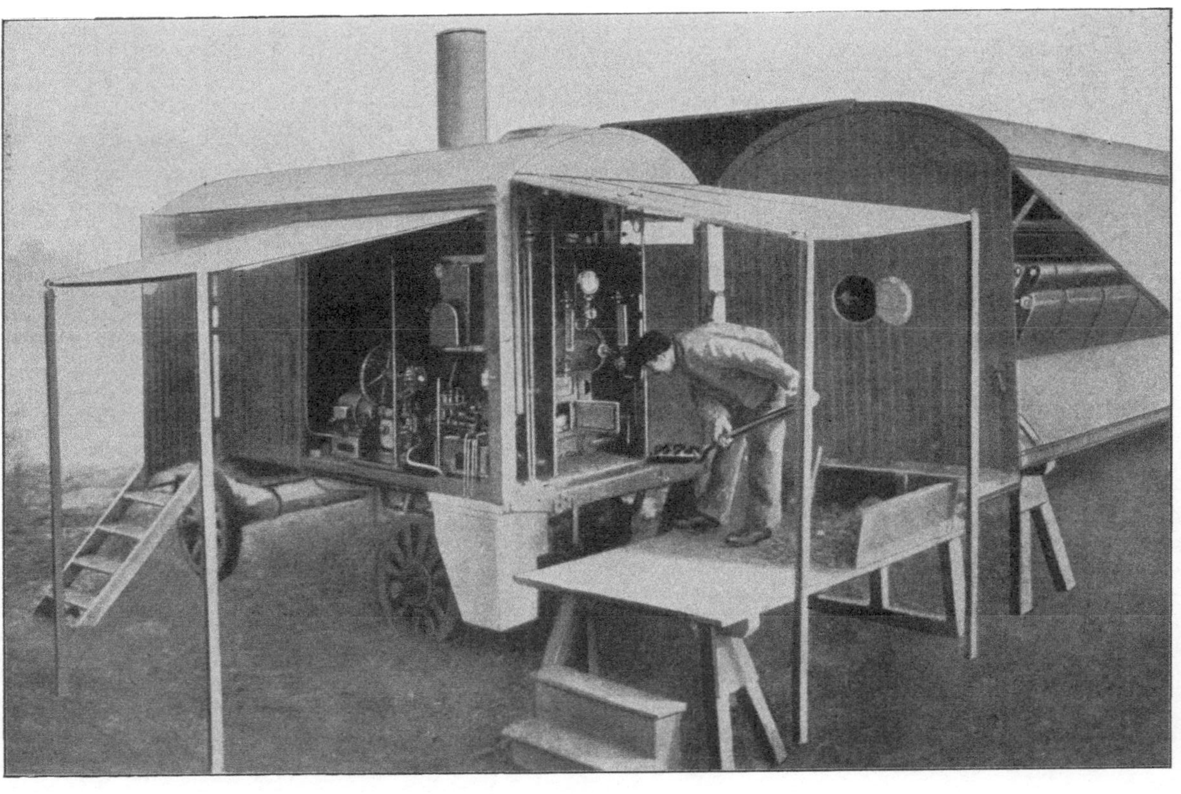

Bild 47. Kesselwagen von außen.

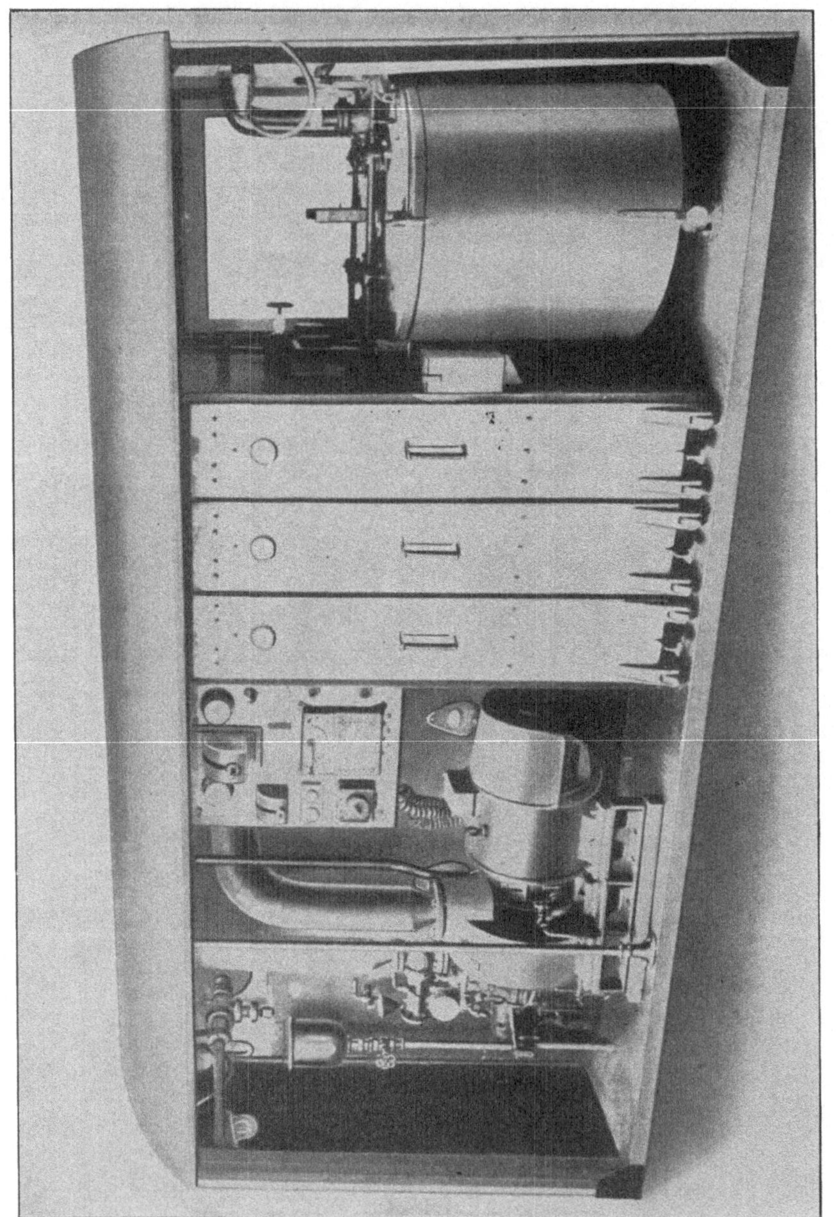

Bild 48. Kesselwagen von innen.

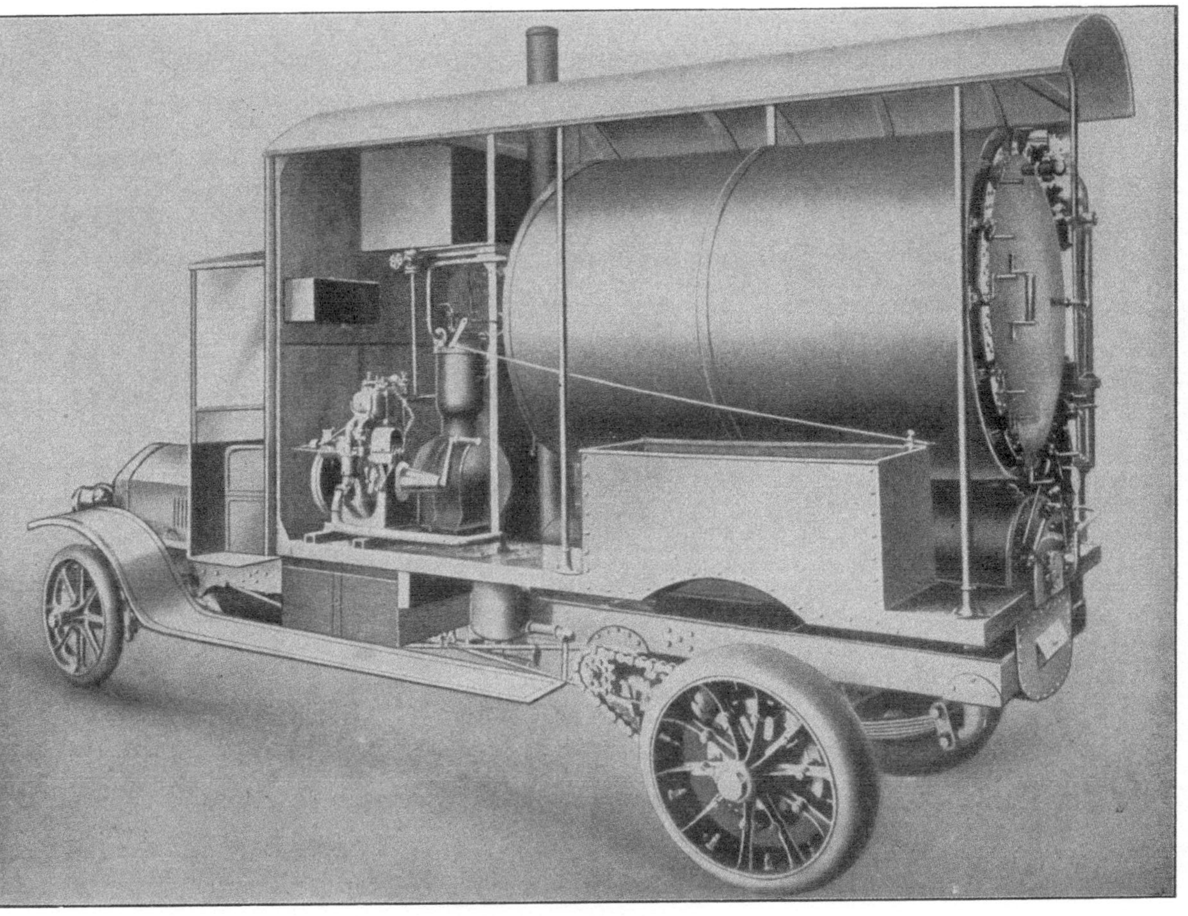

Bild 49. Desinfektionswagen.

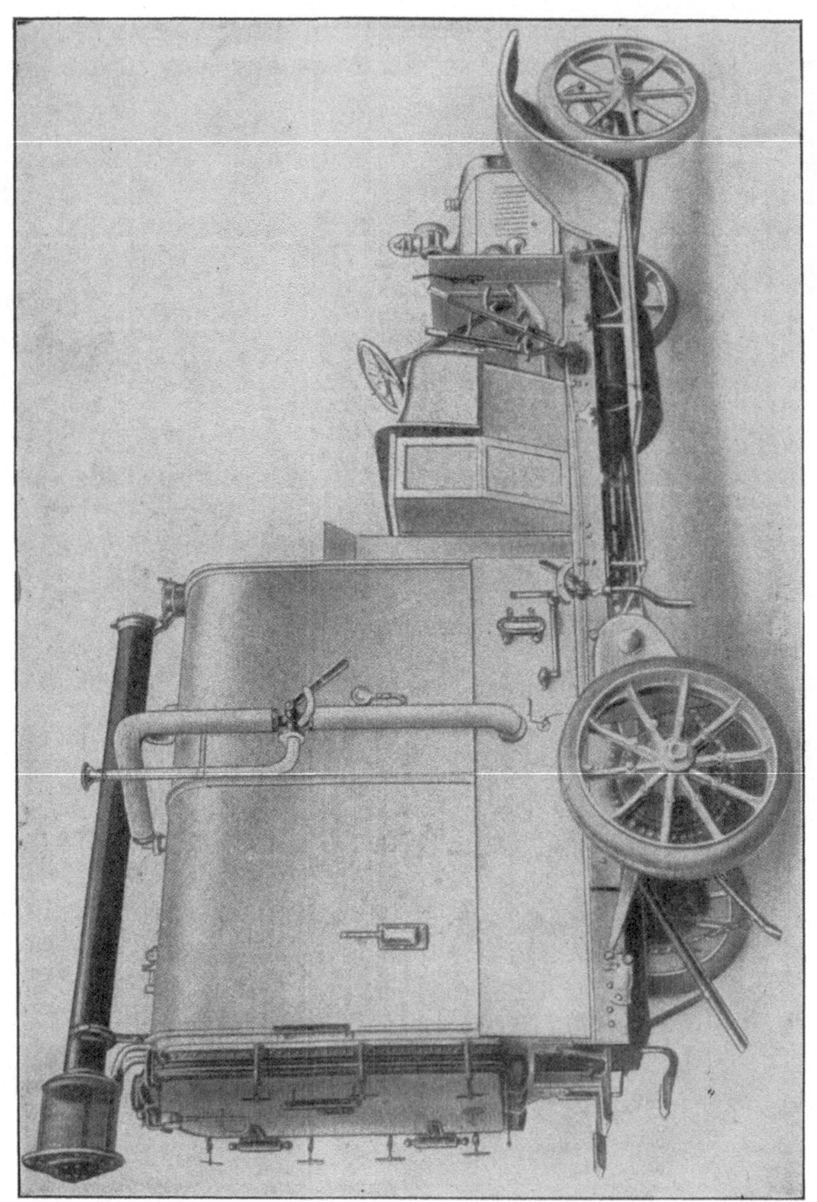

Bild 50. Desinfektionswagen (Benz).

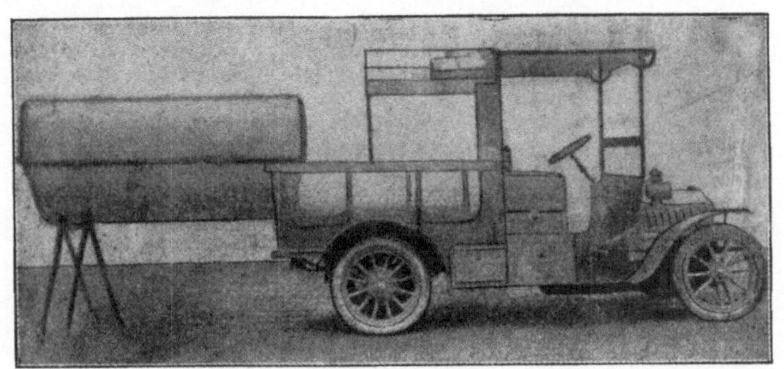

Bild 51. Sanitätsautomobil mit herausgezogener Sterilisierkammer (Frankreich).

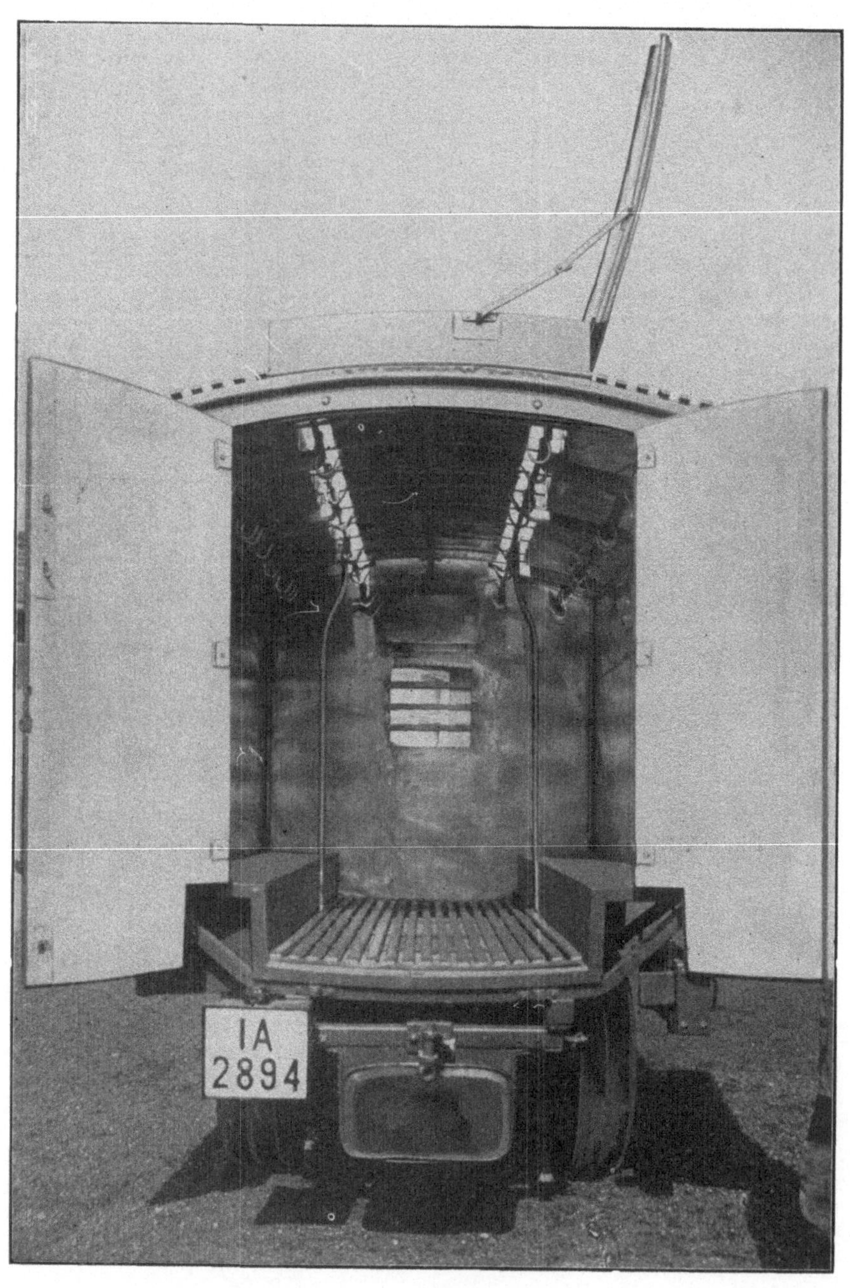

Bild 52. Fleischtransportkraftwagen.

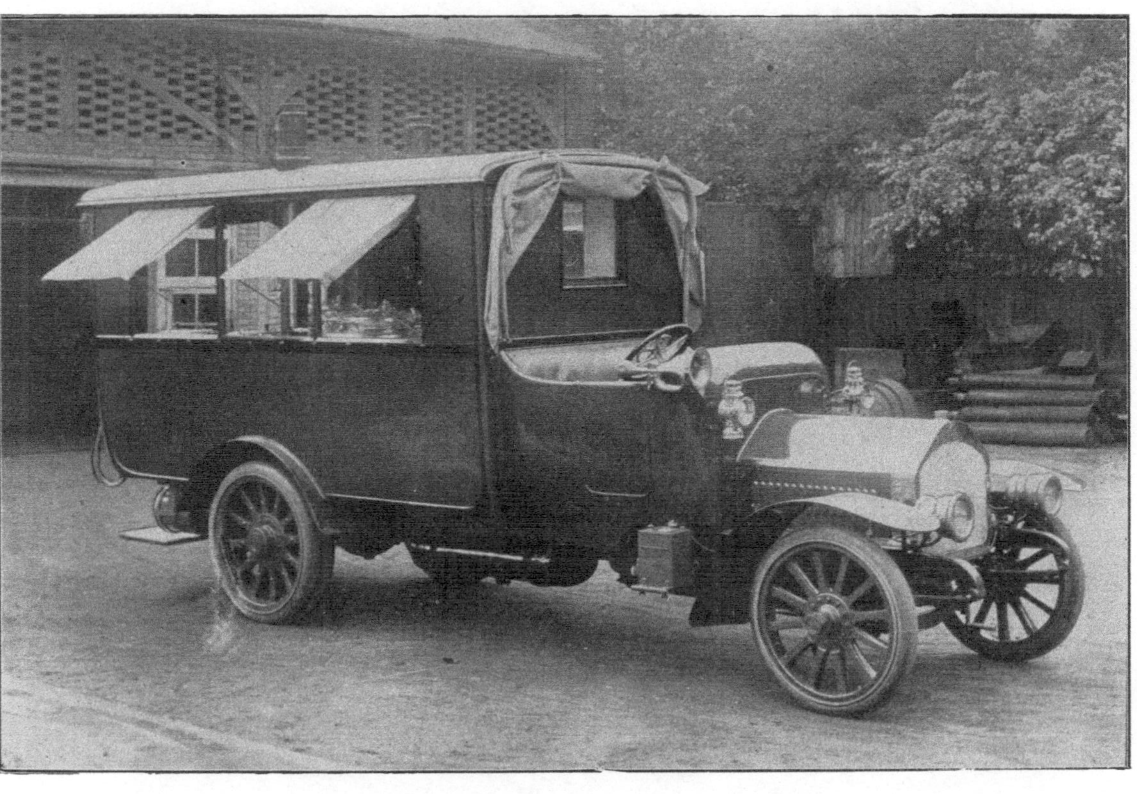

Bild 53. Feldküchenwagen (Saurer) in Rußland.

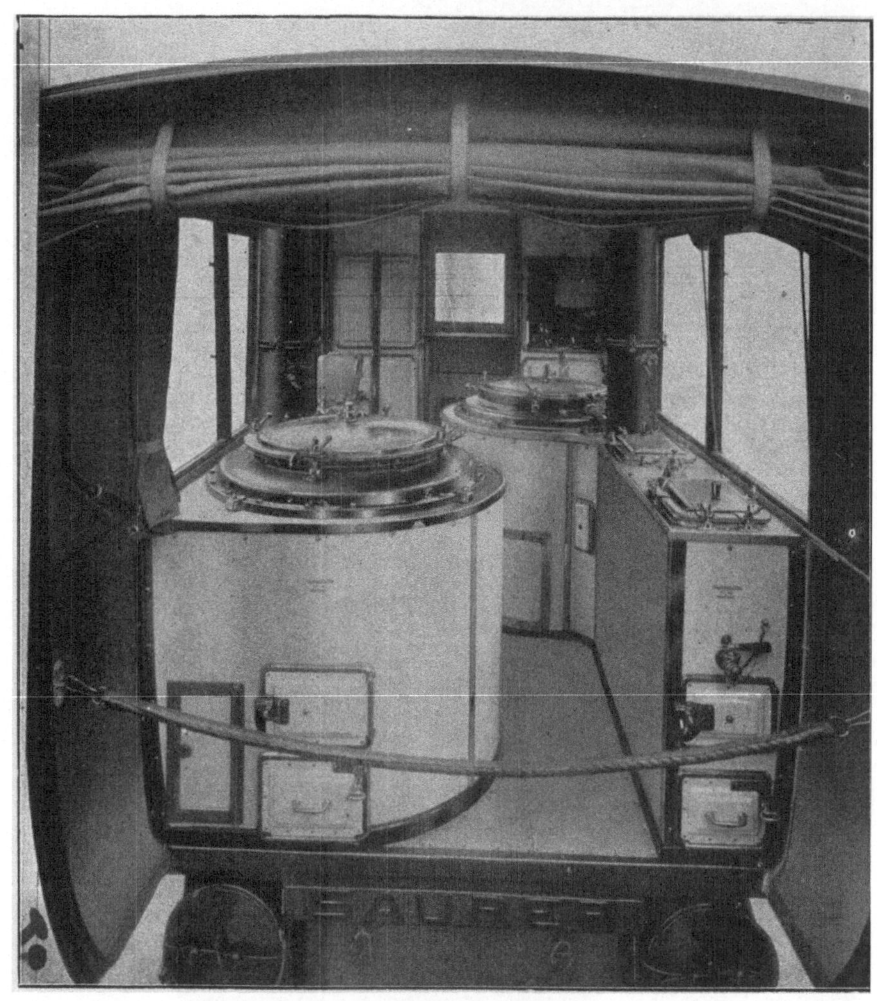

Bild 54. Feldküchenwagen (Saurer) in Rußland. Innenansicht.

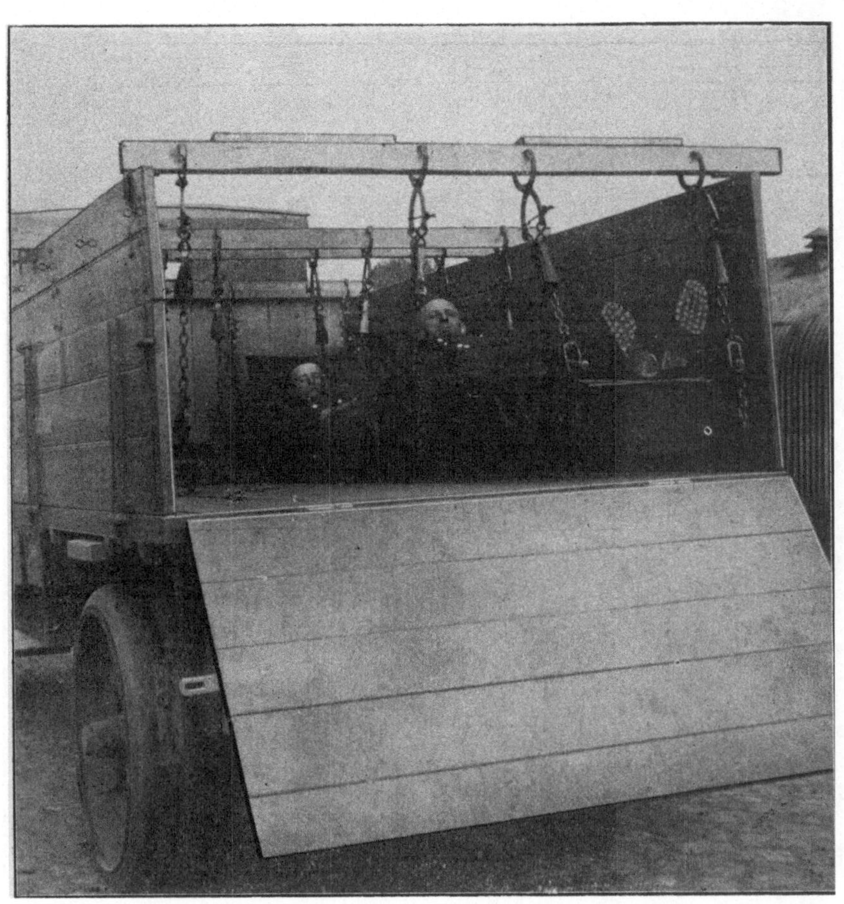

Bild 55. Lagerung nach der Hamburger Vorrichtung.

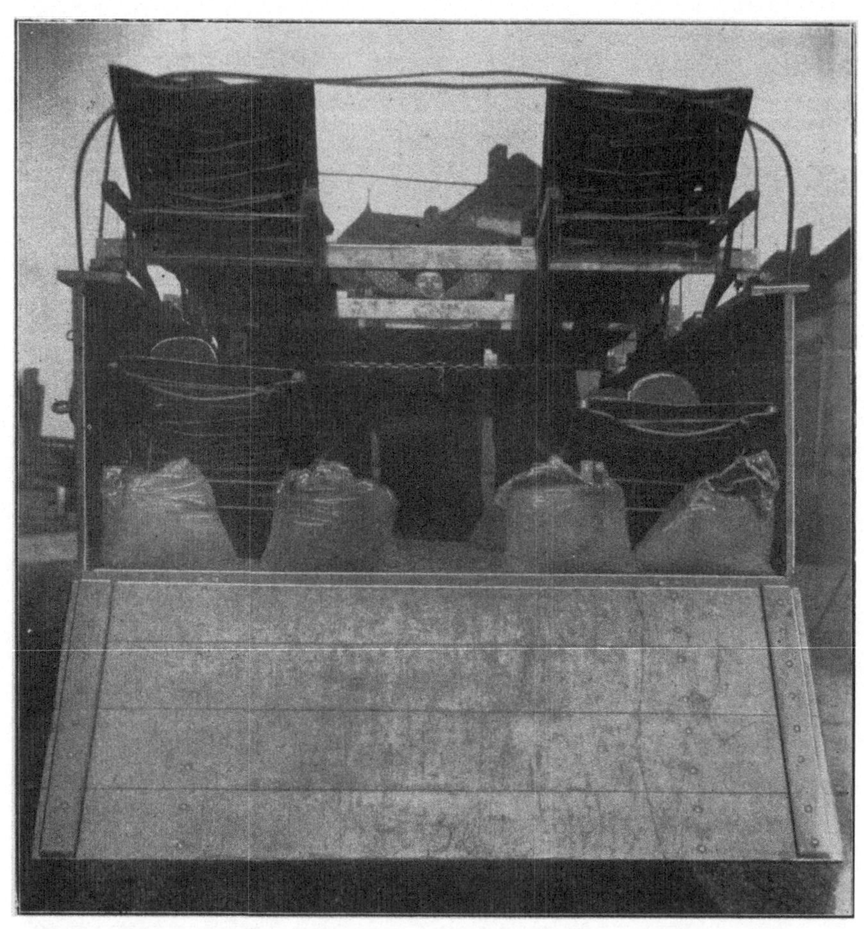

Bild 56. Lagerung auf Grundschen Blattfedern und Sandsäcken.

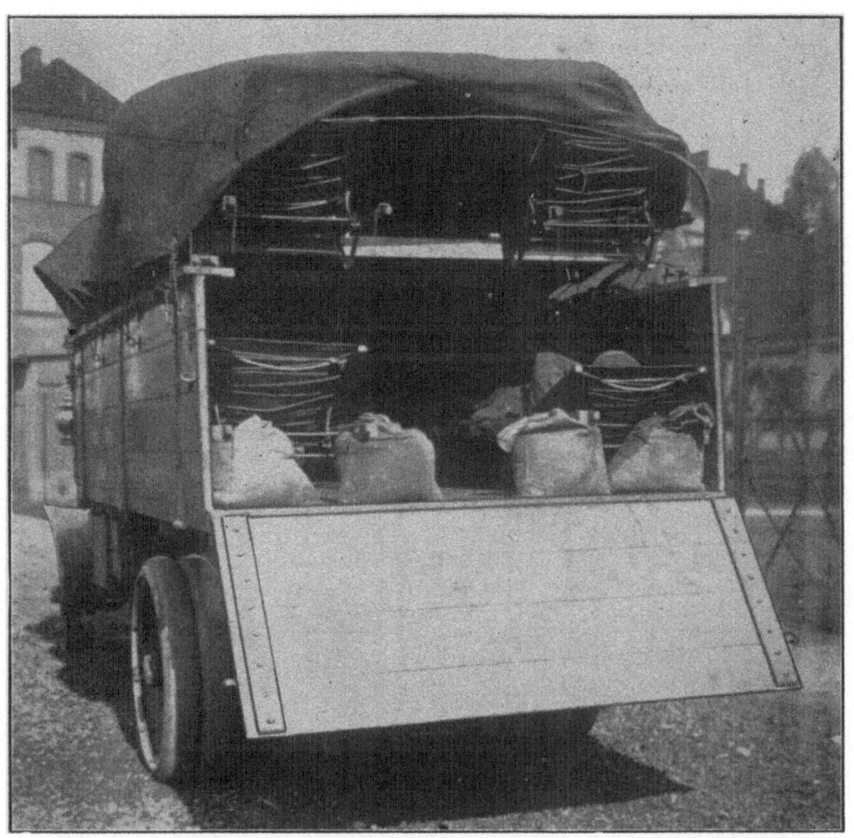

Bild 57. Lagerung auf Grundschen Blattfedern und Sandsäcken mit Verdeck.

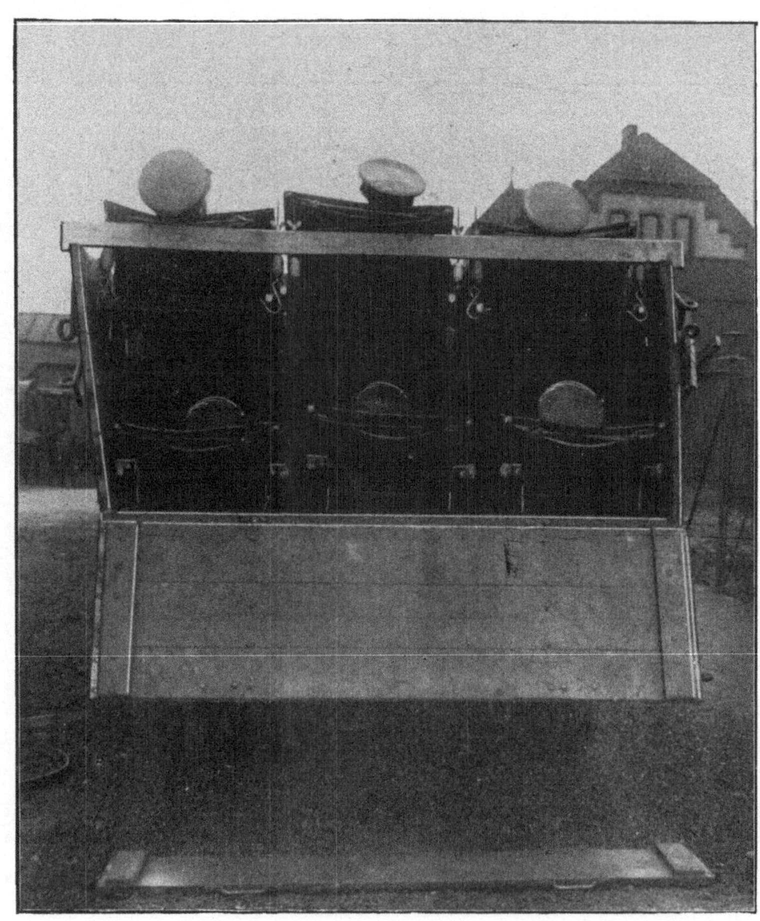

Bild 58. Lagerung in Hunsdieckerscher Halbbehelfsvorrichtung.

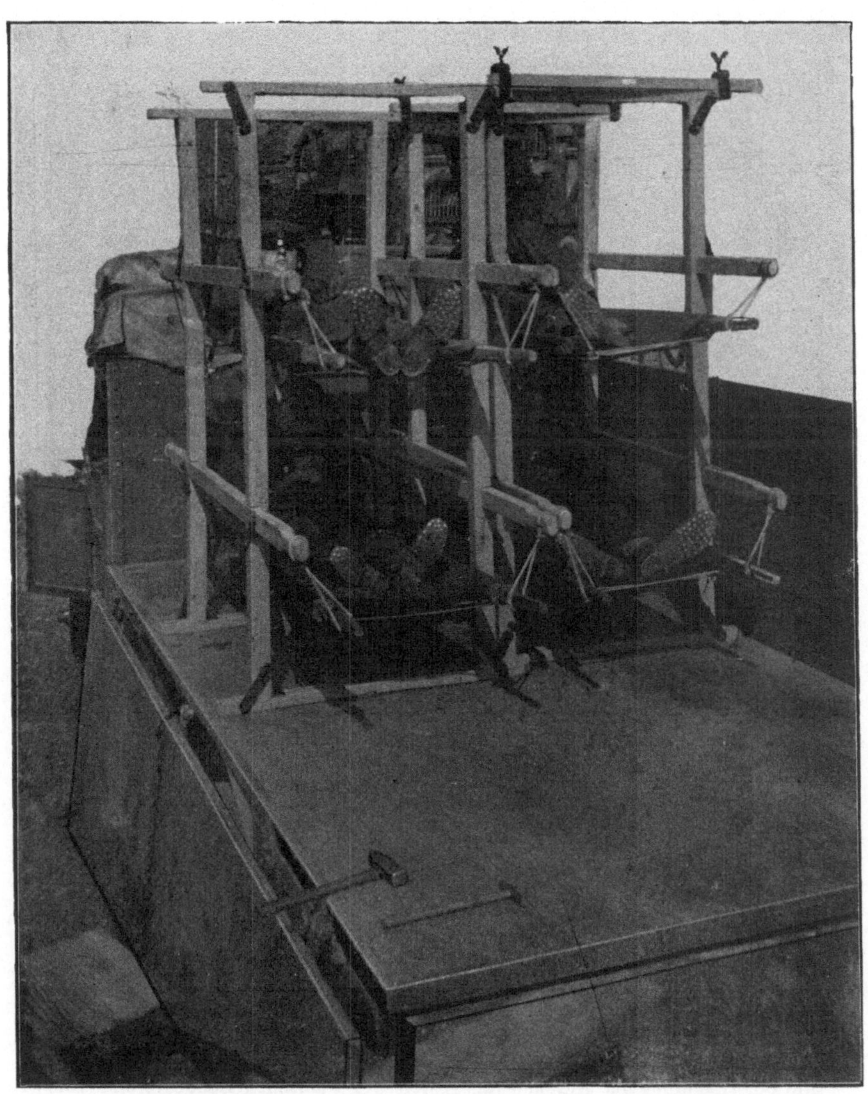

Bild 59. Lagerung im Hohmann schen Krankentragegestelle.

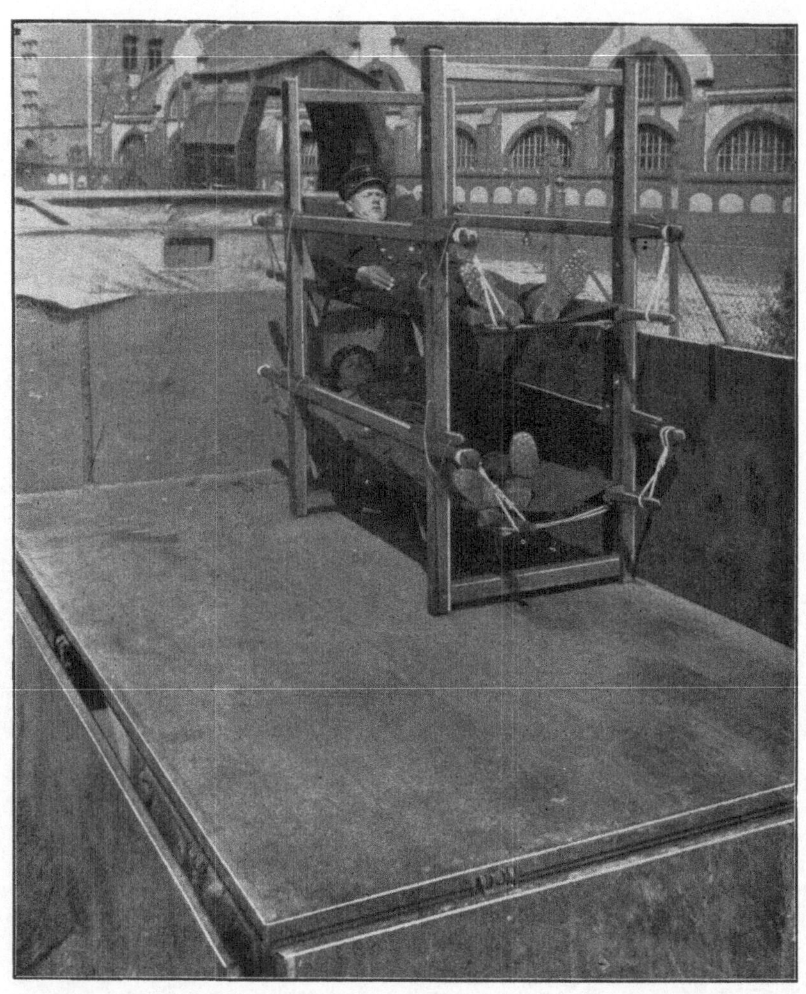

Bild 60. Lagerung im Krankentragegestell des Badischen Landesvereins vom Roten Kreuz.

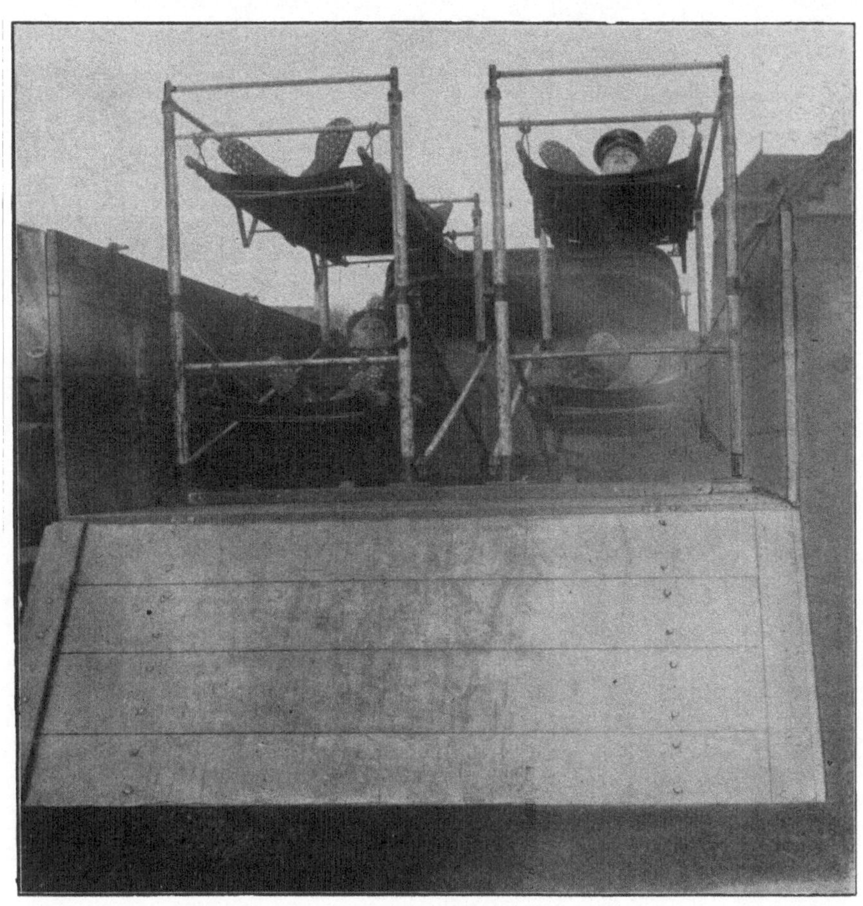

Bild 61. Lagerung in Linxweilerscher Vorrichtung.

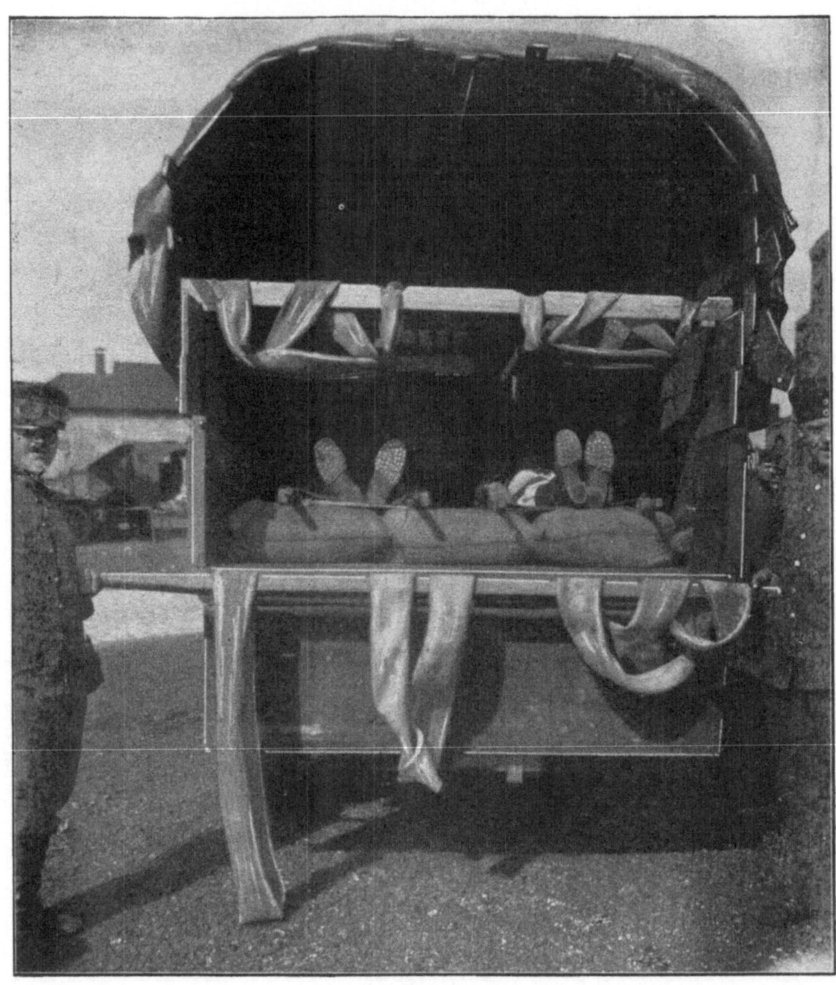

Bild 62. Lagerung in alten Gummischläuchen. Unten: Darstellung der Art der Schlaufenbildung.

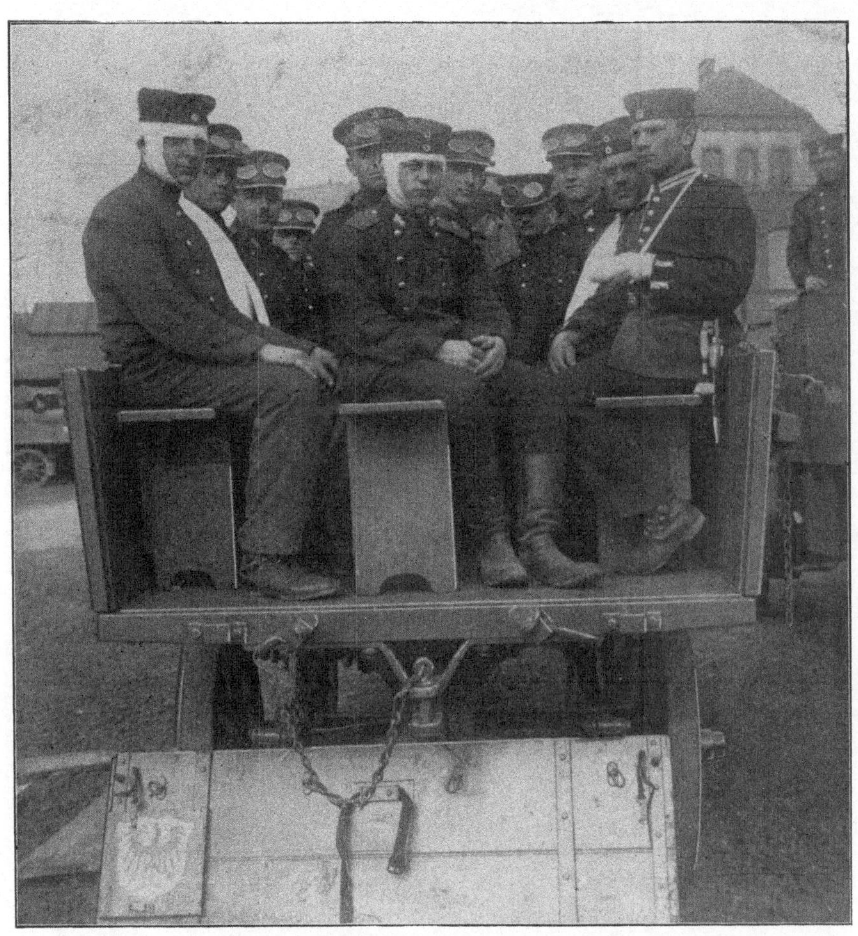

Bild 63. Sitzende Verwundete auf` dem Anhänger.

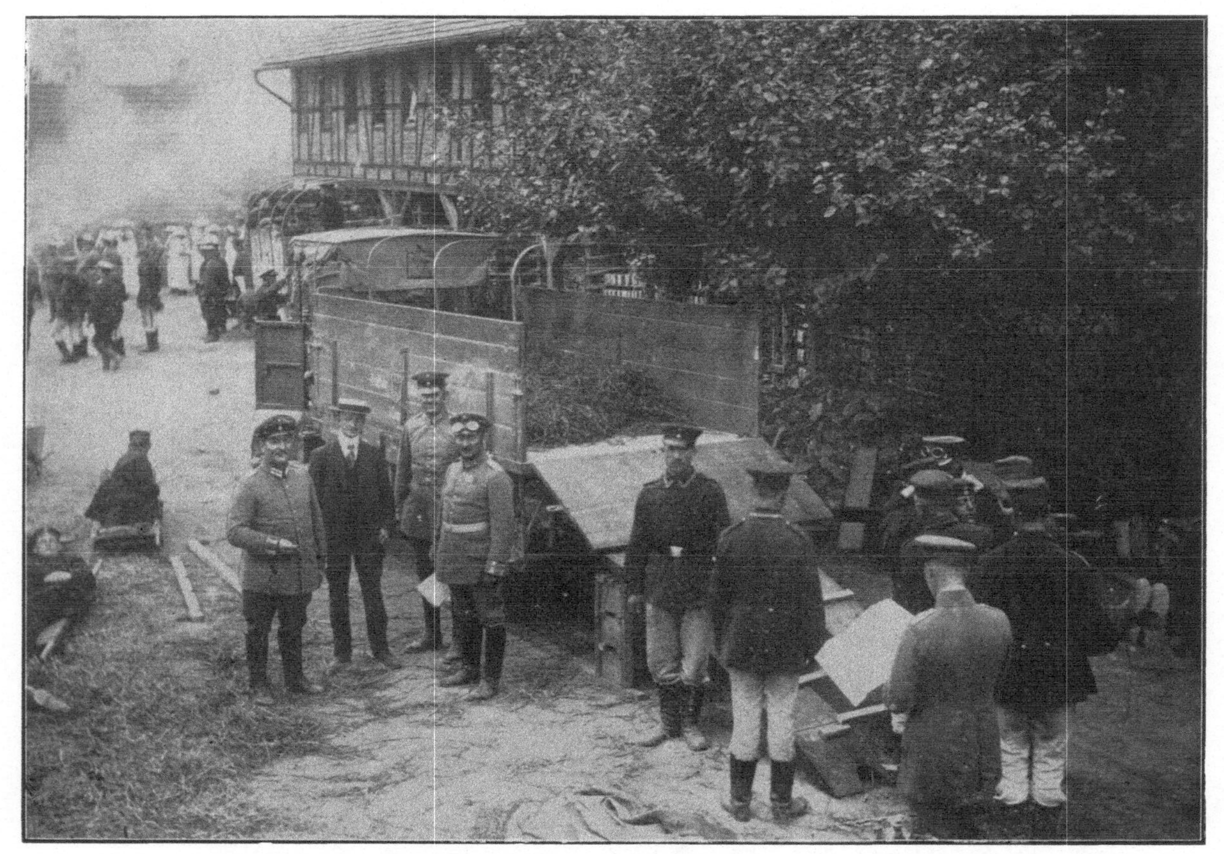

Bild 64. Rampe für den Maschinenwagen an der Rückseite zum Einladen von Verwundeten ohne Krankentrage.

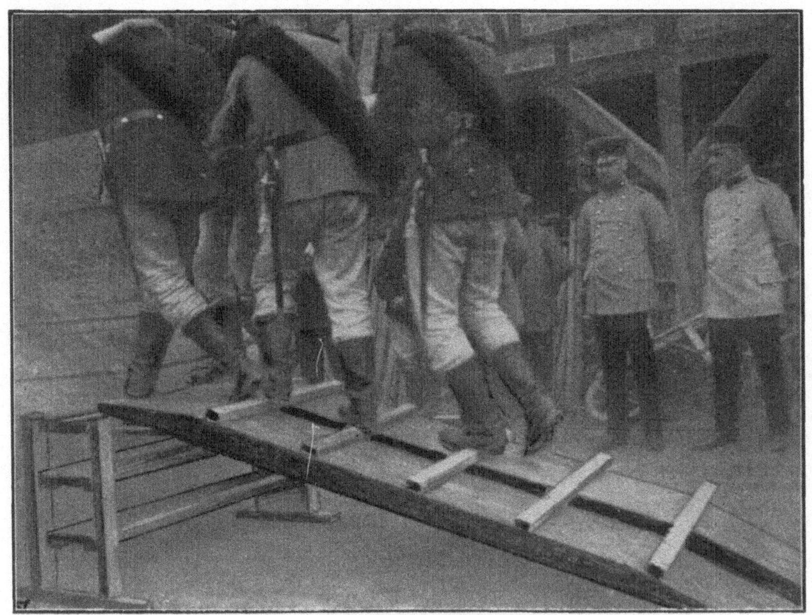

Bild 65. Rampe für den Anhänger an der Seite zum Einladen von Verwundeten
ohne Krankentrage.

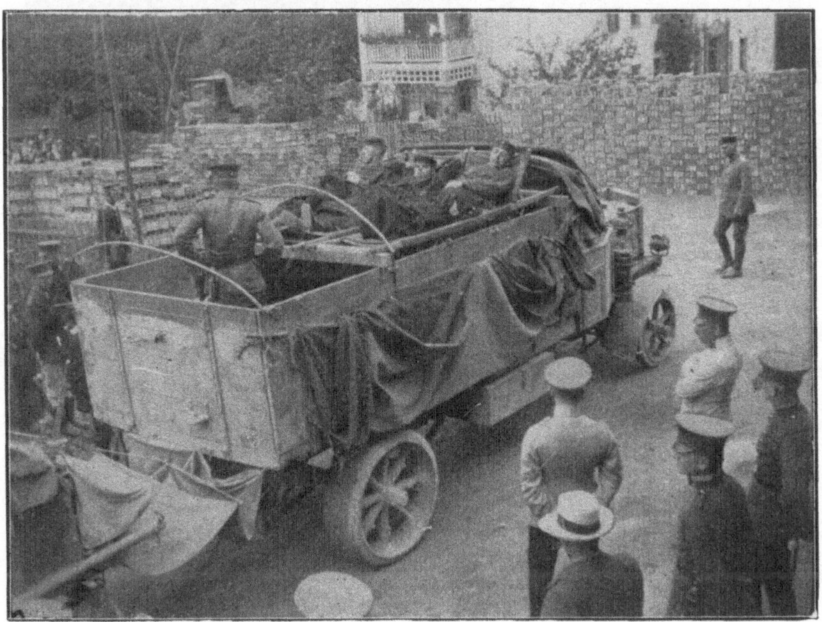

Bild 66. Unmittelbare Lagerung auf Querbalken.

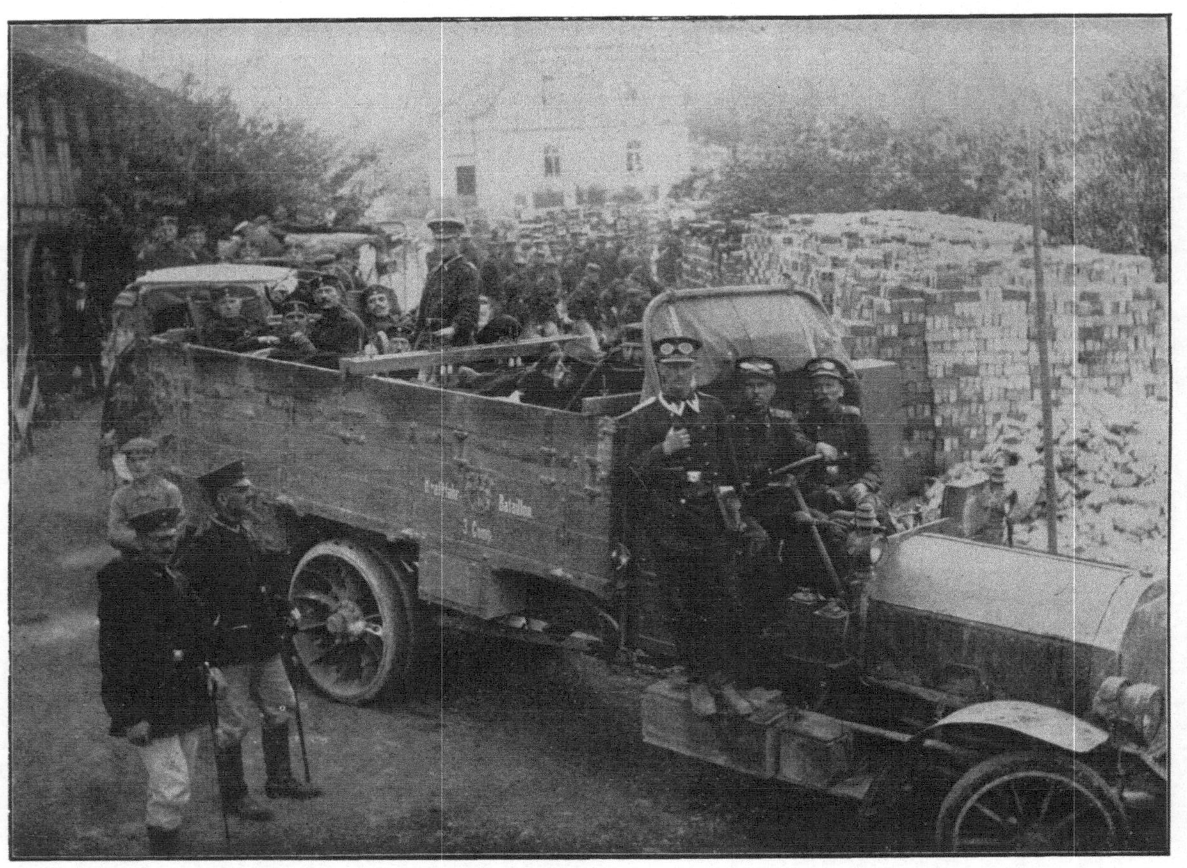

Bild 67. Lagerung in Hunsdieckerscher Halbbehelfsvorrichtung (oben 5, unten 5 auf Sandsäcken).

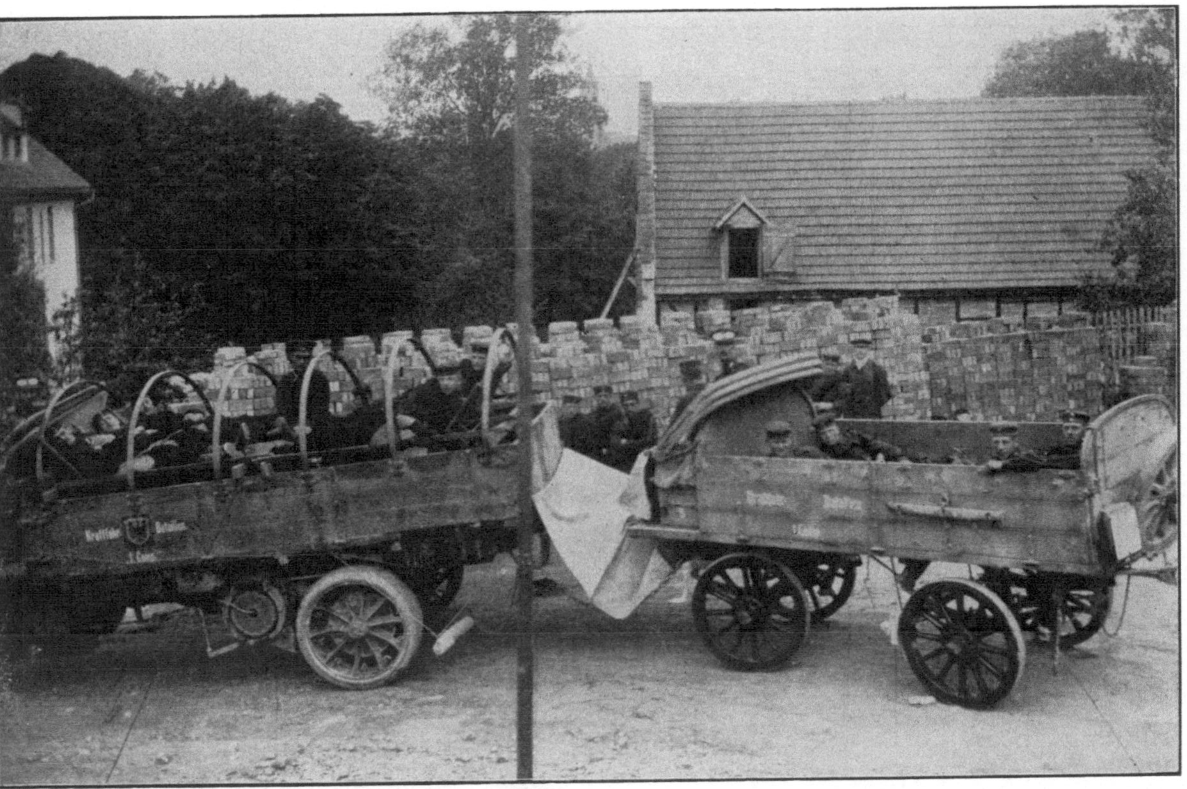

Bild 68. Armeelastzug: Scheinverwundete im Maschinenwagen unmittelbar auf Querbalken, im Anhänger auf Stroh.

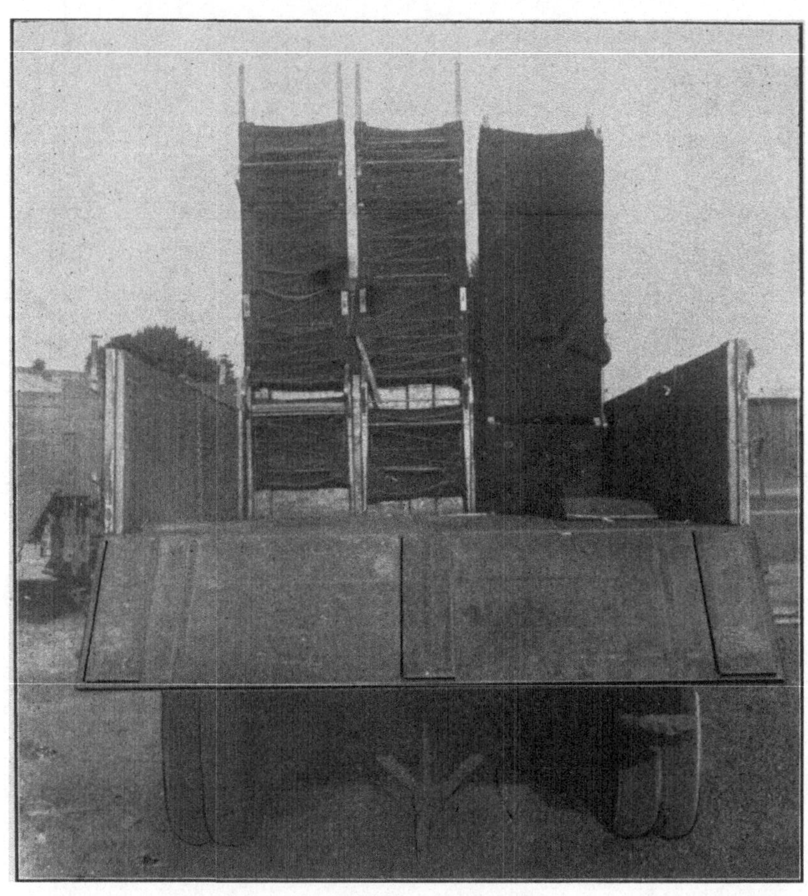

Bild 69. Beförderungsart der leeren Tragen auf einem Maschinenwagen des Armeelastzuges.

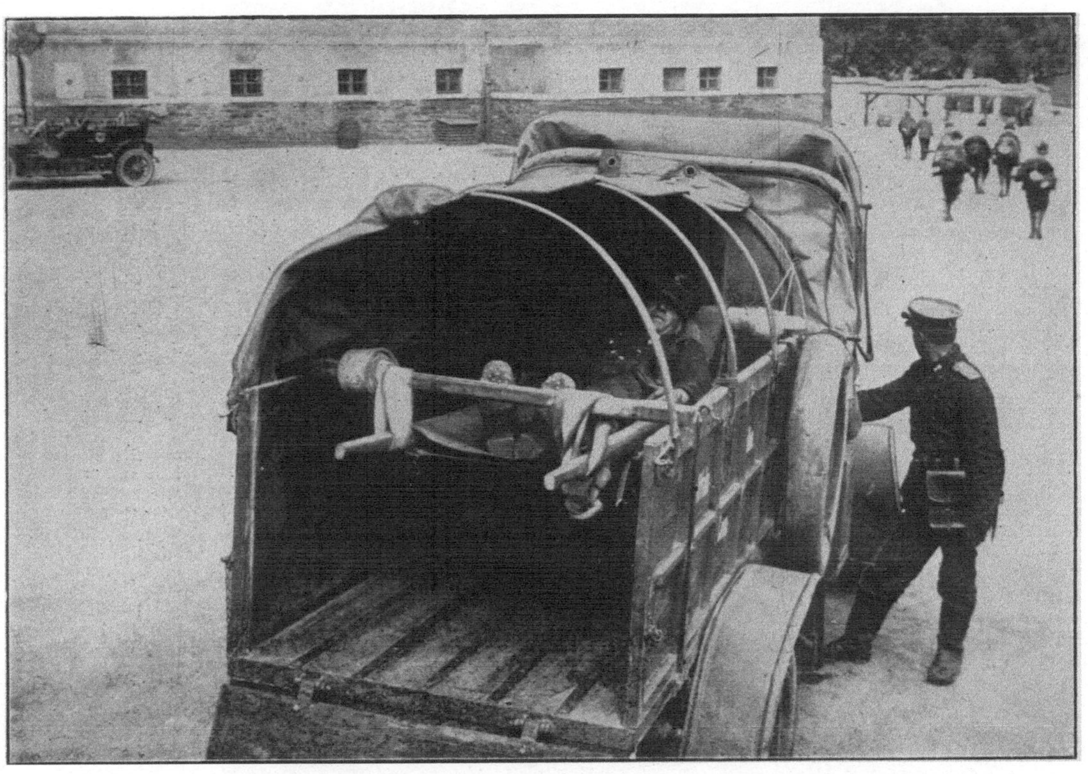

Bild 70. Leichter Lastkraftwagen, Lagerung in Gummischläuchen, unzweckmäßige Schlaufenbildung (vgl. Bild 62).

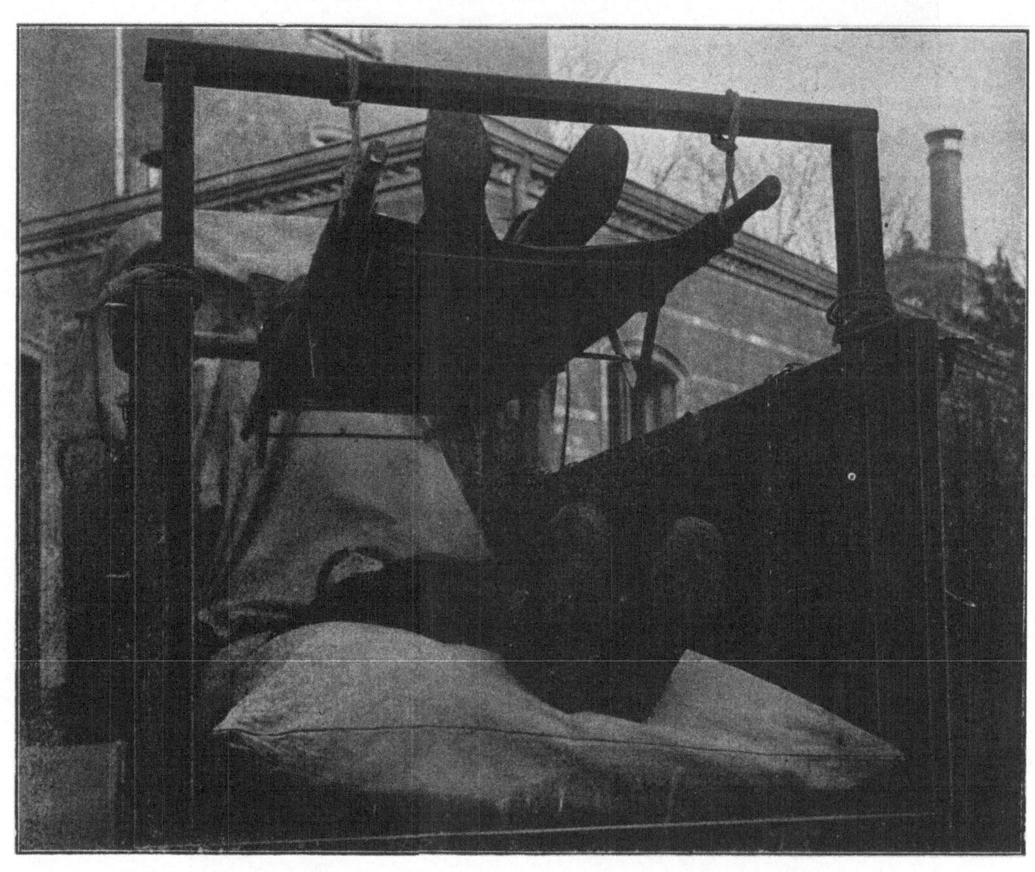

Bild 71. Erhöhte Seitenwände eines leichten Lastkraftwagens.

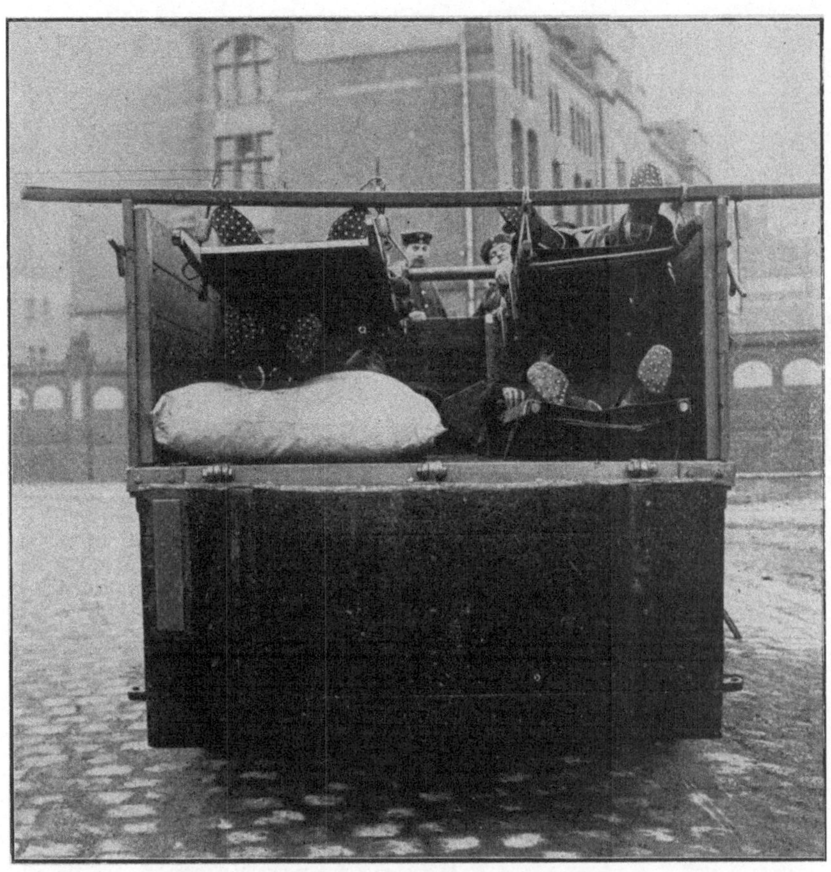

Bild 72. 3 t-Lastkraftwagen mit 8 Scheinverwundeten mit Lagerung der Verwundeten auf Strohsäcken, auf Krankentragen in einfachen Strickschlaufen und in Hunsdieckerschen Federn.

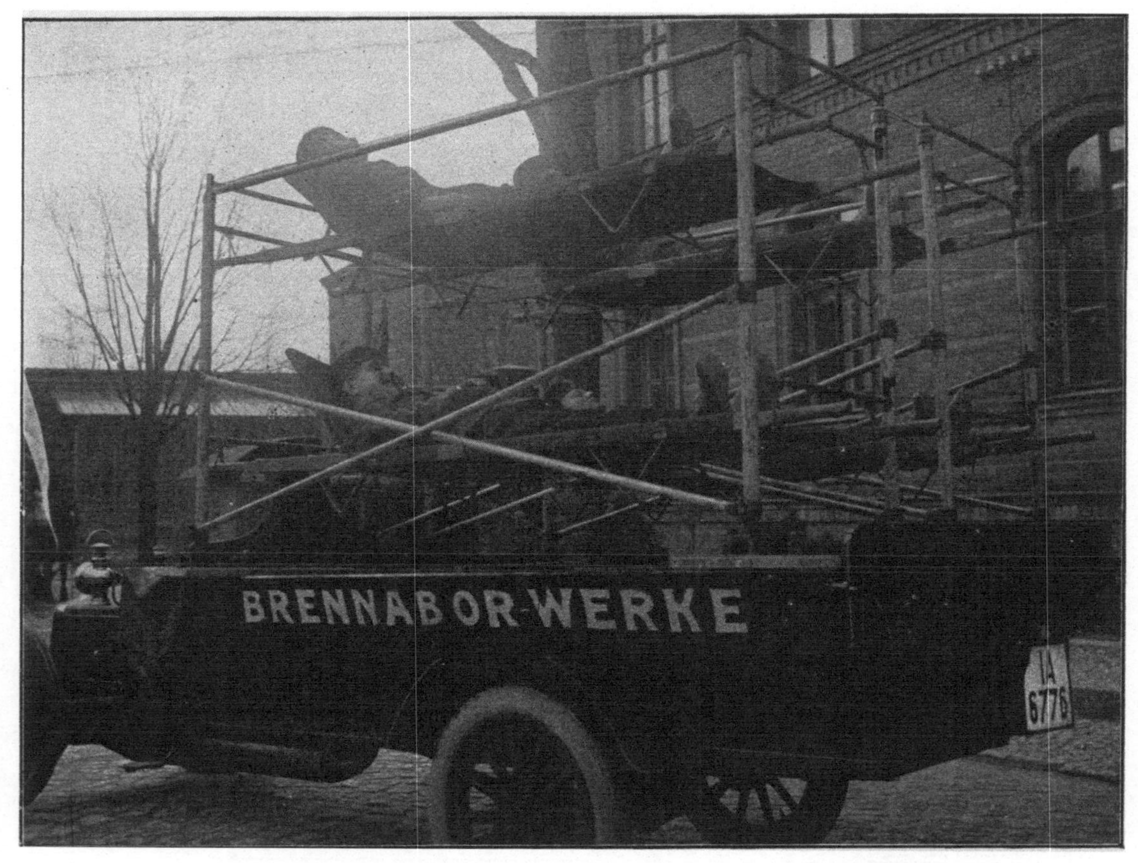

Bild 73. Leichter Lastkraftwagen mit dem Linxweilerschen Krankentragegestell.

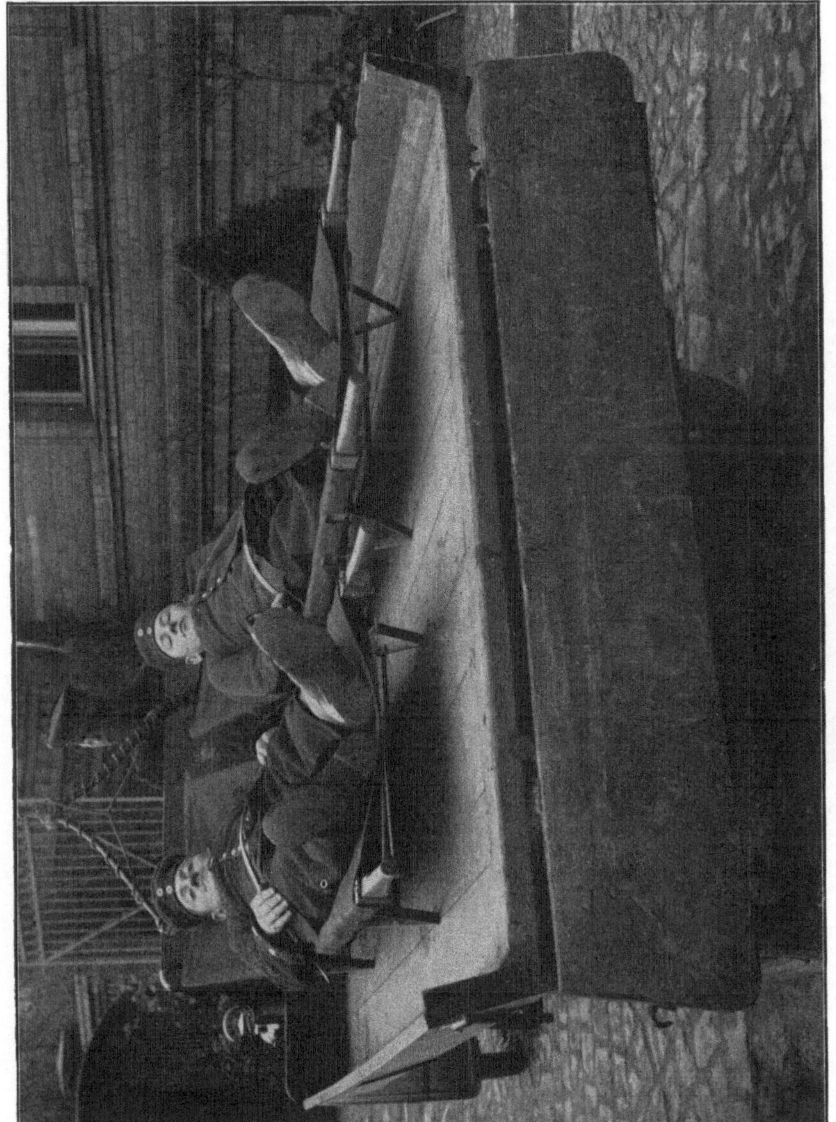

Bild 74. Leichter Lastkraftwagen ohne Lagerungsvorrichtung.

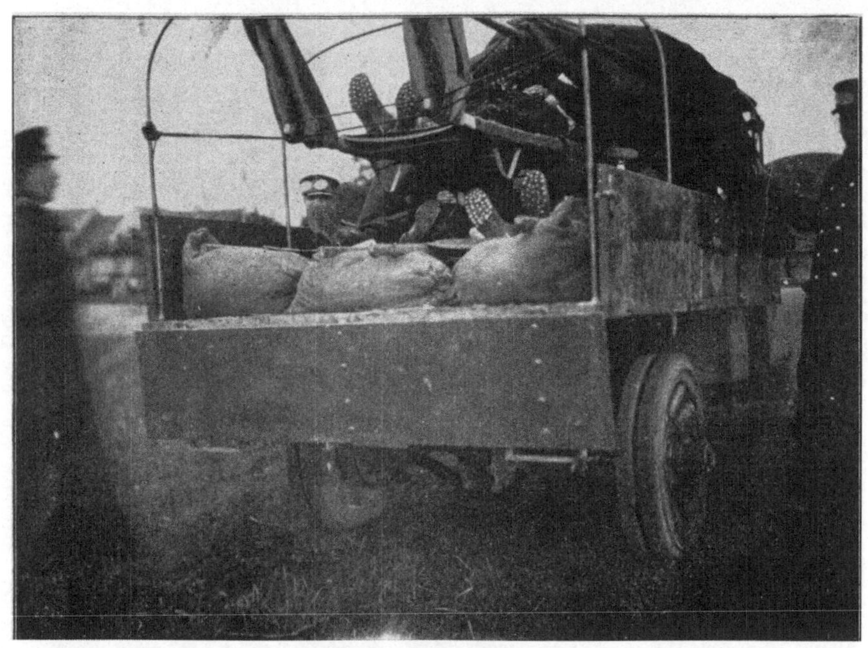

Bild 75. Leichter Lastkraftwagen, obere Trage in Gummischläuchen, untere Tragen auf Sandsäcken.

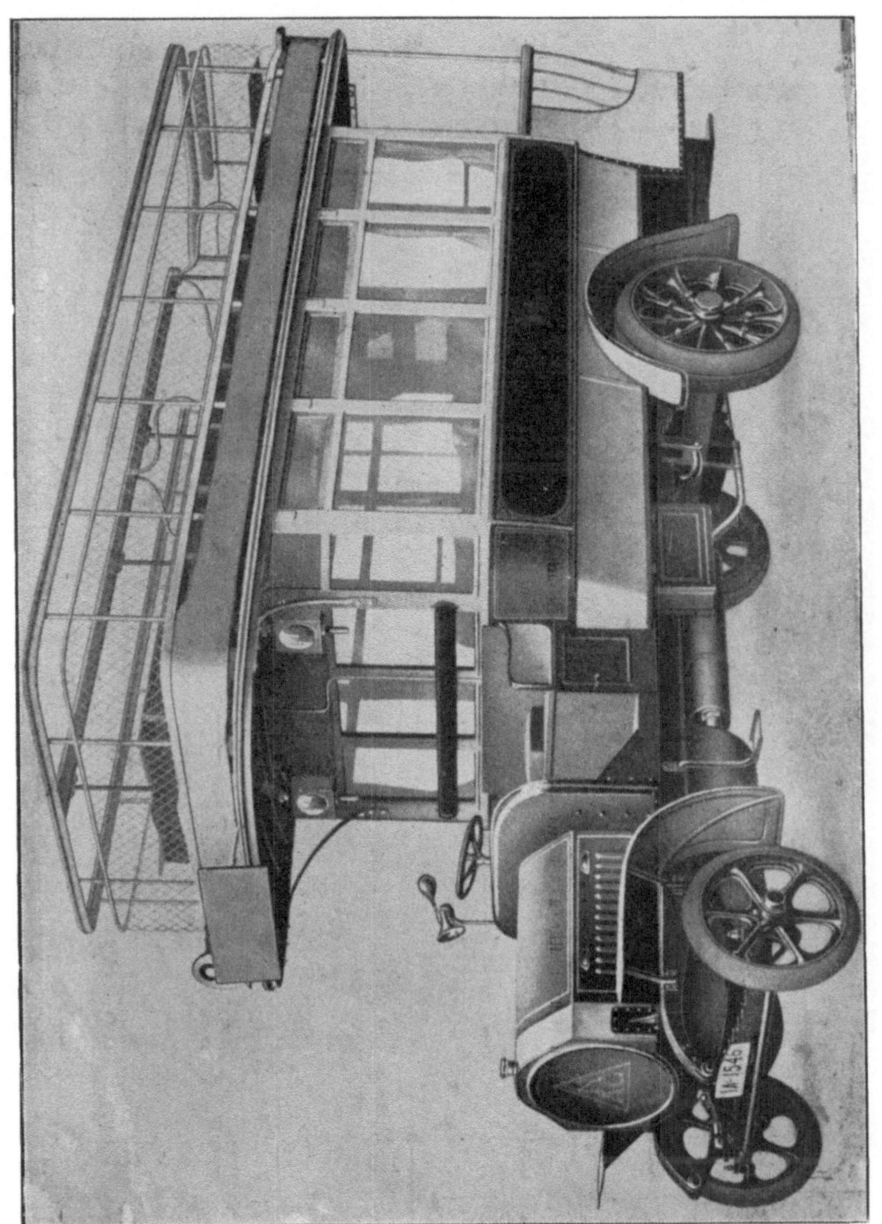

Bild 76. Omnibus der Allgemeinen Berliner Omnibus-Aktien-Gesellschaft.

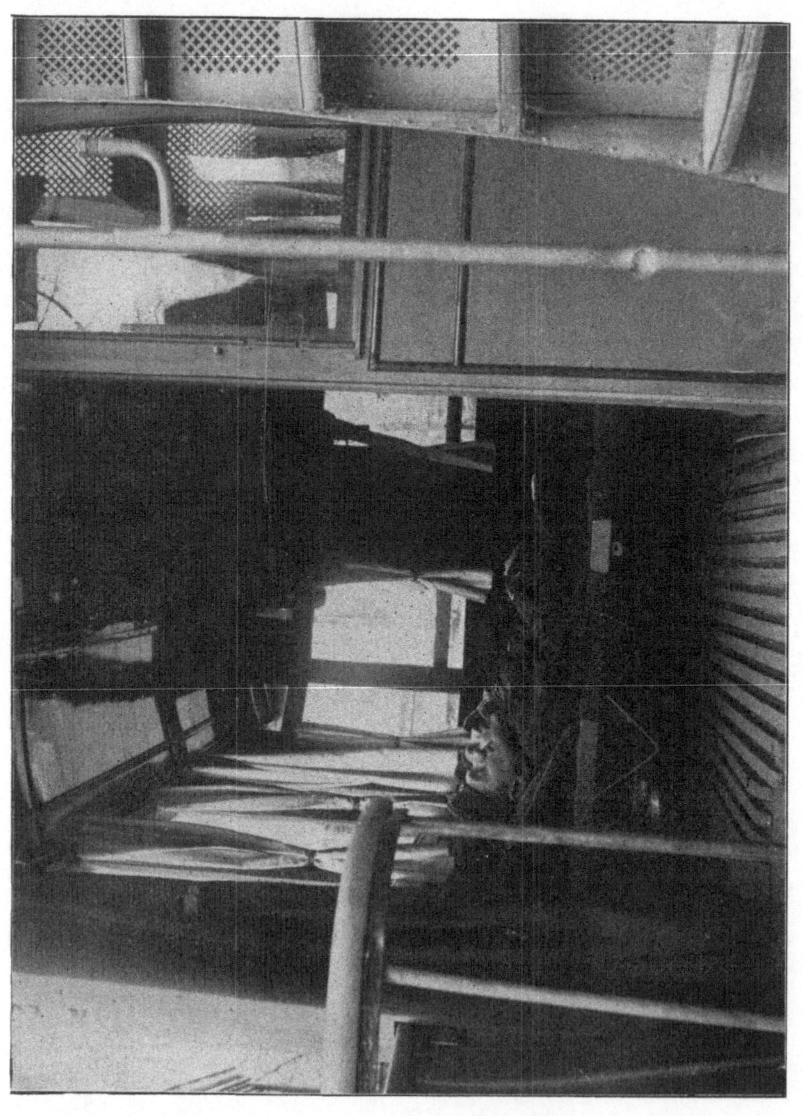

Bild 77. Omnibus der Allgemeinen Berliner Omnibus-Aktien-Gesellschaft, Querlagerung unten, Längslagerung oben.

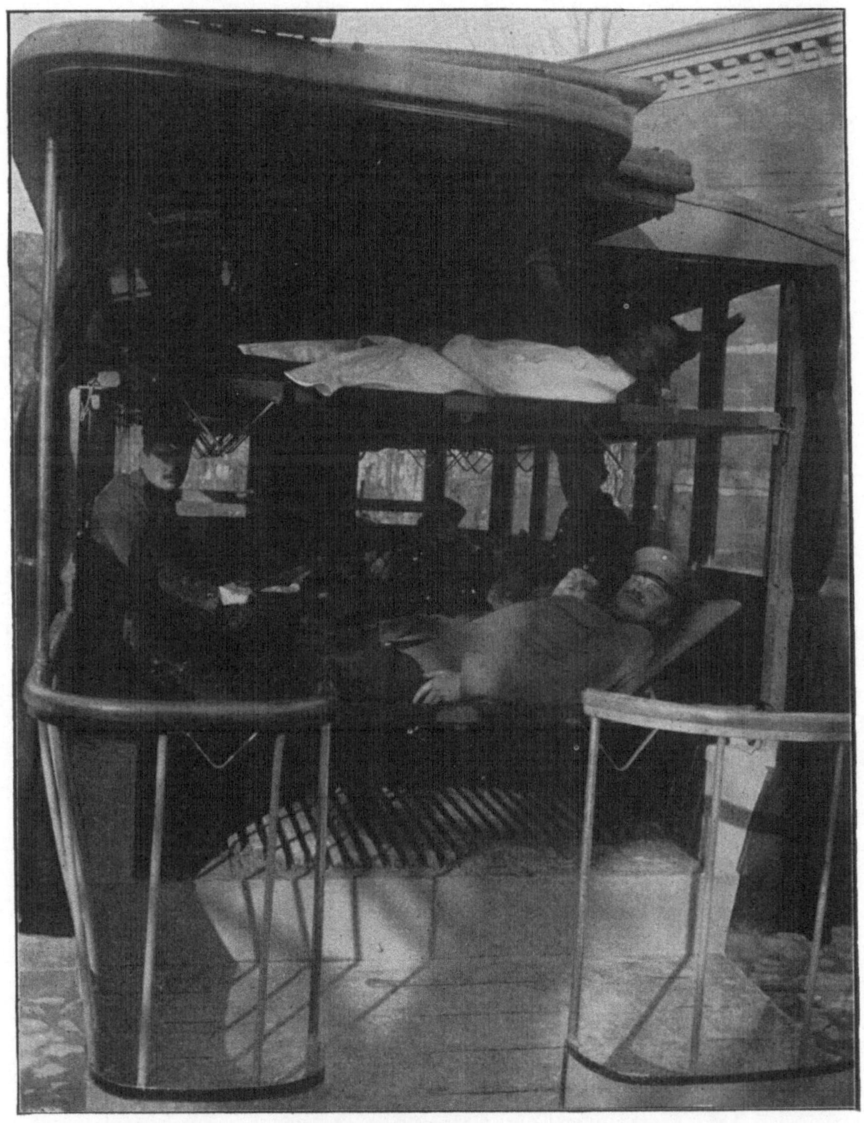

Bild 78. Omnibus der Berliner Allgemeinen Omnibus-Aktien-Gesellschaft, Querlagerung
nach Entfernung der Hinterwand und Treppe, 5 Mann oben, 5 Mann unten.

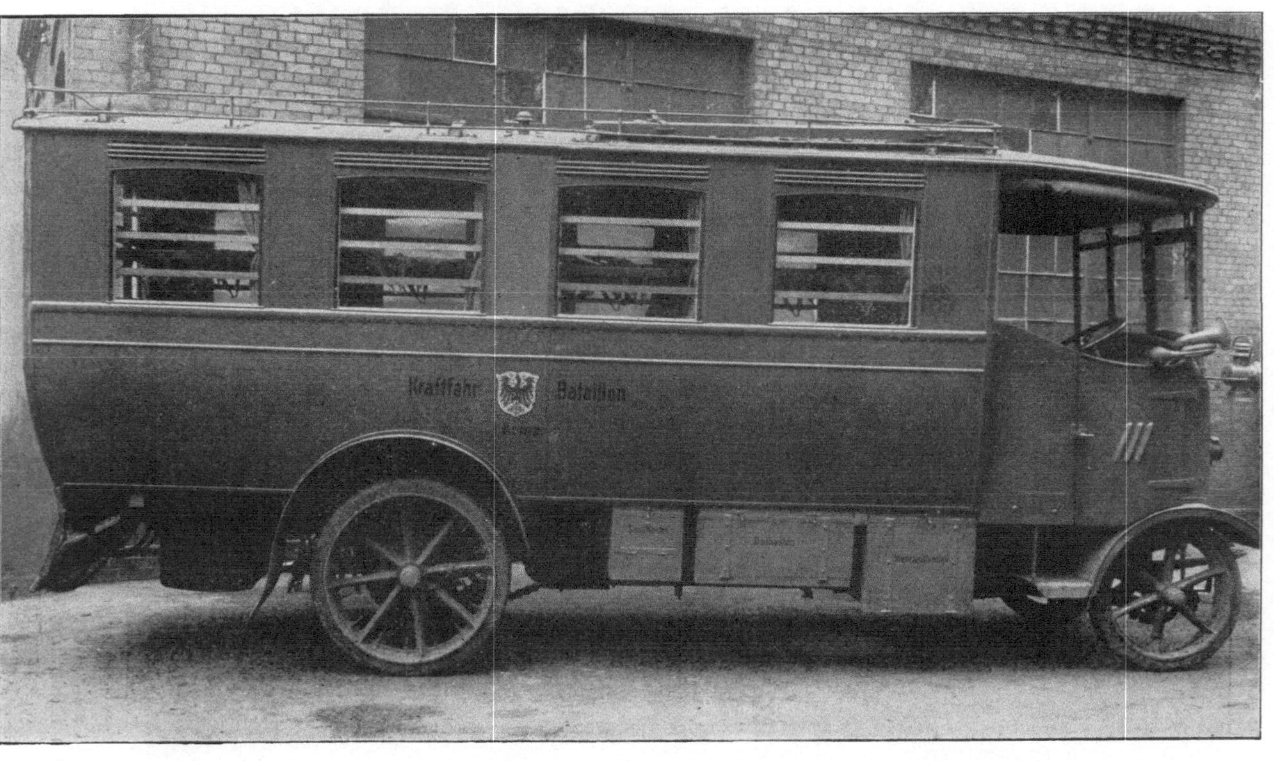

Bild 79. Omnibus des Kraftfahrbataillons mit Lagerungsvorrichtung für 8 Krankentragen.

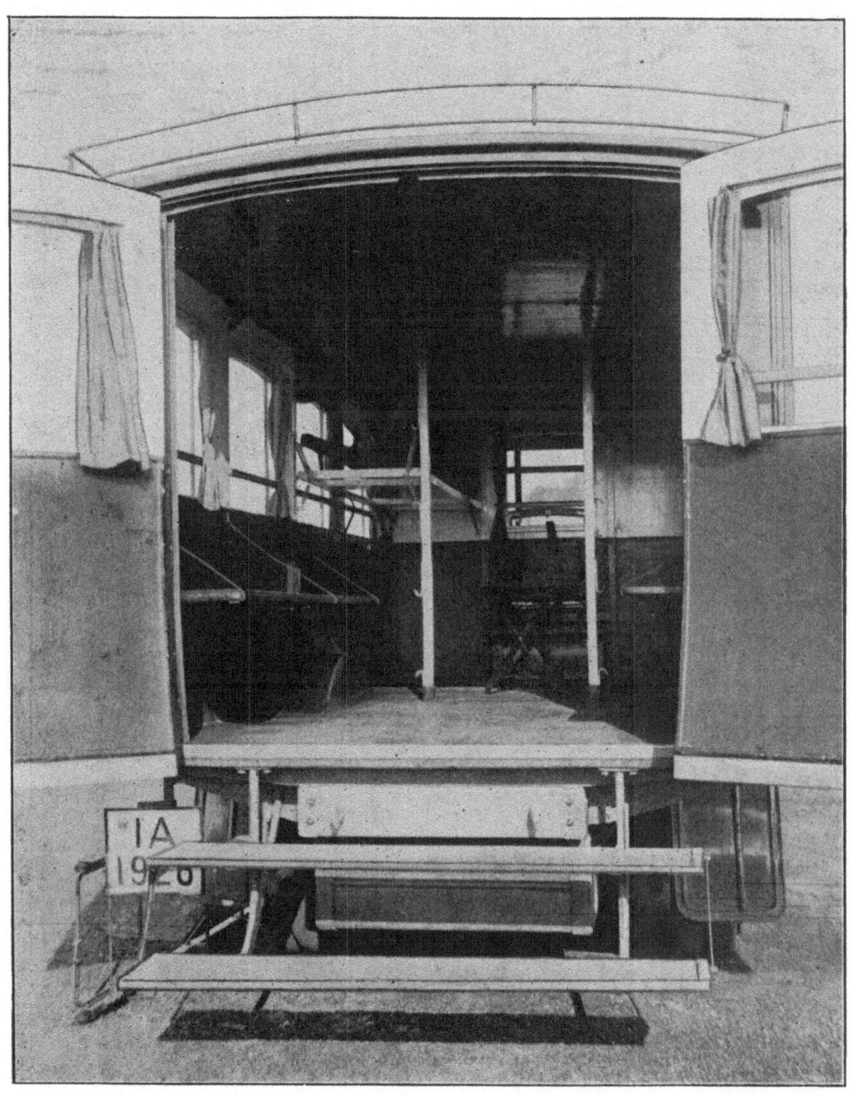

Bild 80. Omnibus, Krankentragen auf besonderen Rahmen (nur vorne links oben
ist erst eine Trage angebracht).

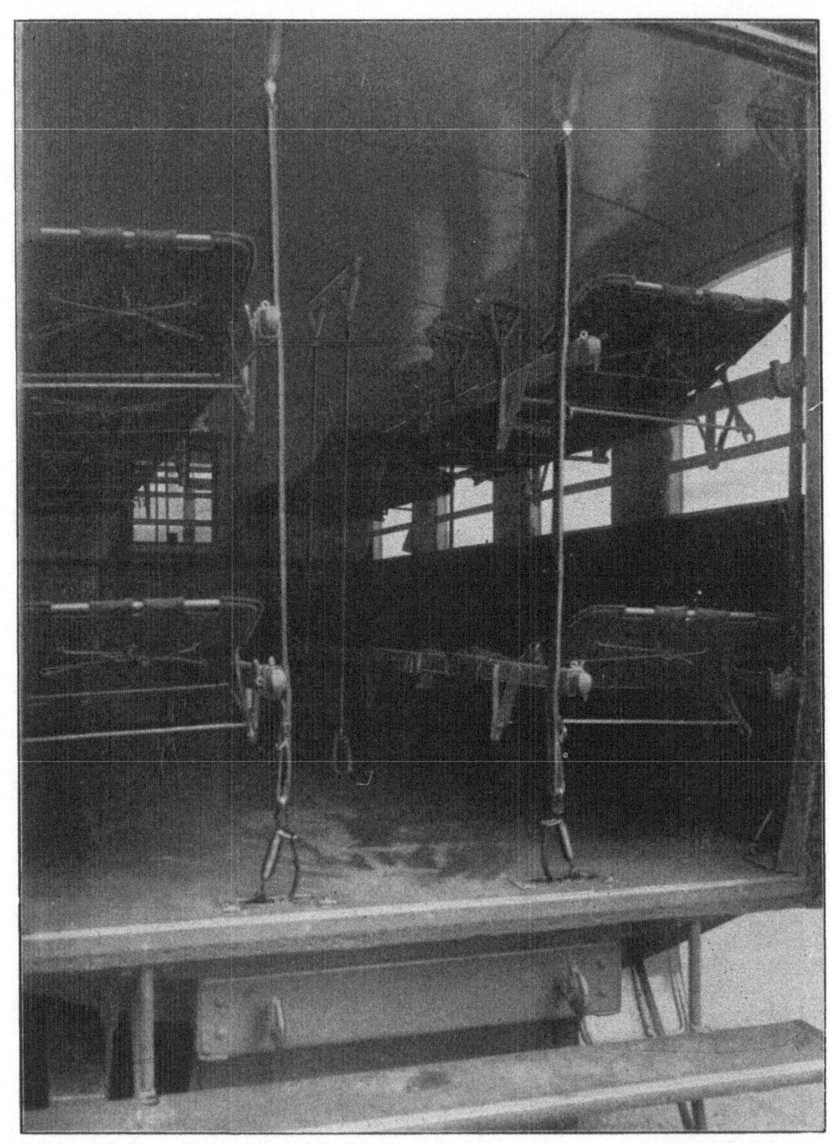

Bild 81. Omnibus, Aufhängung der Tragen in Lederriemen mit Metalleinlage.

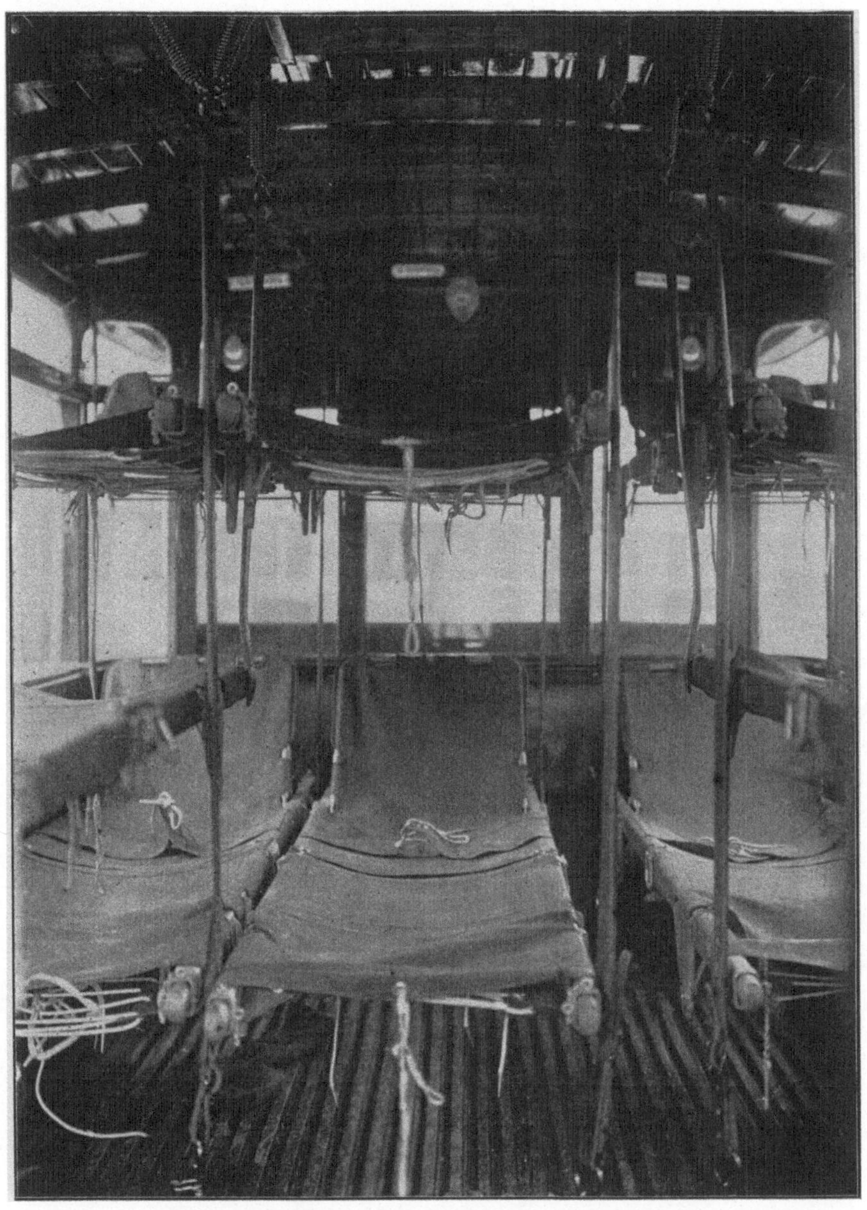

Bild 82. Omnibus der Allgemeinen Berliner Omnibus-Aktien-Gesellschaft mit glatter
Decke, Längslagerung von 8 Tragen in Lederriemen.

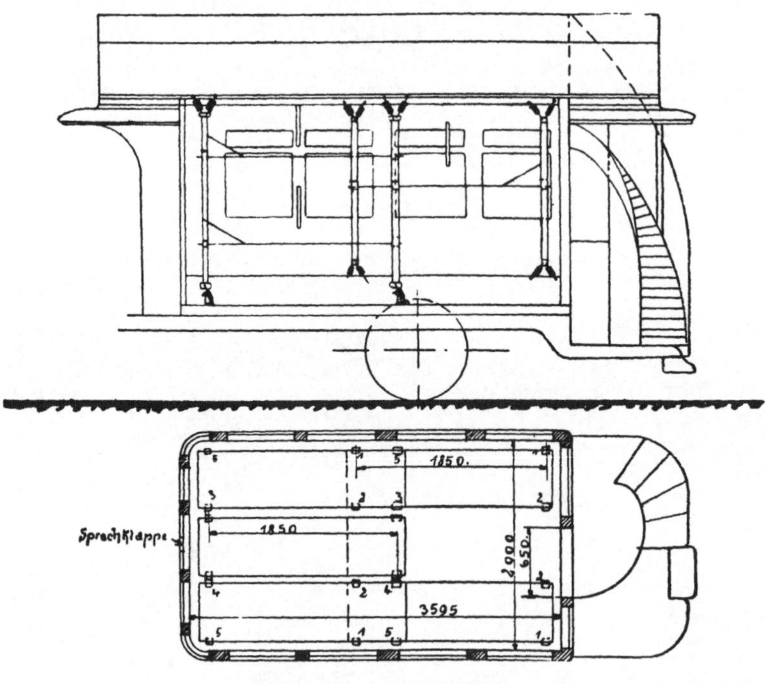

Grundriß (vgl. Bild 82).

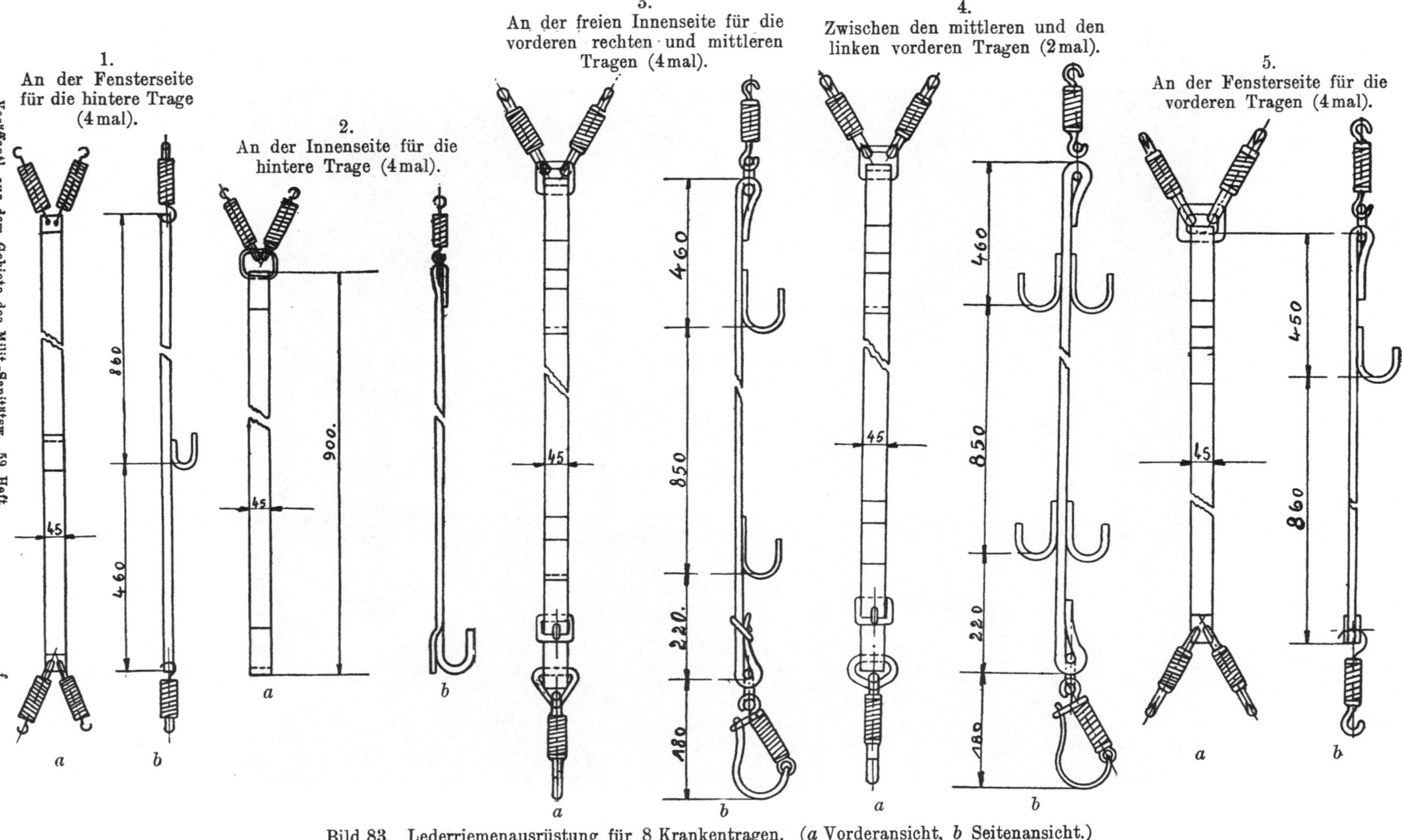

Bild 83. Lederriemenausrüstung für 8 Krankentragen. (*a* Vorderansicht, *b* Seitenansicht.)

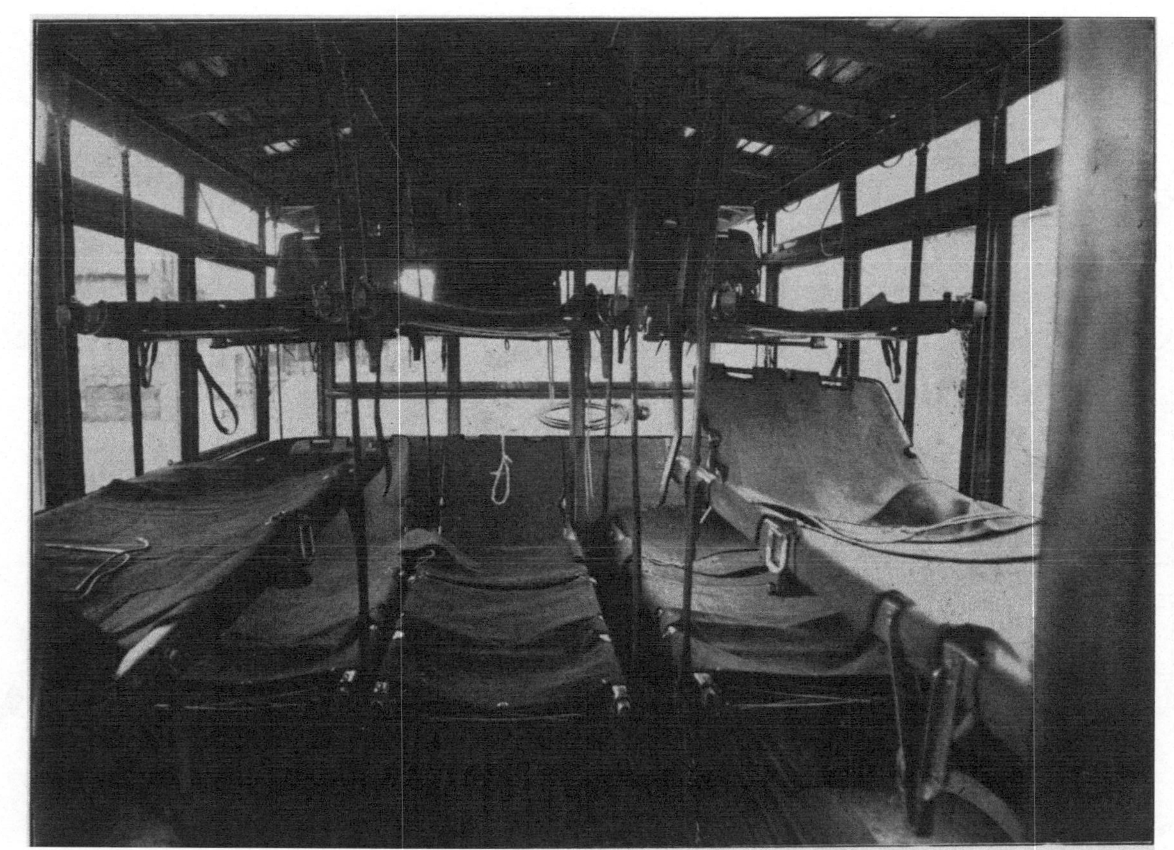

Bild 84. Omnibus der Allgemeinen Berliner Omnibus-Aktien-Gesellschaft mit erhöhter Mitteldecke (Imperial).

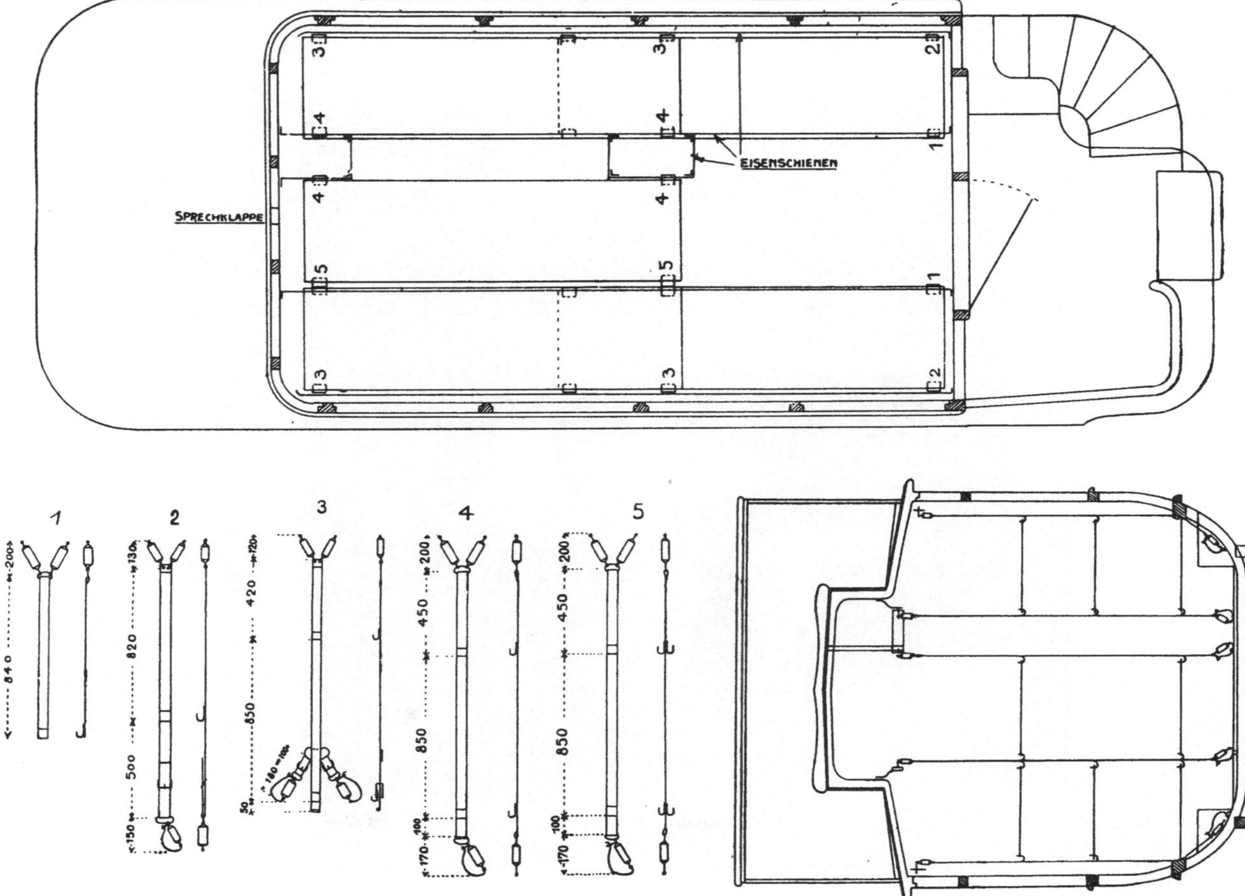

Bild 85. Omnibus der Allgemeinen Berliner Omnibus-Aktien-Gesellschaft mit erhöhter Mitteldecke, Skizze der Ausrüstungstücke.

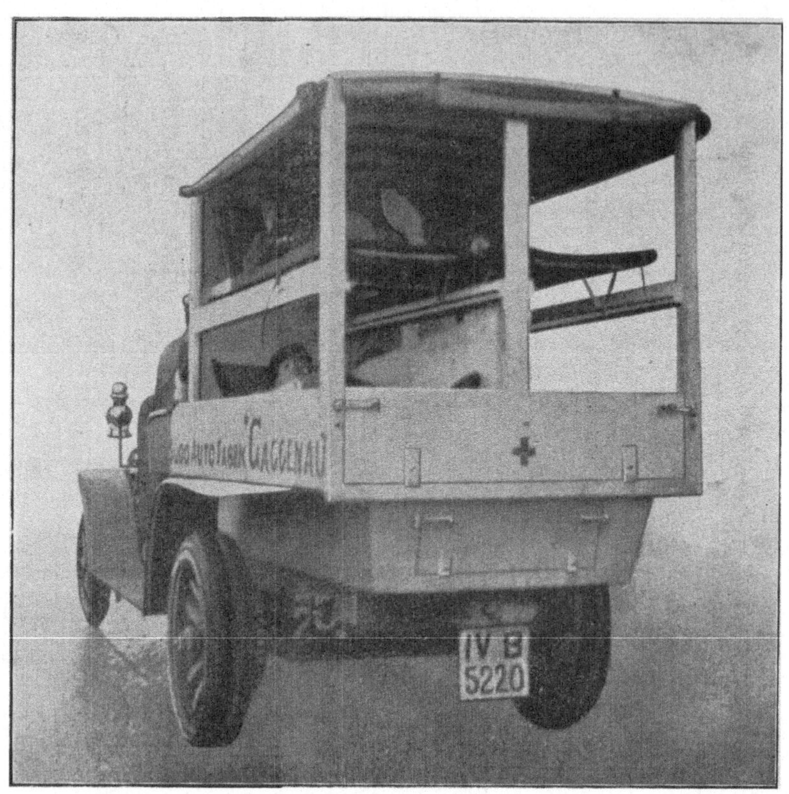

Bild 86. Leicht abnehmbarer Wagenaufsatzkasten zur Aufnahme von 4 Krankentragen (Badischer Landesverein vom Roten Kreuz).

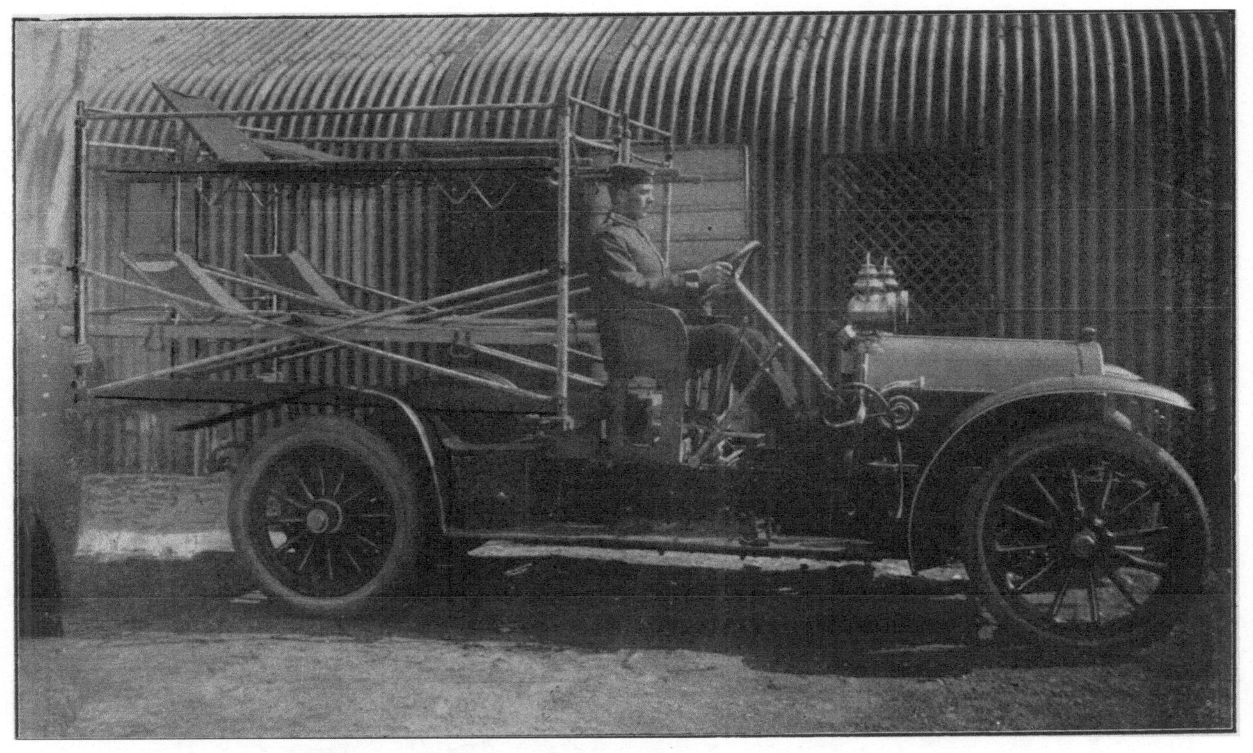

Bild 87. Personenwagenunterbau für die bisherige Linxweilersche Lagerungsvorrichtung zu kurz!

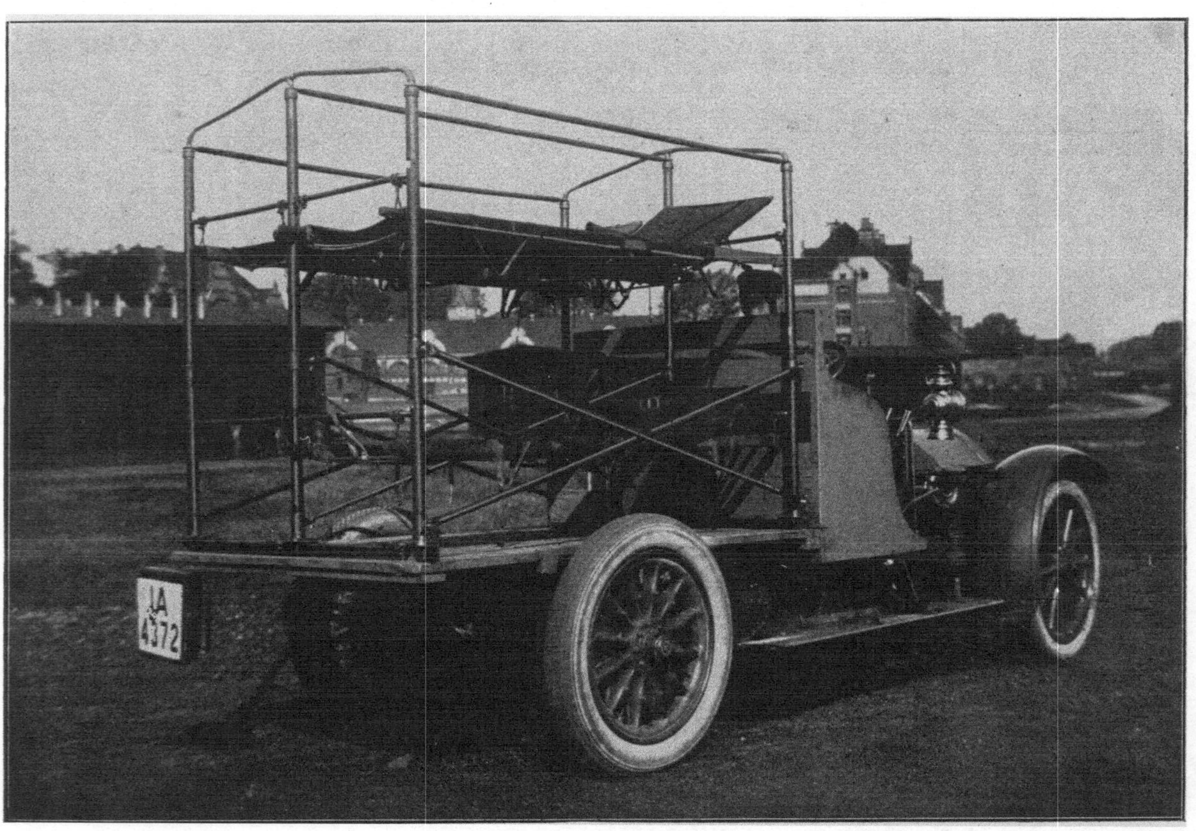

Bild 88. Personenwagenunterbau mit verkürzter und vereinfachter Linxweilerscher Lagerungsvorrichtung.

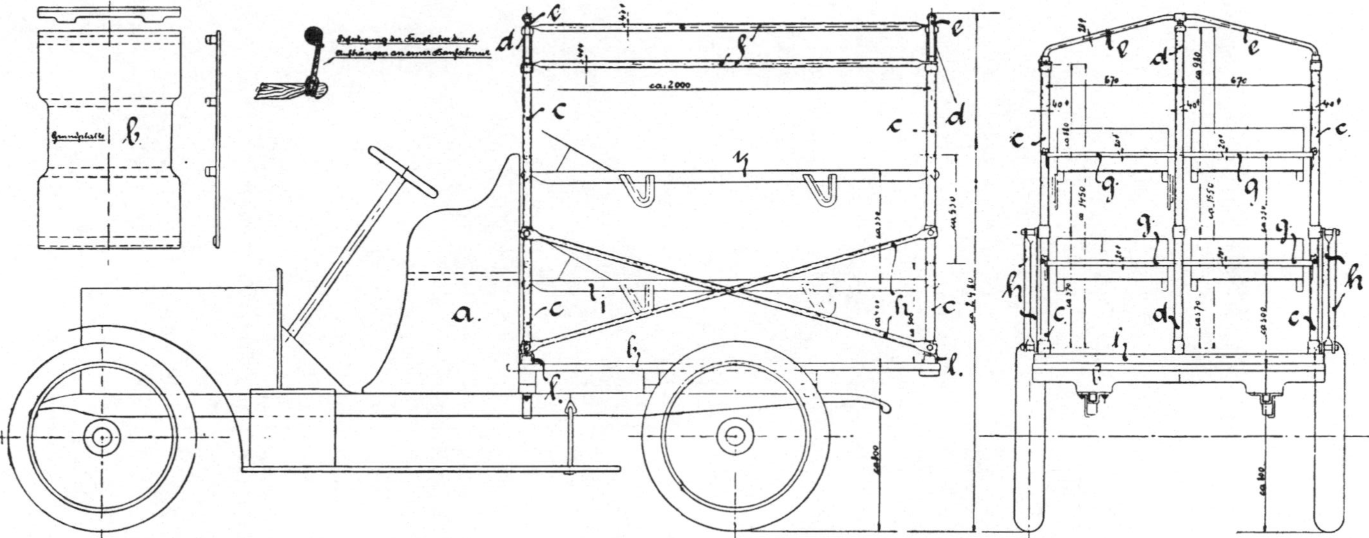

Bild 89. Skizze der einzelnen Teile der Lagerungsvorrichtung mit genauen Maßen. (*a* 1 Führersitz aus Holz mit Polster, *b* 1 Grundplatte aus Holz, *c* 4 Gasrohrsäulen etwa 1450 mm lang aus Schmiedeeisen, *d* 2 Gasrohrsäulen etwa 1550 mm lang aus Schmiedeeisen, *e* 4 Verbindungsstangen, Querstangen zum Dachgerüst, aus Schmiedeeisen, *f* 3 Gasrohre, Längsrohre zum Dachgerüst, aus Schmiedeeisen, *g* 8 Stabeisen zum Aufhängen der Tragbahren aus Schmiedeeisen, *h* 4 scherenförmige Verbindungsgasrohre aus Schmiedeeisen, *i* 4 Krankentragbahren aus Schmiedeeisen, *k* 2 T-Stutzen in den mittleren Rohrsäulen aus Schmiedeeisen, *l* 2 ⊏-Eisenschienen aus Schmiedeeisen, *m* verschmiedete Muffen, Verbindungsstücke, Spiralfedern usw. aus Stahl.)

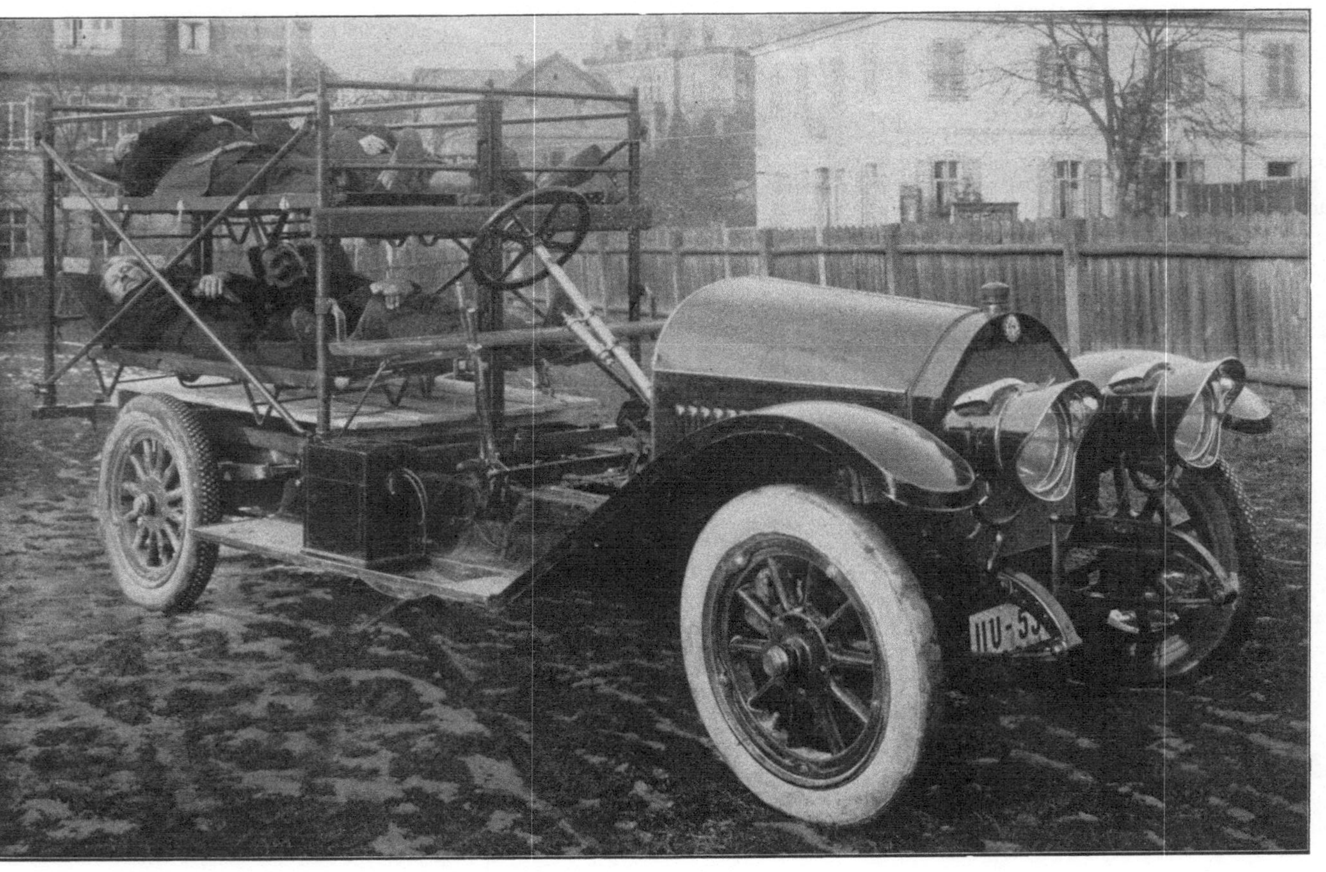

Bild 90. Für Kraftwagen geänderte Linxweilersche Lagerungsvorrichtung.

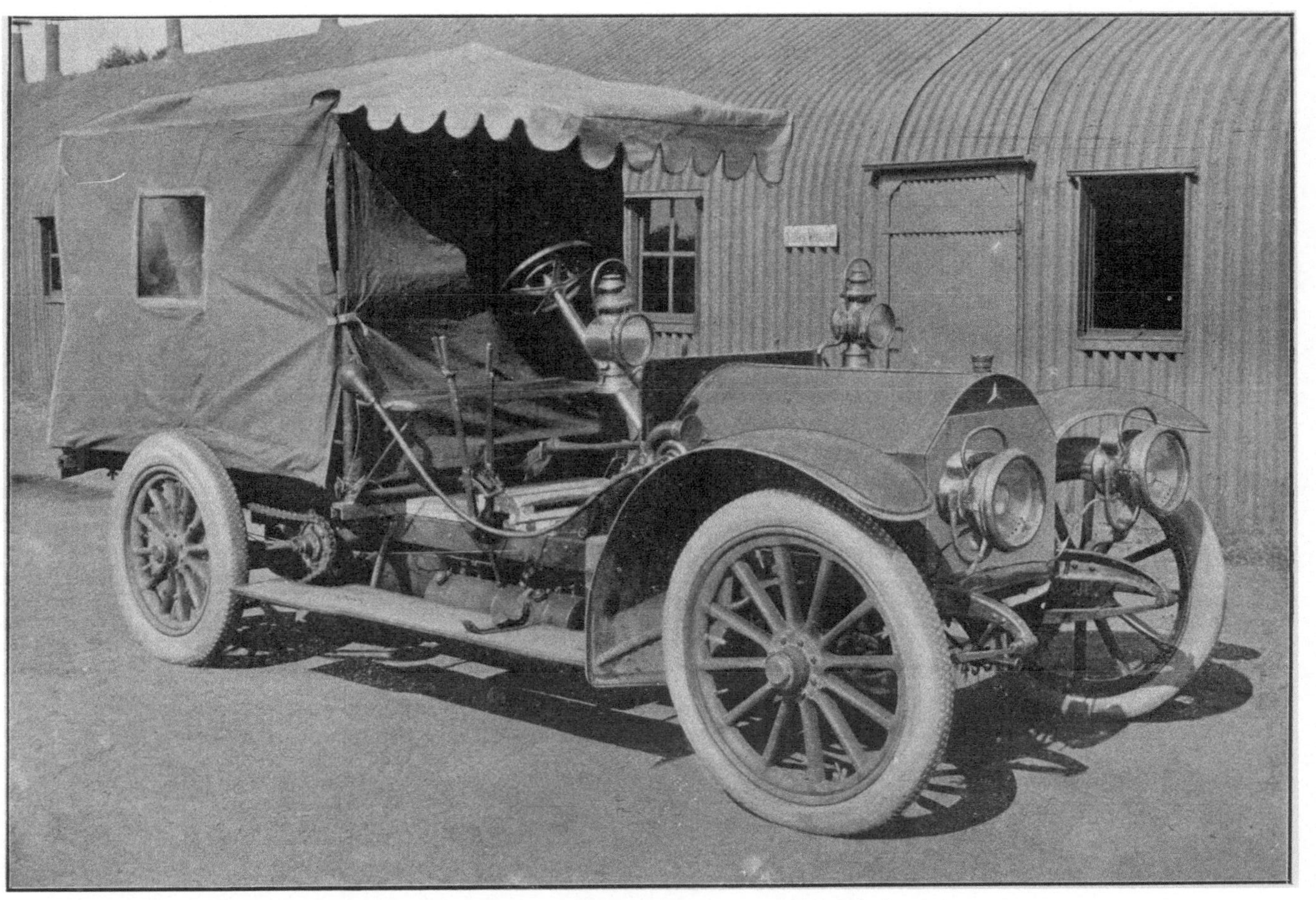

Bild 91. Für Kraftwagen geänderte Linxweilersche Vorrichtung mit Schutzdach.

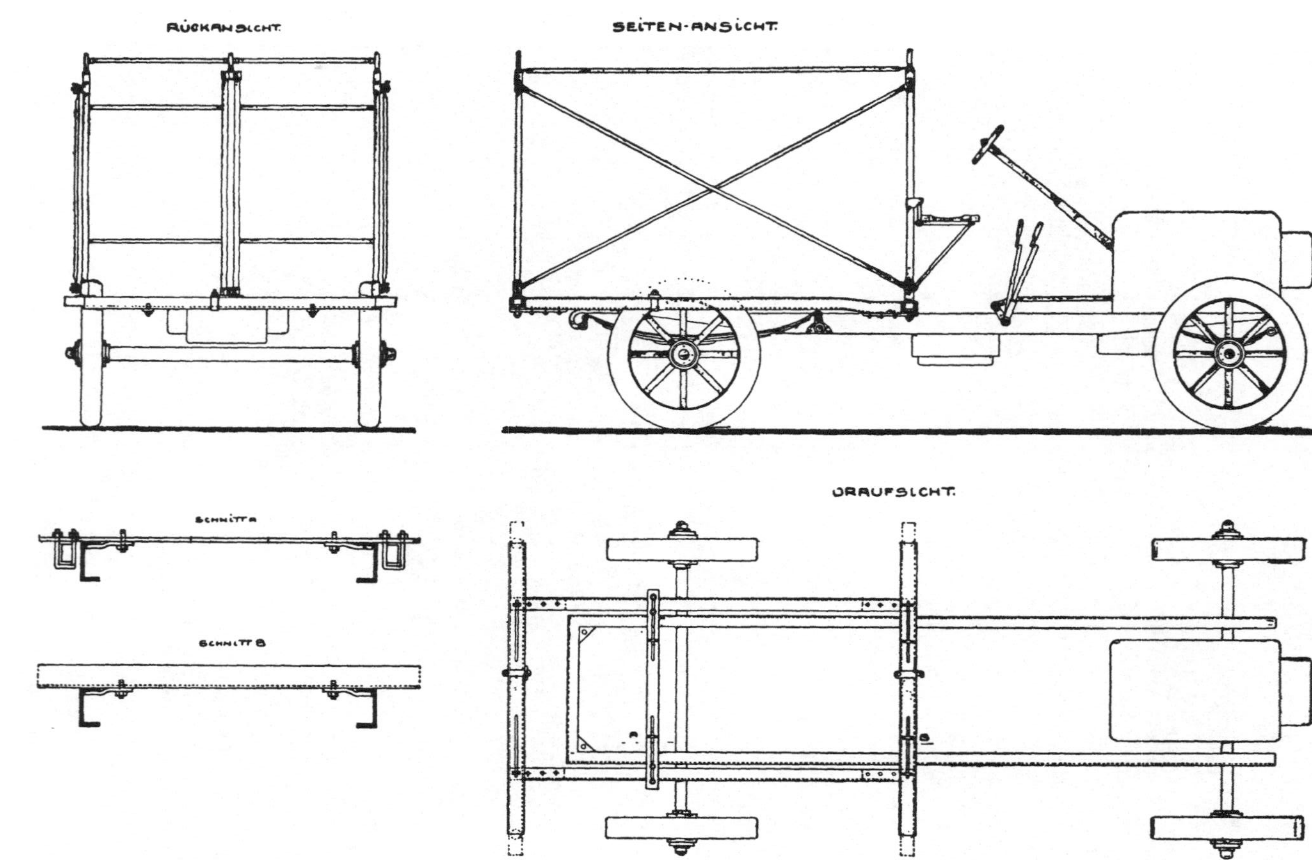

Bild 92. Skizze der einzelnen Teile der für Kraftwagen geänderten Linxweilerschen Lagerungsvorrichtung mit verstellbarem eisernen Rahmen.

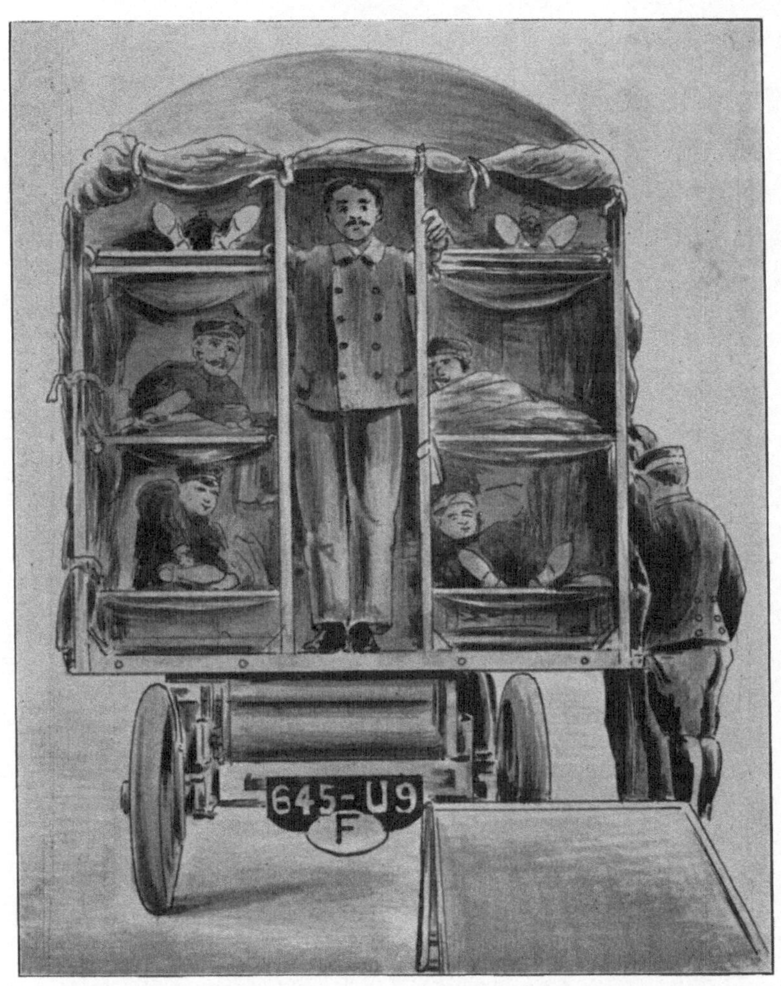

Bild 93. Abnehmbare eiserne französische Lagerungsvorrichtung nach Foucher.

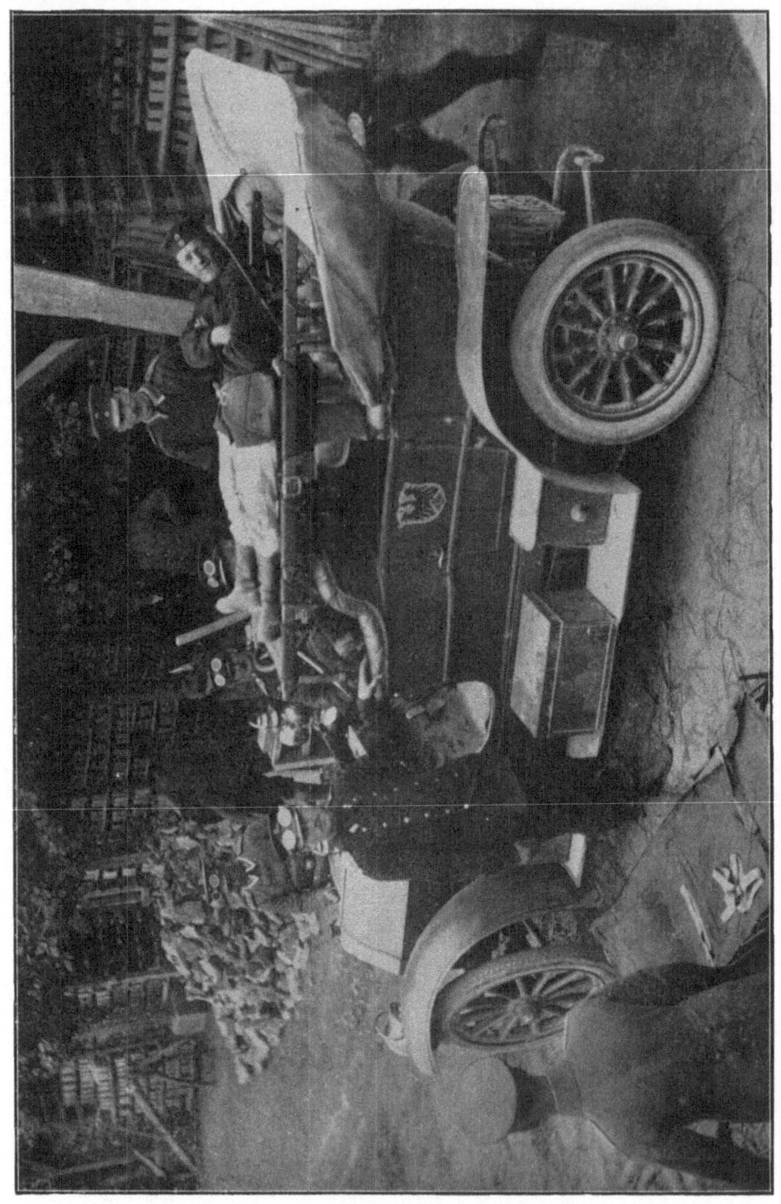

Bild 94. Behelfsmäßige Lagerungsvorrichtung für Personenwagen.

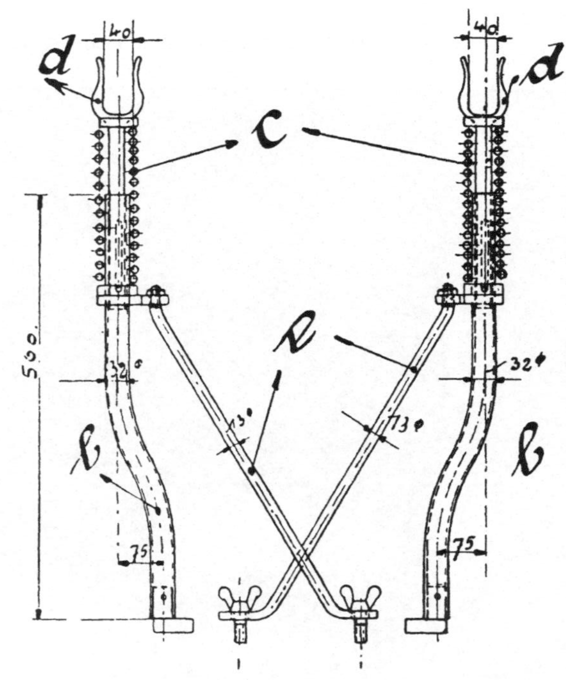
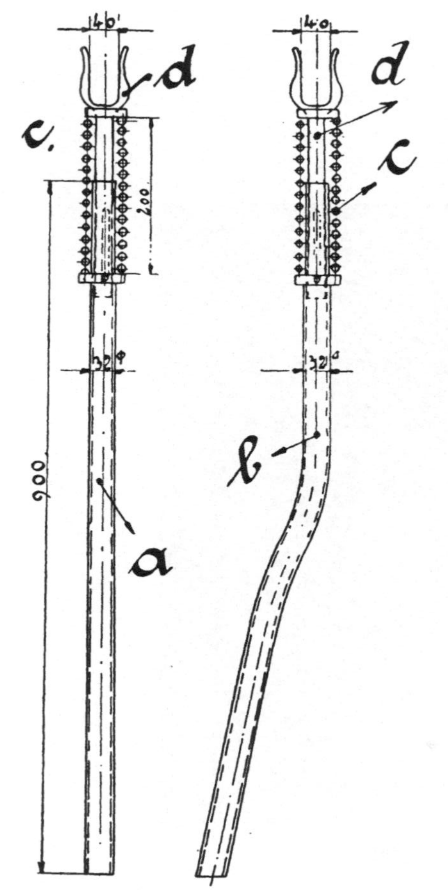

Bild 95. Skizze der Lagerungsvorrichtung. (*a* 1 Gasrohr aus Schmiedeeisen, *b* 3 gebogene Gasröhren aus Schmiedeeisen, *c* 4 Spiralfedern aus Stahl, *d* 4 Gabelstücke aus Schmiedeeisen, *e* 2 Verstrebungen aus Schmiedeeisen, verschiedene Bolzen, Muttern, Scheiben, Splinte usw. aus Schmiedeeisen.

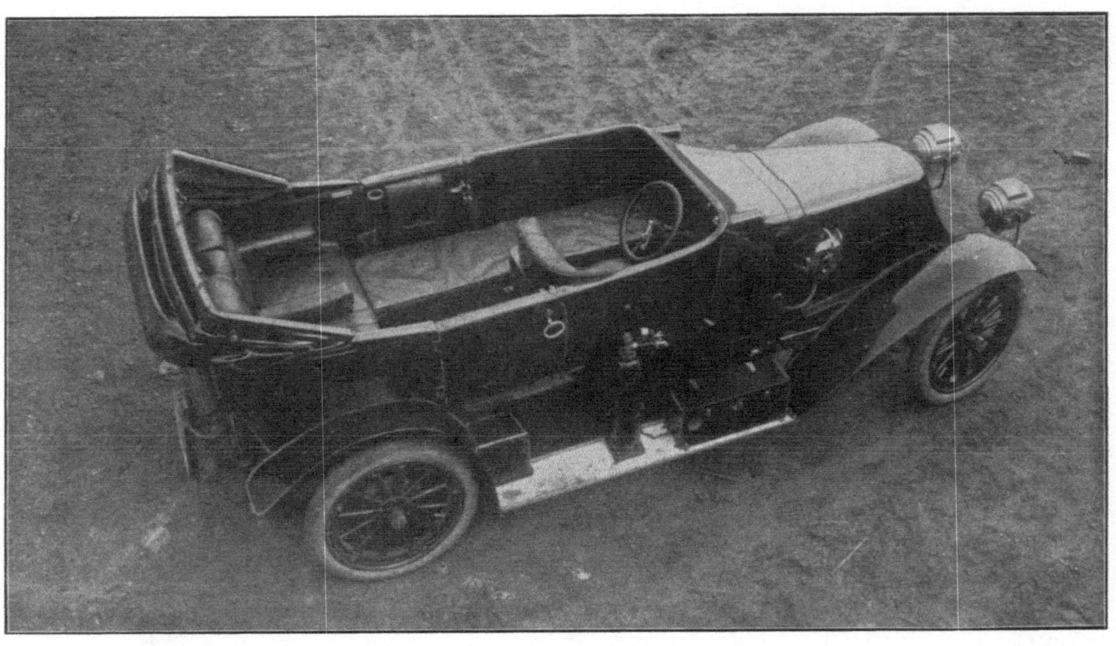

Bild 96. Arztwagen mit Lagerungsvorrichtung nach Gottschalk.

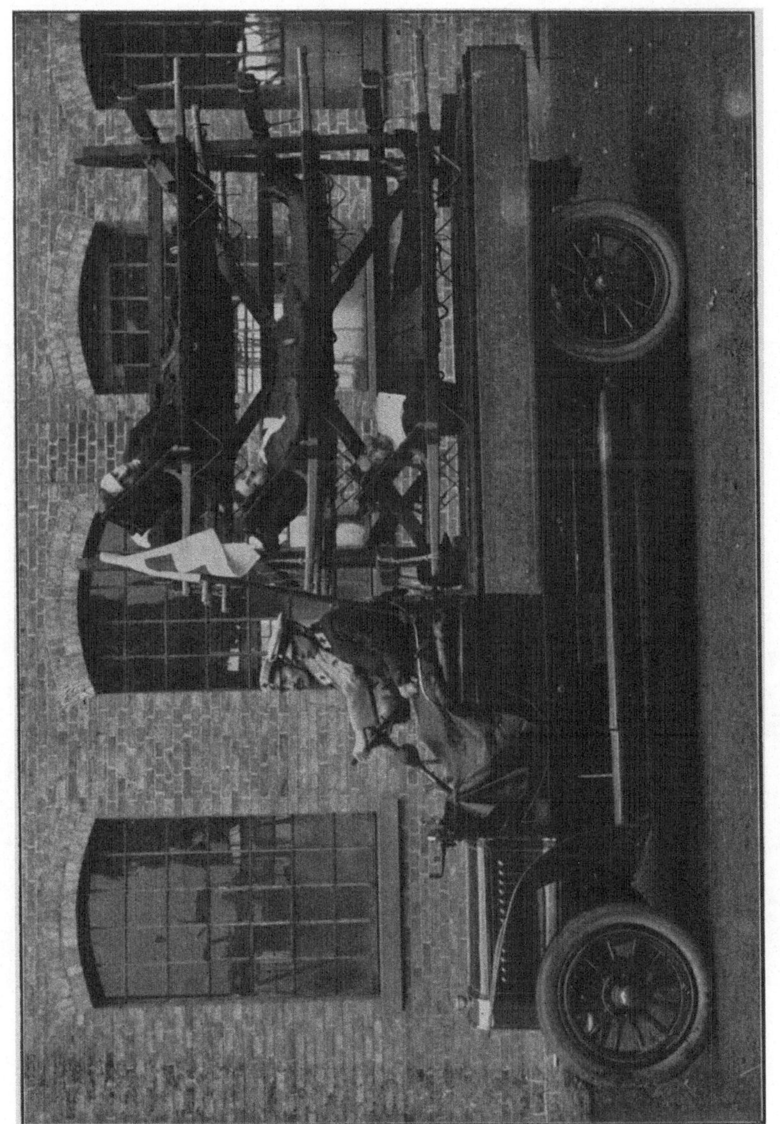

Bild 97. Lagerungsvorrichtung für 6 Tragen nach Brussis.

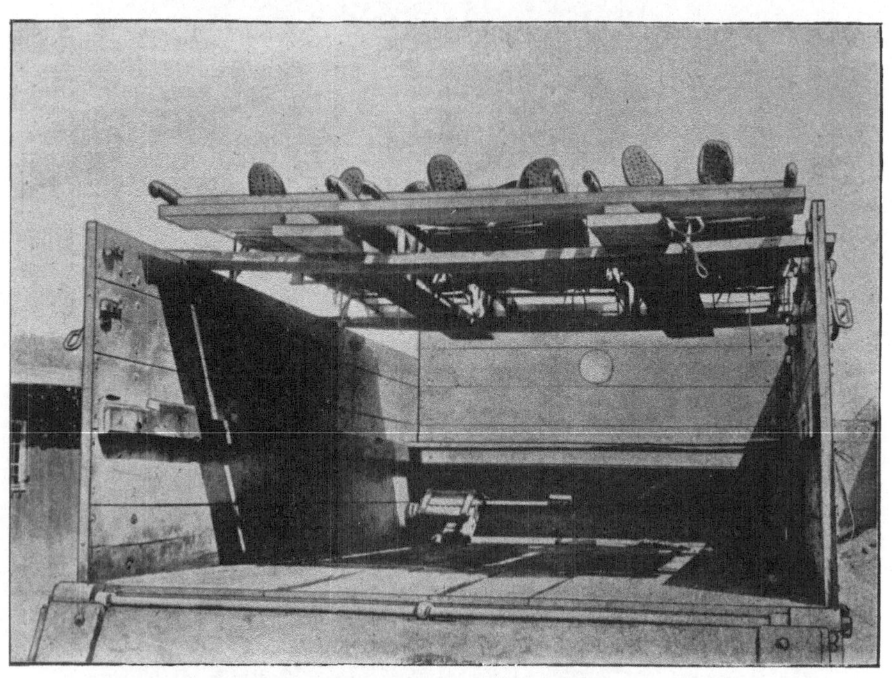

Bild 98. Federnde Lagerungsvorrichtung nach Kimmle.

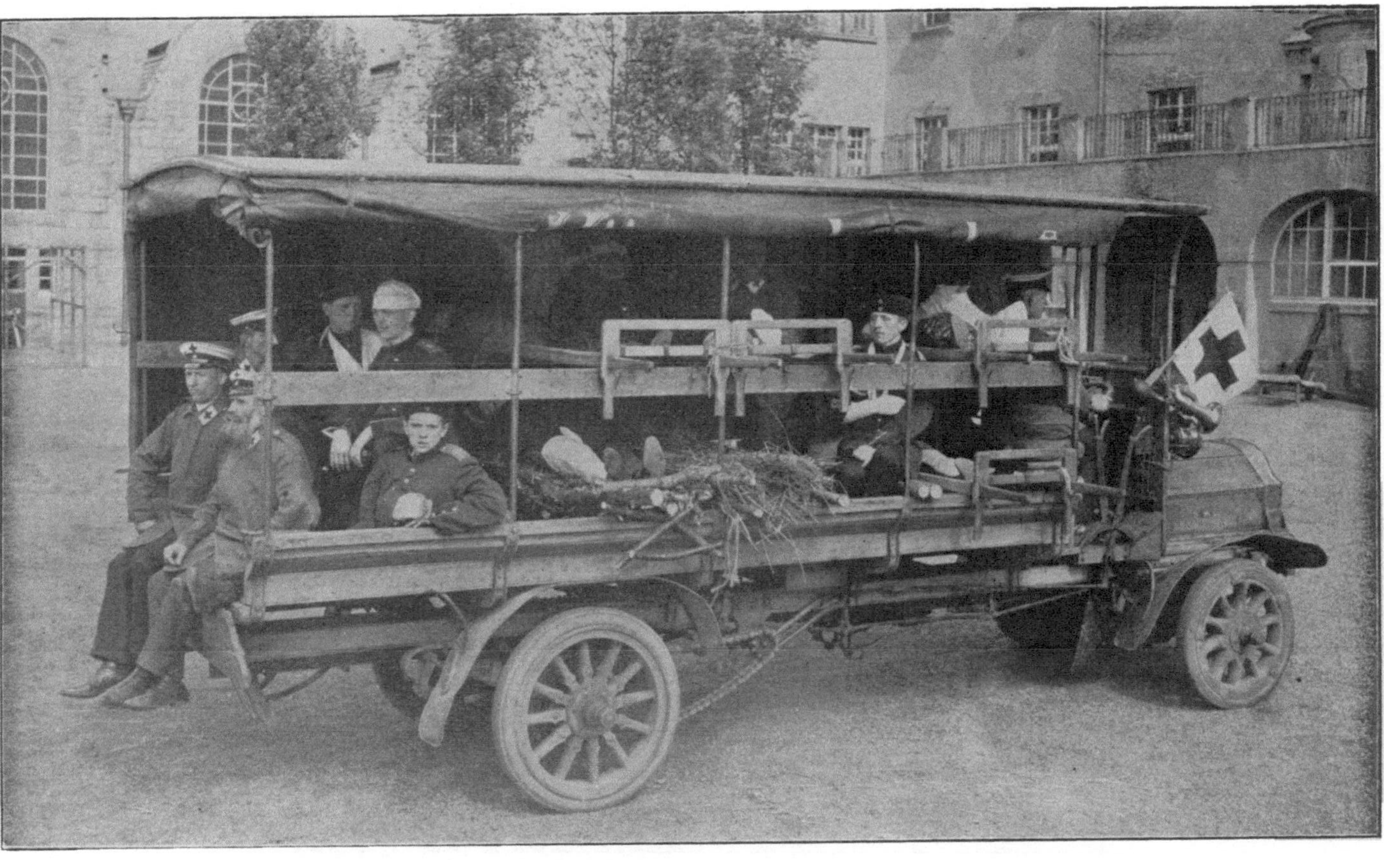

Bild 99. Behelfsmäßig hergerichteter Küchenherdwagen (Sanitätskolonne Gelsenkirchen).

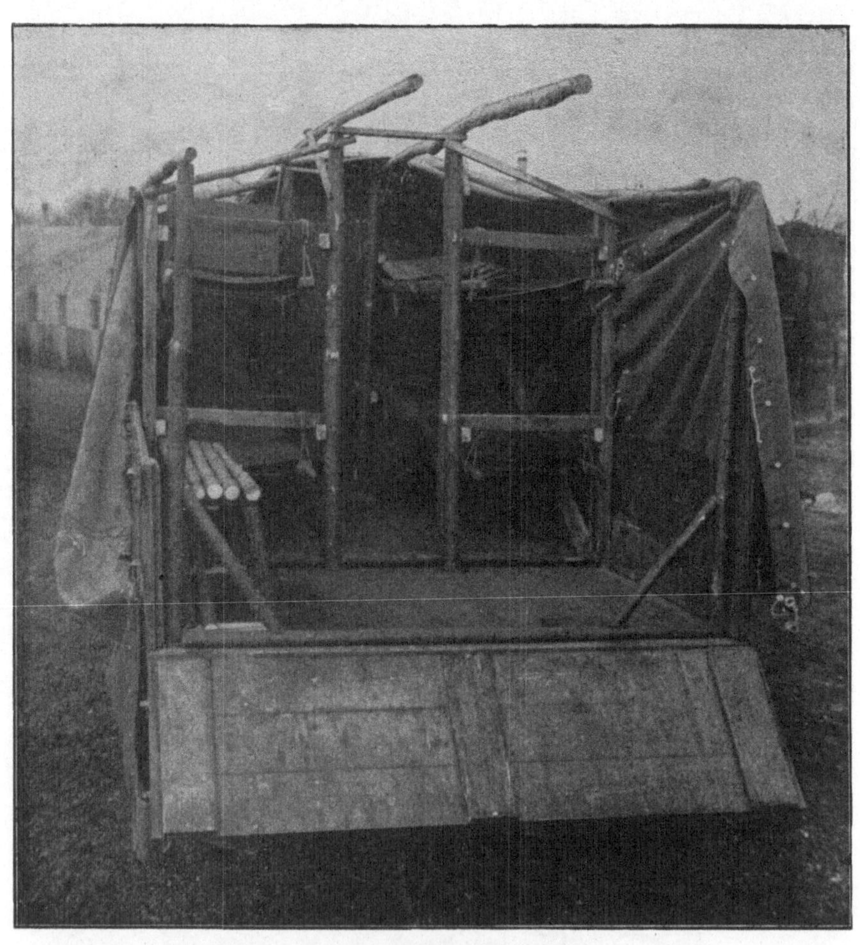

Bild 100. Behelfsmäßig hergerichteter Maschinenwagen des Armeelastzuges (Sanitätskolonne Steglitz).

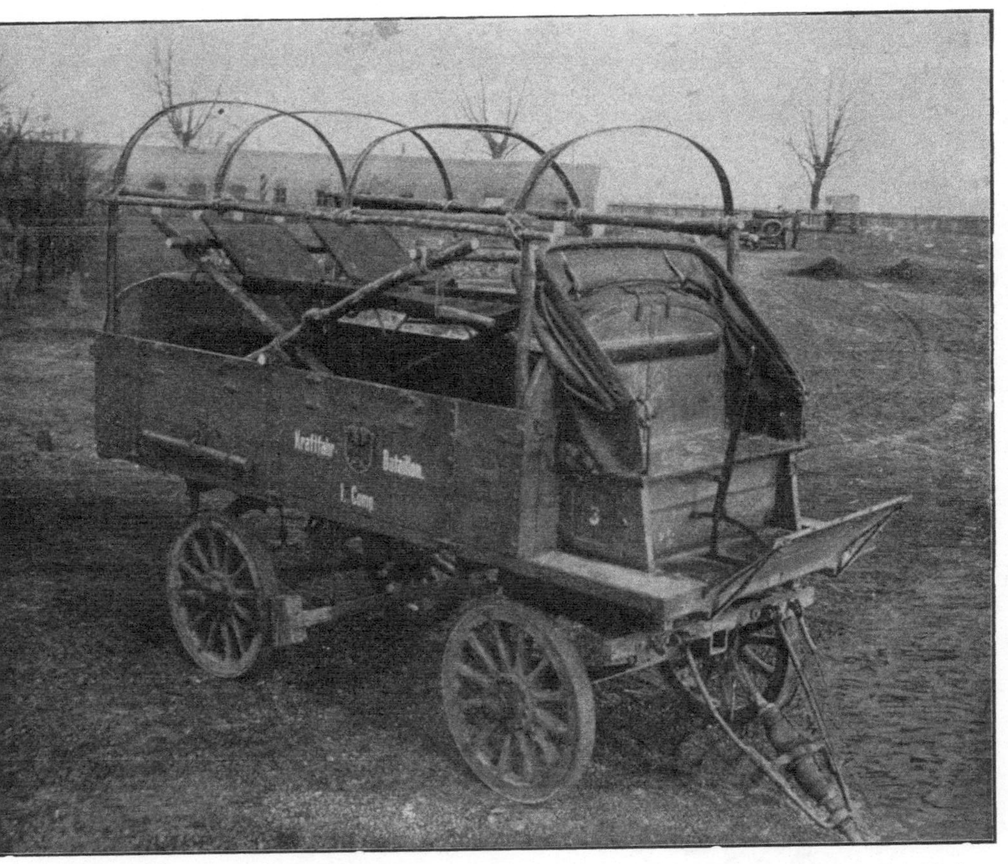

Bild 101. Behelfsmäßig hergerichteter Anhänger des Armeelastzuges (Sanitätskolonne Steglitz).

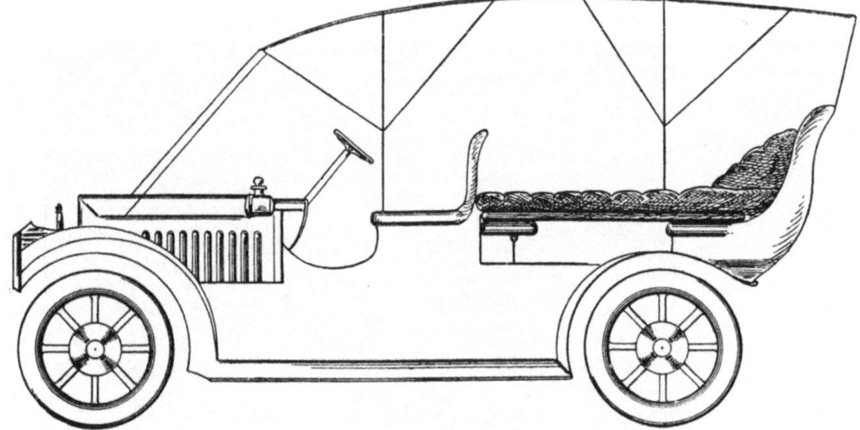

Bild 102. Lagerung in Personenwagen.

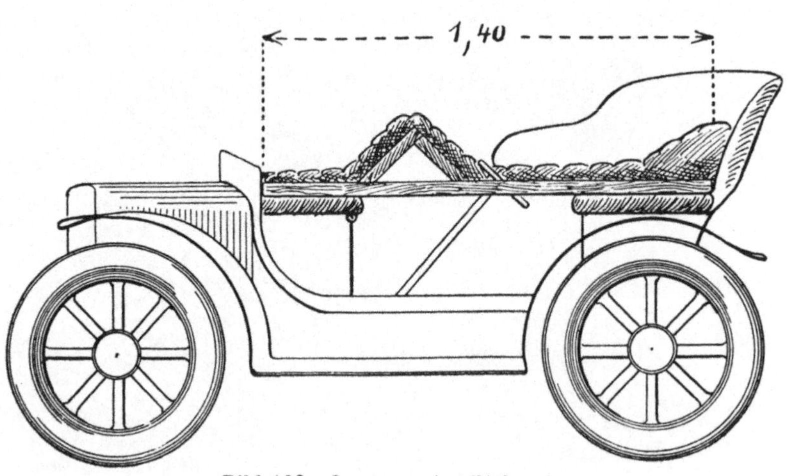

Bild 103. Lagerung im Kleinauto.

Veröffentlichungen aus dem Gebiete des Militär=Sanitätswesens.

22. Heft. Ueber Erkennung und Beurteilung von Herzkrankheiten. Vortr. aus der Sitzung des Wissenschaftl. Senats bei der Kaiser Wilhelms-Akademie für das militärärztliche Bildungswesen am 31. März 1903. 1903. 1 M. 20 Pf.

23. Heft. Kleinere Mitteilungen über Schussverletzungen. Aus den Verhandlungen des Wissenschaftlichen Senats der Kaiser Wilhelms-Akademie für das militärärztliche Bildungswesen vom 3. Juni 1903. 1903. 2 M.

24. Heft. Kriegschirurgen und Feldärzte in der Zeit von 1848 bis 1868. Von Oberstabsarzt a. D. Dr. Kimmle. 1904. 14 M.

25. Heft. Ueber die Entstehung und Behandlung des Plattfusses im jugendlichen Alter. Von Dr. Schiff. 1904. 2 M.

26. Heft. Ueber plötzliche Todesfälle, mit bes. Berücksichtigung der militärärztlichen Verhältnisse. Von Oberarzt Dr. Busch. 1904. 2 M. 40 Pf.

27. Heft. Kriegschirurgen und Feldärzte der Neuzeit. Von Oberstabsarzt Prof. Dr. A. Köhler. 1904. 18 M.

28. Heft. Beiträge zur Schutzimpfung gegen Typhus. Bearbeitet in der Medizinal-Abteilung des Königlich Preussischen Kriegsministeriums. Mit 10 Kurven im Text. 1905. 1 M. 60 Pf.

29. Heft. Arbeiten aus den hygienisch-chemischen Untersuchungsstellen. Zusammengestellt in der Medizinal-Abteilung des Königlich Preussischen Kriegsministeriums. I. Teil. 1905. 2 M. 40 Pf.

30. Heft. Ueber die Feststellung regelwidriger Geisteszustände bei Heerespflichtigen und Heeresangehörigen. Beratungsergebnisse aus der Sitzung des Wissenschaftl. Senats bei der Kaiser Wilhelms-Akademie für das militärärztliche Bildungswesen am 17. Februar 1905. Mit 3 Kurventafeln im Anhang. 1905. 1 M.

31. Heft. Die Genickstarre-Epidemie beim Badischen Pionier-Bataillon No. 14 (Kehl) im Jahre 1903/1904. Mit einem Grundriss der Kaserne und zwei Anlagen. 1905. 3 M. 60 Pf.

32. Heft. Zur Kenntnis und Diagnose der angeborenen Farbensinnstörungen. Von Stabsarzt Dr. Collin. gr. 8. 1906. 1 M. 20 Pf.

33. Heft. Der Bacillus pyocyaneus im Ohr. Klinisch-experimenteller Beitrag zur Frage der Pathogenität des Bacillus pyocyaneus. Von Stabsarzt Dr. Otto Voss. gr. 8. Mit 5 Tafeln. 1906. 8 M.

34. Heft. Die Lungentuberkulose in der Armee. Im Anschluss an Heft 14 der Veröffentlichungen bearbeitet von Stabsarzt Dr. Fischer. 1906. 2 M.

35. Heft. Beiträge zur Chirurgie und Kriegschirurgie. Festschrift zum siebzigjährigen Geburtstage Sr. Exz. v. Bergmann gewidmet. gr. 8. Mit dem Portrait Exz. v. Bergmanns, 8 Tafeln und zahlreichen Textfiguren. 1906. 16 M.

36. Heft. Beiträge zur Kenntnis der Verbreitung der venerischen Krankheiten in den europäischen Heeren sowie in der militärpflichtigen Jugend Deutschlands. Von Stabsarzt Dr. H. Schwiening. 1907. gr. 8. Mit 12 Karten und 8 Kurventafeln. 6 M.

37. Heft. Ueber die Anwendung von Heil- und Schutzseris im Heere. Beratungsergebnisse aus der Sitzung des Wissenschaftl. Senats der Kaiser Wilhelms-Akademie für das militärärztl. Bildungswesen am 30. Nov. 1907. 8. 1908. 1 M. 20 Pf.

38. Heft. Arbeiten aus den hygienisch-chemischen Untersuchungsstellen. Zusammengestellt in der Medizinal-Abteilung des Königlich Preussischen Kriegsministeriums. II. Teil. gr. 8. 1908. 2 M. 80 Pf.

39. Heft. Ueber das Auftreten von Sarkomen, sowie von Haut-, Gelenk- und Knochentuberkulose an verletzten Körperstellen bei Heeresangehörigen. Von Oberstabsarzt Dr. Eichel. 1908. 80 Pf.

40. Heft. Ueber die Körperbeschaffenheit der zum einjährig-freiwilligen Dienst berechtigten Wehrpflichtigen Deutschlands. Auf Grund amtlichen Materials unter Mitwirkung von Oberstabsarzt Dr. Nicolai bearbeitet von Stabsarzt Dr. Heinrich Schwiening. gr. 8. 1909. 5 M.

41. Heft. Arbeiten aus den hygienisch-chemischen Untersuchungsstellen. Zusammengestellt in der Medizinal-Abteilung des Königlich Preussischen Kriegsministeriums. III. Teil. gr. 8. 1909. 2 M. 40 Pf.

42. Heft. Die altrömischen Militärärzte. Von Stabsarzt Dr. Haberling. Mit 1 Titelbilde und 16 Textfiguren. 1910. 2 M. 80 Pf.